Kohlhammer

Die Autorin

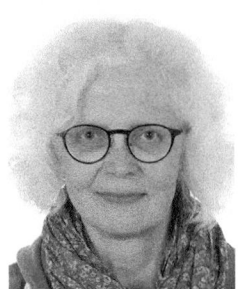

Andrea Rust, Ass. Jur. Juristin, ist als freiberufliche Dozentin in der Aus-, Fort- und Weiterbildung von Pflegeberufen in Niedersachsen tätig.

Dieses Werk einschließlich aller seiner Teile ist urheberrechtlich geschützt. Jede Verwendung außerhalb der engen Grenzen des Urheberrechts ist ohne Zustimmung des Verlags unzulässig und strafbar. Das gilt insbesondere für Vervielfältigungen, Übersetzungen, Mikroverfilmungen und für die Einspeicherung und Verarbeitung in elektronischen Systemen.

Die Wiedergabe von Warenbezeichnungen, Handelsnamen und sonstigen Kennzeichen in diesem Buch berechtigt nicht zu der Annahme, dass diese von jedermann frei benutzt werden dürfen. Vielmehr kann es sich auch dann um eingetragene Warenzeichen oder sonstige geschützte Kennzeichen handeln, wenn sie nicht eigens als solche gekennzeichnet sind.

Es konnten nicht alle Rechtsinhaber von Abbildungen ermittelt werden. Sollte dem Verlag gegenüber der Nachweis der Rechtsinhaberschaft geführt werden, wird das branchenübliche Honorar nachträglich gezahlt.

Dieses Werk enthält Hinweise/Links zu externen Websites Dritter, auf deren Inhalt der Verlag keinen Einfluss hat und die der Haftung der jeweiligen Seitenanbieter oder -betreiber unterliegen. Zum Zeitpunkt der Verlinkung wurden die externen Websites auf mögliche Rechtsverstöße überprüft und dabei keine Rechtsverletzung festgestellt. Ohne konkrete Hinweise auf eine solche Rechtsverletzung ist eine permanente inhaltliche Kontrolle der verlinkten Seiten nicht zumutbar. Sollten jedoch Rechtsverletzungen bekannt werden, werden die betroffenen externen Links soweit möglich unverzüglich entfernt.

2., überarbeitete Auflage 2024

Alle Rechte vorbehalten
© W. Kohlhammer GmbH, Stuttgart
Gesamtherstellung: W. Kohlhammer GmbH, Heßbrühlstr. 69, 70565 Stuttgart
produktsicherheit@kohlhammer.de

Print:
ISBN 978-3-17-043657-2

E-Book-Formate:
pdf: ISBN 978-3-17-043658-9
epub: ISBN 978-3-17-043659-6

Andrea Rust

Fallübungen Recht in der Pflege

Arbeitsbuch zur Prüfungsvorbereitung

2., überarbeitete Auflage

Verlag W. Kohlhammer

Für alle,
die weit mehr als abendlichen Applaus verdienen,
und für die,
die von ihnen gepflegt werden.

Kein Übel ist so schlimm
wie die Angst davor.
(unbekannt)

… dass wir nicht nur Recht setzen,
sondern es auch durchsetzen.
(Wolfgang Reinhart im dlf-Interview vom 20.11.2019)

Wer dem Geringen Gewalt tut, lästert dessen Schöpfer;
aber wer sich des Armen erbarmt, der ehrt Gott.
Sprüche 14, 31

Keep up with God and the law.
(frei nach Dietrich Bonhoeffer)

Vorwort

Als vor drei Jahren die erste Auflage des Arbeitsbuchs »Fallübungen Recht in der Pflege« erschien, hatte die generalistische Pflegeausbildung gerade begonnen und die Klassen des Vormodells mit drei separaten Pflegeausbildungen standen für das Ende einer Ausbildungsära. Seit dem Herbst 2022 ist diese Ära Vergangenheit und die Generalistik mit ihren Curricularen Einheiten (CE) im theoretischen Ausbildungsteil sowie den praktischen Einsätzen, die die ganze Vielfalt pflegerischer Arbeit abbilden, geht in die Phase der ersten Abschlussprüfungen. In theoretischer/praktischer Ausbildung sowie in den Zwischen- und Abschlussprüfungen wird der Erwerb von Kompetenzen trainiert bzw. abgeprüft.

Die Rechtsinhalte der Ausbildung sind nun im Schwerpunkt im Kompetenzbereich IV – namens »Das eigene Handeln auf der Grundlage von Gesetzen, Verordnungen und ethischen Leitlinien reflektieren und begründen« – der insgesamt fünf Kompetenzbereiche angesiedelt. Damit werden die Rechtskenntnisse und ihre Anwendung dem sognannten Makrobereich zugeordnet. Über diese Zuordnung hinaus hat das Recht, neben der von außen die Pflege reflektierenden Aufgabe, aber auch erheblichen Anteil an der Mikroebene – Gestaltung der Beziehung zwischen Pflegekraft und krankem oder pflegebedürftigem Menschen – und dem Mesobereich – Gestaltung der Arbeit in Kooperation mit anderen Berufsgruppen.

Die Rechtsinhalte spielen in schriftlichen und mündlichen Prüfungsteilen der Zwischen- und Abschlussprüfungen eine Rolle. Die auf Kompetenzerwerb ausgerichteten Prüfungen erfordern auch künftig ein Beherrschen der Fall-/Handlungssituationsbearbeitung anhand von Aufgabenstellungen der drei Anforderungsbereiche, ausgestaltet mit den dazugehörigen Operatoren.

Bei der Auswahl der Rechtsthemen für dieses Buch stand die fast drei Jahrzehnte umfassende Erfahrung der Autorin als Dozentin für Rechtskunde in der Aus-, Fort- und Weiterbildung in Pflegeberufen Pate. Die Rechtsthemen sind auf dieser Grundlage unter Berücksichtigung der Vorgaben aus den Rahmenplänen nach § 53 PflBG so gewählt, dass die Bedeutung des Rechts für die Arbeit in der Pflege deutlich wird. Hervorzuheben sind dabei insbesondere: die Bedeutung des Pflegebedürftigkeitsbegriffs, das Training von Rechtskenntnissen zur verantwortungsvollen Erfüllung der Vorbehaltsaufgaben aus § 4 Abs. 2 PflBG und die in nahezu jeder CE zu vermittelnde Kompetenz »Die Auszubildenden (Pflegekräfte) wahren das Selbstbestimmungsrecht des zu pflegenden Menschen, insbesondere auch, wenn dieser in seiner Selbstbestimmungsfähigkeit eingeschränkt ist«.

Im Teil I wird in die Aufgabenstellung mit Anforderungsbereichen und Operatoren eingeführt.

Im Teil II werden die Schwerpunktthemen zum Ausbildungs- und Arbeitsrecht, Haftungsrecht, Betreuungsrecht und Sozialrecht überblicksmäßig dargestellt und mit kleineren und umfangreicheren Fallübungen in den Abschnitten wiederholt und vertieft. Das Zuordnen zu den jeweiligen CEs wird durch ein am Ende des III. Teils zu findendem Verzeichnis erleichtert.

Im Teil III – dem Anhang – findet sich Material zum Wiederholen, Vertiefen, Strukturieren und Auswerten, um den Weg durch den Dschungel des Rechtswissens und -verständnisses zu erleichtern. Damit sich ein Lieblingsmotto der Autorin bewahrheite: Kein Übel ist so schlimm, wie die Angst davor!

Im Rahmen der Darstellung werden Personen/Leser überwiegend in der männlichen Variante angesprochen. Die weibliche und diverse Form wird bitte jeweils mitgedacht. Dieses Vorgehen erfolgt aus Gründen der Schwerpunktsetzung (Vereinfachung der Darstellung) und darf in keinem Fall als Diskriminierung missverstanden werden.

Schwerpunkt dieses Buches ist es, die gedankliche Arbeit der Fallbearbeitung bewusst zu machen. Es ist nicht als Schablone zu verstehen. In Prüfungen und Klausuren ist in ganzen Sätzen zu antworten!

Das vorliegende Arbeitsbuch ergänzt das bestehende Lehrbuchangebot um eine Darstellung, die den Fokus auf Wiederholungsmaterial und Fallübungen legt. Es wendet sich an zukünftige Pflegefachkräfte sowie an Fort- und Weiterbildungsteilnehmer und an alle in der Pflege Tätigen, die ihr Wissen wiederholen und vertiefen wollen, und lädt wiederum dazu ein, dies insbesondere unter dem Blickwinkel der Fallbearbeitung zu tun.

Andrea Rust, im September 2023

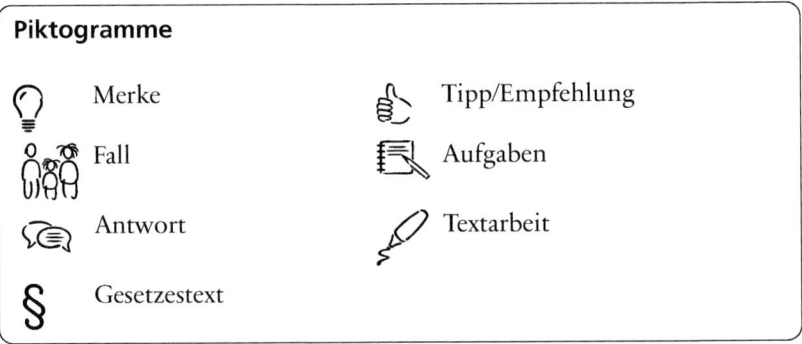

Piktogramme

- 💡 Merke
- 👍 Tipp/Empfehlung
- 👪 Fall
- 📝 Aufgaben
- 💬 Antwort
- ✒️ Textarbeit
- § Gesetzestext

Inhalt

Vorwort 7

Abkürzungsverzeichnis 13

Einleitung 15

Teil I – Aufgabenstellungen

1 Operatoren – Anforderungsbereich I 19

2 Operatoren – Anforderungsbereich II 23

3 Operatoren – Anforderungsbereich III 29

4 Anregungen und Hinweise 35

Teil II – Schwerpunktdarstellung zu Rechtsthemen in der Pflege mit Übungen

5 Beziehung von AN/Azubi zum AG – Ausbildungs- und Arbeitsrecht 39
   5.1 Rechtsquellen im Ausbildungsverhältnis in der Reihenfolge der Anwendung 39
   5.2 Rechtsquellen im Arbeitsverhältnis nach dem Rangprinzip 40
   5.3 Vorstellungsgespräch 41
   5.4 Nachweisgesetz 41
   5.5 Vertragsarten 43
   5.6 Vertragsvergleich 43
      5.6.1 Grundlagen der generalistischen Pflegeausbildung 43
      5.6.2 Exkurs: Delegation 43
      5.6.3 Zurück zum Vertragsvergleich 45
   5.7 Arbeitssicherheit und Arbeitsschutz 48
      5.7.1 Beispiel zum Arbeitsschutz: Mutterschutzgesetz 49
      5.7.2 Arbeitszeitgesetz/Jugendarbeitsschutzgesetz ... 51
   5.8 Die Pflicht zu schweigen 56

	5.9	Einschub: Gesetz über Entgeltfortzahlung bei Krankheit	58
	5.10	Arbeitsrechtliche Instrumente	59
		5.10.1 Direktionsrecht	60
		5.10.2 Ermahnung/Abmahnung als Voraussetzung für eine verhaltensbedingte Kündigung	61
		5.10.3 Kündigung durch den Arbeitnehmer	62
		5.10.4 Kündigung durch den Arbeitgeber	63
	5.11	Exkurs: Rechte und Pflichten – keine Vorteilsannahme in der Langzeitpflege oder der ambulanten Pflege – heimrechtliche Sonderregeln...	64
	5.12	Übungsfall zu CE 01 und 04	69
	5.13	Übungsfall zu CE 01, 02 und 04	71
6	**Haftungsrecht – Schutz bei Schäden in der Pflege**		**74**
	6.1	Erster Abschnitt: Aufbau des Haftungsrechts	74
		6.1.1 Rechtsgebiete	74
		6.1.2 Denken im Haftungsrecht	75
	6.2	Zweiter Abschnitt: Haftungsrechtliche Einzelfragen	77
		6.2.1 Tatbestand	77
		6.2.2 Rechtswidrigkeit	86
		6.2.3 Rechtsprobleme	95
		6.2.4 Fazit: Haftungsrecht	105
	6.3	Übungsfall zu CE 06, 08 und 11	106
	6.4	Übungsfall zu CE 06 und 08	109
	6.5	Übungsfall zu CE 02, 05, 08 und 11	111
7	**Für einen anderen Erwachsenen entscheiden – Betreuungsrecht**		**115**
	7.1	Erster Abschnitt: Grundlagen/Formalien	116
		7.1.1 Vorsorgemöglichkeiten	116
		7.1.2 Voraussetzungen für eine Betreuung sind nach § 1814 BGB	119
		7.1.3 Verfahren zur Bestellung eines Betreuers, FamFG iVm. §§ 1814 ff. BGB	120
		7.1.4 Betreuerauswahl, § 1816 BGB	121
		7.1.5 Pflichten aller Betreuer in allen Aufgabenbereichen, §§ 1821–1823 BGB	123
		7.1.6 Betreuungsende (Gründe und Folgen)	125
	7.2	Zweiter Abschnitt: Vorgaben für Entscheidungen in den Aufgabenbereichen	126
		7.2.1 Post und Kommunikation, § 1815 Abs. 2 Ziff. 5 + 6 BGB	127
		7.2.2 Besonderheit bei Vermögenssorge und anderen Aufgabenkreisen	127
		7.2.3 Gesundheitsfürsorge	128

		7.2.4	Aufenthaltsbestimmung/Freiheitsentzug oder -einschränkung	131
		7.2.5	Zwang bei ärztlichen Maßnahmen	134
		7.2.6	Nachtrag zu diesem Abschnitt	138
	7.3	Exkurs: CE 10 – Rechte Minderjähriger in der medizinischen Versorgung		140
		7.3.1	Einstieg: Rechtliche Folgerungen aus dem Alter	141
		7.3.2	Fälle und Gesetzesauszüge – Einführung	143
		7.3.3	Fälle und Gesetzesauszüge – Anwendungsfälle	144
	7.4	Fallübung zu CE 06, 08, 11 (02)		150
	7.5	Fallübung zu CE 08		152
	7.6	Fallübung zu CE 02, 11		156
8	**Finanzierung der Pflege – Sozialrecht**			**159**
	8.1	Erster Abschnitt: Einleitung		160
		8.1.1	Wichtige Bücher des SGB	160
		8.1.2	Soziale Sicherung	160
		8.1.3	Themenauswahl	160
	8.2	Zweiter Abschnitt: Exemplarische Darstellung zu Einzelthemen		162
		8.2.1	Leistungsträger der Rehabilitation – Beispiel SGB VII	162
		8.2.2	Die Leistungen der Krankenversicherung nach SGB V	169
		8.2.3	Pflegeversicherung, SGB XI	175
		8.2.4	Exkurs CE 11 – sozialrechtliche Vorgaben für die Psychiatrie	183
	8.3	Fallübung mit Bezug zu CE 07 und 09		188
	8.4	Fallübung mit Bezug zu CE 07		190
	8.5	Fallübung mit Bezug zu CE 02 und CE 09		193
	8.6	Fallübung mit Bezug zu CE 04, CE 05, CE 07 und CE 09		195

Teil III – Anhang

Anlage 1: Aufgabenstellung – Anforderungsbereiche 201
   Operatoren – Anforderungsbereich I 201
   Operatoren – Anforderungsbereich II 201
   Operatoren – Anforderungsbereich III 202

Anlage 2: Fachbegriffe und Definitionen 204

Anlage 3: Menschenbild im Recht 222

Anlage 4: Selbstbestimmung im Pflegealltag 224

Anlage 5: Vorsorgemöglichkeiten 226

Anlage 6: Sorgeberechtigte für Volljährige 228

Anlage 7: Betreuungs- und Haftungsrecht 230

Anlage 8: Zwangsanwendung nach § 1832 BGB 232

Anlage 9: Zusammenspiel von Haftungs- und Betreuungsrecht 233

Anlage 10: Häusliche Krankenpflege, SGB V 234

Anlage 11: Pflegebedürftigkeit – Pflegegrad 236

Anlage 12: Exkurs zur CE 10: Rechte Minderjähriger in der medizinischen Versorgung 238

Anlage 13: Erwartete Bearbeitung der Aufgabe zum Leistungsbegriff im Kapitel Sozialrecht (▶ Kap. 8) 240

Anlage 14: Überblick zu Zuwendungen in der Pflege 242

Stichwortverzeichnis zu Recht in der generalistischen Ausbildung nach Kapiteln 244

Abkürzungsverzeichnis

(Angaben erfolgen, soweit sie über den Duden, die deutsche Rechtschreibung, hinausgehen.)

Abj.	Ausbildungsjahr
AD	Ausbildungsdrittel
AFB	Anforderungsbereich
AG	Arbeitgeber
Alt.	Alternative
AMG	Arzneimittelgesetz
AN	Arbeitnehmer
AP	Altenpfleger/-in
ArbZG	Arbeitszeitgesetz
B	Belgien
Begr.	Begründung
BG	Betreuungsgericht (Betreuungsrecht)
BG	Berufsgenossenschaft (Träger der Unfallversicherung, Sozialrecht)
BGB	Bürgerliches Gesetzbuch
BGH	Bundesgerichtshof
BGW	Berufsgenossenschaft für Gesundheitsdienst und Wohlfahrtspflege
BtMG	Betäubungsmittelgesetz
BVerfG	Bundesverfassungsgericht
BUrlG	Bundesurlaubsgesetz
CE	Curriculare Einheit
CH	Schweiz
dlf	Deutschlandfunk
DRV-bund	Deutsche Rentenversicherung Bund
FamFG	Gesetz über das Verfahren in Familiensachen und in den Angelegenheiten der freiwilligen Gerichtsbarkeit
FSozJ	freiwilliges soziales Jahr
GG	Grundgesetz
ggü.	gegenüber
GKV	gesetzliche Krankenversicherung
GPV	gesetzliche Pflegeversicherung
GRV	gesetzliche Rentenversicherung
GUV	gesetzliche Unfallversicherung
HM	Hilfsmittel
HWR	Halbwaisenrente

IfSchG	Gesetz zum Schutz vor Infektionskrankheiten
JArbSchG	Jugendarbeitsschutzgesetz
JAV	Jahresarbeitsverdienst
NL	Niederlande
Nds.	Niedersachsen
PA	Praxisanleiter
PDL	Pflegedienstleitung
PflBG	Pflegeberufegesetz
PH	Pflegehelfer
PFK	Pflegefachkraft
PUEG	Pflegeunterstützungs- und -entlastungsgesetz
Rspr.	Rechtsprechung
SGB	Sozialgesetzbuch
SPV	soziale Pflegeversicherung
StGB	Strafgesetzbuch
str.	streitig
VO	Verordnung
Vor.	Voraussetzungen
vÜ	vollständige Übernahme
VWR	Vollwaisenrente
WaffG	Waffengesetz
WBL	Wohnbereichsleitung

Kurzfassungen aus Lösungsskizzen im Teil II

Manchmal werden die in den Fallbeispielen verwendeten Namen in der Falllösung abgekürzt. Dann werden die Anfangsbuchstaben von Vor- und Nachname der benannten Person benutzt.

(−) liegt nicht vor, ist nicht gegeben
(+) liegt vor, ist gegeben
→ daraus folgt

Verweise im Text:
Verweise beziehen sich auf Kapitel (Kap.) in Teil II und den Anhang. Sie erfolgen unter Angabe der Abkürzung »Kap.« plus Gliederungsziffer. Beispiel: »(▶ Kap. 6.2.1 – Freiheitsberaubung)« bedeutet im Teil II: 6.2.1 = Tatbestand; Freiheitsberaubung)
Verweise auf den Anhang erfolgen so: »im Anhang (▶ Anlage 6)«.

Einleitung

Fallbearbeitung, Nähe zur Praxis, Schulung und Abprüfung von Kompetenzen, die weit über das reine Wiedergeben von Fachwissen hinausgehen, stehen seit 2003 im Fokus der Reformen der Pflegeausbildung. Das Prüfungsformat der mündlichen Prüfung scheint hierbei besonders gut geeignet, um die Praxisnähe der Anwendung von Fachwissen abzubilden: Auf ad hoc auftretende Fragen im Arbeitsalltag (wenn auch mit kurzer Bedenkzeit und anhand auf dem Papier simulierter Fallbeispiele) adäquat zu reagieren und zu vertretbaren Lösungen zu kommen, stellt eine Prüfungsleistung dar, die den praktischen Bedürfnissen – Rechtsfragen betreffend – gut entspricht: die vermittelten Inhalte beherrschen und anwenden.

Trotzdem sind Rechtsanteile in Prüfungen bei der Hauptzahl der Prüfungskandidaten eher angstbesetzt. Fallbearbeitung, d. h. einen Fall erfassen und Informationen mit dem erlernten Fachwissen verknüpfen, der Umgang mit den sogenannten Operatoren (Verben, die die Aufgabe bezeichnen) und dann die sinnvolle, Kompetenz zeigende Darstellung des Fachwissens sorgen immer wieder für Probleme und Unsicherheiten.

Was *Fall erfassen, mit Fachwissen verknüpfen* und *Fallfrage anforderungsentsprechend zu bearbeiten* bedeutet, wird im Folgenden an einem Beispiel demonstriert:

Fallbeispiel

Ilse Schmidt[1] ist in ein Pflegeheim gezogen. Am ersten Tag hat sie eine Kopie ihrer Vorsorgevollmacht auf der Station abgegeben. Einige Monate später bricht Ilse Schmidt bei der morgendlichen Versorgung bewusstlos zusammen. Im Krankenhaus wird die Vorsorgevollmacht vorgelegt.

---

1 In den Fallbeispielen verwendete Namen sind frei erfunden und haben keinerlei Bezug zu realen Personen. Ihre Verwendung dient einzig einer Darstellung in lebensnaher Form, Ausnahme: Zitate aus Zeitungsberichten. Ergänzend zu den Namen werden die betroffenen Personen als Patienten, Bewohner, Pflegebedürftige oder Kunden bezeichnet. Diese Begriffe stehen alle für die Menschen, die pflegerischer Versorgung bedürfen.

Einleitung

Aufgaben

1. Stellen Sie in knapper Form Voraussetzung, Inhalt und Wirkung dieser Vorsorgemöglichkeit dar. (AFB I)
2. Erläutern Sie die rechtlichen Vorgaben für die ärztliche Behandlung der immer noch bewusstlosen Frau Schmidt. (AFB II)

Erwartete Bearbeitung nach Vermittlung des betroffenen Unterrichtsstoffs:

Textarbeit:

- *Vorsorgevollmacht* liegt vor
- Frau Schmidt hat jemanden eingesetzt, der jederzeit entscheiden kann
- *Patientin bewusstlos* (kann nicht einwilligen)
- *Behandlung durch Ärzte* = Körperverletzung

Falllösung (mit Begründung):

Aufgabe 1)

Antwort entsprechend der Übersicht »Vorsorgemöglichkeiten« siehe im Anhang (▶ Anlage 5)

Aufgabe 2)

Körperverletzung durch Arzt, Einwilligung der Patientin nötig
Sie selbst (–), da einwilligungsunfähig; bevollmächtigte Person kann direkt vom Arzt kontaktiert werden und entscheiden, § 1829 BGB ist hierfür die Grundlage.

So viel zum »Appetit machen auf mehr«. Doch nun genug der Vorrede. Ich wünsche Ihnen viel Vergnügen und Erkenntnisgewinn mit der Wiederholung und Vertiefung in diesem Buch und hoffe, dass es Ihnen für Ausbildungs-, Prüfungs- und Arbeitsalltag Orientierung und Handlungssicherheit vermittelt – zum Wohle der Patienten/Pflegebedürftigen und zu Ihrem eigenen.

Teil I – Aufgabenstellungen

Widmen wir uns zunächst einem Kurzüberblick zu den Vorgaben für die Aufgaben in Leistungskontrollen bis hin zu den Prüfungen in Aus-, Fort- und Weiterbildung. Die erwartete Bearbeitung orientiert sich an den drei sogenannten Anforderungsbereichen. Diese bilden drei Arten von Aufgabenstellungen ab, die beherrscht werden müssen:

> Anforderungsbereich I – Vokabelebene; Gelerntes wiedergeben können
> Anforderungsbereich II – Fallanwendung und -lösung
> Anforderungsbereich III – Reflexion über Lösungsalternativen, Probleme etc.

Zu den diese Aufgabenstellungen beschreibenden Operatoren vergleiche im Anhang (▶ Anlage 1). Auf den nächsten Seiten werden die Operatoren zu den drei Anforderungsbereichen anhand von Definition und einer Beispielaufgabe mit Lösung vorgestellt. Die Rechtsthemen der Beispiele sind bewusst bunt gemischt und können neben Verständnis für die Aufgabenstellungen auch zur Wiederholung des eigenen Wissens genutzt werden.

> **Zum Abschluss ein Hinweis auf die hier empfohlene Fallbearbeitung:**[2]
>
> 1. Fall und Fragen einmal, ohne irgendetwas anderes zu tun, einfach nur durchlesen. Ziel ist es, den Bearbeitungsrahmen abzustecken. Oft geht einem beim Lesen des Falls mehr durch den Kopf als am Ende wirklich

---

[2] Die Darstellung dieses Buches verzichtet bewusst auf die Verwendung des seit 01.01.2020 geläufigen Begriffs »Handlungssituation«. Die dargestellten »Fälle«, Aufgaben und Übungen fokussieren Rechtsprobleme und wollen nicht möglichst viele Ausbildungsinhalte erfassen, sind demnach Ausschnitte von Handlungssituationen.

gefragt wird oder in der konkreten Situation problematisch ist. (Konzentrieren Sie sich auf das, worauf es ankommt. Alles andere ist Zeitverschwendung, mögen die Fragen, die Ihnen durch den Sinn gehen, auch noch so berechtigt erscheinen!) Bedenken Sie immer: Die Prüfungszeit ist begrenzt und der Prüfer wählt den Problemausschnitt aus, zu dem Sie Ihr Wissen zeigen dürfen. Auch in der Realität geht es immer um spezielle Probleme in einer speziellen Situation und nicht um allgemeine rechtliche Darlegungen, um Wissen zu zeigen!

2. Lesen von Fall und Fragen mit Markieren entscheidender Informationen, u. U. mit unterschiedlichen Farben für die jeweiligen Fragen. Auch Randbemerkungen sind in dieser Phase hilfreich, z. B. Stichwort zu erkanntem Thema (Verknüpfung mit Fachwissen).
3. Lesen nun verbunden mit Notizen zu den Fragen, um die Prüfungsleistung, sei es Klausur oder mündlicher Vortrag, endgültig vorzubereiten.

1 Operatoren – Anforderungsbereich I

(Der Schwerpunkt liegt auf Verben, die typisch sind für schriftliche und mündliche Prüfungen.)

Einführung:

Der AFB I umfasst Aufgabenstellungen, die auf der Vokabel- bzw. Reproduktionsebene angesiedelt sind. Durch die verschiedenartige Wiedergabe erlernten Wissens werden Kenntnisse nachgewiesen. Die nachfolgenden Übungsaufgaben veranschaulichen die Operatoren und trainieren deren Anwendung in unterschiedlichen rechtlichen Themengebiete.

NENNEN

einem Text Fakten entnehmen/etwas ohne Erläuterung aufzählen

Beispielaufgabe:

Nennen Sie die arbeitsrechtlichen Möglichkeiten eines AN/Azubis, um auf Fehlverhalten seines AG zu reagieren.

Antwort:

- Personalgespräch
- Gefährdungsanzeige
- Arbeitsverweigerung
- Remonstration (insbesondere bei Delegation)
- Whistle Blowing
- Betriebsrat oder MAV einschalten, soweit vorhanden

BESCHREIBEN

Merkmale, Eigenschaften, Vorgänge möglichst genau darstellen

Beispielaufgabe:

Beschreiben Sie das Vorgehen bei der Remonstration durch den AN.

Antwort:

1. Feststellung offenkundiger Fehler bzw. begründeter Zweifel im ärztlichen Anordnungsverhalten
2. Pflicht zur sofortigen angemessenen Unterrichtung des Arztes und Aufforderung zur Inhaltskontrolle des eigenen Anordnungsverhaltens
3. Beachtung des ärztlichen korrigierten Anordnungsrahmens; ggf. erneute Remonstration
4. bei verbleibenden Zweifeln oder offenkundiger Fehlerhaftigkeit – Arbeitsverweigerung und Auslösung anderweitiger ärztlicher Hilfe
5. Dokumentation der von der Pflegekraft veranlassten/durchgeführten Maßnahmen

WIEDERGEBEN

mit eigenen Worten wiederholen, reproduzieren, schildern

Beispielaufgabe:

Geben Sie die Pflichten eines Azubis in der Pflege nach § 17 PflBG wieder.

Antwort:

- Bemühen um Kompetenzerwerb
- Teilnahme an Ausbildungsveranstaltungen
- sorgfältige Ausführung der übertragenen Aufgaben
- Schweigepflicht und Verschwiegenheitspflicht einhalten
- Rechte der Menschen achten, die gepflegt werden

ZUSAMMENFASSEN

Resultate in knapper Form zusammenhängend formulieren

Beispielaufgabe:

Fassen Sie die Vorgaben zur besonderen Bedarfskonstellation nach SGB XI zusammen. (Richtlinie des GKV-Spitzenverbandes zur Feststellung der Pflegebedürftigkeit, 3. Auflage vom Mai 2021, S. 42)

Antwort:

- Grundlage: Gebrauchsunfähigkeit beider Arme und Beine (Verlust von Geh-, Steh- und Greiffunktion nicht durch Hilfsmittel kompensierbar), z. B.: Wachkoma, Lähmungen, hochgradiger Tremor etc.

- Folgen:
  - vollständig von Hilfe abhängig
  - nur in geringem Maße Hilfebedarf in den Modulen 2, 3 und 6 vorhanden
  - 90 Punkte für Pflegegrad 5 werden nicht erreicht
- Reaktion:
  - Pflegegrad 5 wird trotz niedrigerer Punktzahl zuerkannt

DARSTELLEN/DARLEGEN (zum Teil AFB II zugeordnet)

beschreiben, schildern, anschaulich machen

Beispielaufgabe:

Stellen Sie die haftungsrechtlichen Vorgaben zum Umgang mit indirekter aktiver Sterbehilfe in Deutschland dar.

Antwort:

Straflos, wenn Patientenwille gegeben ist   Patientenwille

- Einwilligung des Patienten
- Aufklärung über lebensverkürzende Wirkung
- entsprechende Regelung in Patientenverfügung möglich
- bei Einwilligungsunfähigkeit entscheidet Betreuer/Bevollmächtigter im Rahmen von § 1829 BGB

BENENNEN

etwas dem Fachwortschatz entsprechend genau angeben

Beispielaufgabe:

Benennen Sie die vier Abstufungen der Selbständigkeit nach dem SGB XI.

Antwort:

- selbständig
- überwiegend selbständig
- überwiegend unselbständig
- unselbständig

DEFINIEREN

Fachbegriffe allgemeinverständlich verdeutlichen

Beispielaufgabe:

Definieren Sie den arbeitsrechtlichen Fachbegriff *Abmahnung*.

Antwort:

Schriftlich erteilte Rüge bzgl. eines Fehlverhaltens des Mitarbeiters (AN) durch einen Vorgesetzten mit Direktionsrecht. Grundlage ist ein reduziertes Vertrauen in eine Verhaltensänderung des betroffenen AN ohne Druck seitens des AG.

Bestandteile:

- genaue Beschreibung des Fehlverhaltens (Beantwortung aller diesbezüglichen W-Fragen)
- genaue Benennung des in Zukunft in solchen Situationen vom AN erwarteten Verhaltens
- Androhung rechtlicher Konsequenzen bei weiteren Verstößen

2 Operatoren – Anforderungsbereich II

(Der Schwerpunkt liegt auf Verben, die typisch sind für schriftliche und mündliche Prüfungen.)

Einführung:

Der AFB II umfasst Aufgabenstellungen, die auf der Anwendungsebene angesiedelt sind. Das erlernte Wissen muss jetzt mit den Angaben des Falls/des Sachverhalts/der Handlungssituation in Verbindung gebracht und angewendet werden. Es geht folglich im Schwerpunkt um Transferarbeit (Übertragung des Gelernten auf das/die dargestellte/n Problem/e!).

Die nachfolgenden Übungsaufgaben veranschaulichen die Operatoren und trainieren deren Anwendung in unterschiedlichen rechtlichen Themengebieten.

ERKLÄREN

etwas durch die Angabe von Ursachen und Bedingungen verständlich machen

Beispielaufgabe:

Erklären Sie den Umgang mit der Aufsichtspflicht in der Pflege.

Antwort:

Pflegekräfte kann eine Aufsichtspflicht ggü. einem zu versorgenden Menschen treffen, wenn bei diesem eine Situation gegeben ist, in der bestehende Gefahren nicht mehr erkannt werden oder angemessen mit ihnen umgegangen werden kann. Diese konkrete Gefahr müsste erkannt und festgestellt werden.

Dann müsste die Gefahr abgestellt werden. D. h.: Maßnahmen sind unter Berücksichtigung der *Ressourcen* des Betroffenen zu erwägen, um die Gefahr abzustellen. Die Abwägung des Für und Wider erfolgt unter besonderer Berücksichtigung

- der *Sicherheit*sinteressen der Einrichtung und
- der Gewährleistung einer *frei*en, selbstbestimmten Lebensführung der betroffenen Person.

VERGLEICHEN

prüfend gegeneinander abwägen, Gemeinsamkeiten, Ähnlichkeiten, Unterschiede darstellen

Beispielaufgabe:

Vergleichen Sie Mord und Totschlag.

Antwort:

Beides sind Straftaten, die das Töten eines anderen Menschen verbieten. Totschlag erschöpft sich in diesen Vorgaben, ergänzt um die Vorgabe des vorsätzlichen Handelns. Mord beinhaltet den Totschlag und verlangt zusätzlich eine im StGB genannte besondere Begehungsweise oder ein besonderes Motiv (= Mordmerkmale).

ANALYSIEREN

aus einem Ganzen Einzelbestandteile untersuchen und geordnet darstellen

Beispielaufgabe:

Analysieren Sie die Vorgaben für eine ordentliche Kündigung durch den AG mit und ohne Beachtung des KSchG.

Antwort:

Die ordentliche oder auch fristgemäße Kündigung seitens des AG setzt voraus, dass

- schriftlich gekündigt wird,
- ein Grund nicht angegeben werden muss und
- eine Frist (aus Vertrag oder Gesetz) einzuhalten ist.

Wenn in einem Betrieb allerdings mehr als fünf AN in Vollzeit arbeiten, muss der AG das KSchG beachten. Danach werden die AN, die bereits länger als sechs Monate im Betrieb arbeiten, durch die Vorlage eines Kündigungsgrundes (Person, Verhalten, Betrieb) vor Kündigungen besonders geschützt. Der AG muss im Zweifel das Bestehen des Grunds nachweisen (Kündigungsschutzklage). Die übrigen Vorgaben entsprechen den allgemeinen der ordentlichen Kündigung.

ERLÄUTERN

zusätzliche Informationen zum Verständnis heranziehen

Beispielaufgabe:

Ein Kollege von Ihnen arbeitet seit dem Eintritt der Demenz bei seiner Mutter nur noch halbtags in der Einrichtung Ihres AGs. In dieser Zeit ist die Mutter in der Tagespflege. Nach Dienstschluss holt der Kollege die Mutter nach Hause in den gemeinsamen Haushalt. Unbeaufsichtigt kann sie seiner Einschätzung nach nicht mehr bleiben.
Erläutern Sie die Leistungen der Pflegekasse für die Versorgung der Mutter Ihres Kollegen. Die Mutter hat Pflegegrad 3.

Antwort:

Die Mutter wird laut Fallschilderung von Sohn und Tagespflege arbeitsteilig versorgt. Es liegt hier eine Kombinationspflege vor. Für die Pflege durch den Sohn erhält die Mutter Pflegegeld (Höhe abhängig von ihrem Pflegegrad) und für den Tagespflegeaufenthalt die Leistung teilstationäre Pflege (Höhe ebenfalls abhängig vom Pflegegrad). Bei dieser Kombination stehen beide Leistungen ungekürzt nebeneinander. Es werden also jeweils 100 % von der Pflegekasse finanziert.

ABLEITEN

eine Sache von etwas herleiten bzw. auf etwas zurückführen
(Variante: **NACHWEISEN** – etwas mit Fakten, Theorien bestätigen)

Beispielaufgabe:

Leiten Sie aus der gerichtsmedizinischen Diagnose, ein Patient mit infauster Prognose ist an der Überdosis eines Präparats gestorben, die Bedingungen für seinen Tod durch Suizid oder Sterbehilfe ab.

Antwort:

Entscheidend ist die Frage, wie die Überdosis in den Körper des (sterbenskranken) Verstorbenen kam. Hat er sich die Überdosis wissentlich selbst zugeführt (mindestens letzter Akt der Einnahme), dann liegt ein Suizid vor. Ist die Überdosis durch eine Person von außen zugeführt worden (durch letzten Akt, z. B. Injektion), dann liegt Sterbehilfe vor.

BESTIMMEN

etwas durch analytische Arbeit herausfinden

Beispielaufgabe:

Einem Patienten (amb.)/Bewohner (stat.) wird im Rollstuhl ein von ihm nicht zu öffnender Gurt angelegt. Bestimmen Sie die Bedingungen, die zu einer Anwendung des § 1831 BGB führen.

Antwort:

Das Betreuungsrecht kommt zur Anwendung, wenn an einem einwilligungsunfähigen Menschen eine Freiheitsberaubung begangen wird und die Voraussetzungen des Betreuungsrechts gegeben sind: Patient ist nicht mehr einwilligungsfähig; Patient ist in der Situation zu eigenständiger Bewegung fähig (kann Rollstuhl ohne menschliche Hilfe verlassen), Maßnahme wird dauerhaft oder regelmäßig wiederkehrend angewandt; durch Pflegekräfte. Sind diese Bedingungen gegeben und kann der Betroffene zusätzlich den Gurt nicht selbständig öffnen, muss das Betreuungsrecht bei Durchführung dieser Maßnahme beachtet werden.

UNTERSUCHEN

mit Hilfe bestimmter Merkmale genau prüfen

Beispielaufgabe:

Pflegefachmann Georg stürzt auf dem morgendlichen Weg zur Arbeit im gut gebohnerten Hausflur des Mehrfamilienhauses, in dem er wohnt. Er verstaucht sich eine Hand und bricht sich den linken Knöchel. Untersuchen Sie, ob die BGW[3] hier zahlen muss.

Antwort:

Die BGW müsste Leistungen erbringen, wenn ein Wegeunfall gegeben ist. Wegeunfall bedeutet, auf dem direkten Weg zur Arbeit kommt es zu einem Unfall mit Körperschaden beim Versicherten.
Georg hat sich auf den Weg zur Arbeit gemacht. Er hat seine Wohnung verlassen und befindet sich im Hausflur des Mehrfamilienhauses. Ein Unfall ist geschehen. Die Verstauchung und der Bruch sind Körperschäden. Allerdings befindet sich Georg noch im von ihm bewohnten Haus. Der Weg zur Arbeit beginnt mit Verlassen des bewohnten Hauses. Das Verlassen der Wohnung ist unzureichend. Damit liegt im Fall von Georg kein Wegeunfall vor. Statt der BGW ist die GKV für die Heilbehandlung zuständig.

---

3 Berufsgenossenschaft für Gesundheitsdienst und Wohlfahrtspflege – Träger der GUV in der Pflege

ZUORDNEN

etwas dort hinzufügen, wo es als zusammengehörig angesehen wird

Beispielaufgabe:

Nennen Sie die Fähigkeiten, die für die vier Vorsorgemöglichkeiten vorausgesetzt werden, und ordnen Sie sie der jeweiligen Vorsorgeform* zu. (*Betreuungsverfügung, Patientenverfügung, Testament, Vorsorgevollmacht)

Antwort:

- Nennen:
  - Einwilligungsfähigkeit
  - Geschäftsfähigkeit
  - natürliches Verständnis für den Sinn von Betreuung
  - Testierfähigkeit
- Zuordnung:
  - Betreuungsverfügung – natürliches Verständnis für den Sinn von Betreuung
  - Patientenverfügung – Einwilligungsfähigkeit
  - Testament – Testierfähigkeit
  - Vorsorgevollmacht – Geschäftsfähigkeit

BEGRÜNDEN

Positionen, Auffassungen, Urteile usw. kausal bestimmen, argumentativ herleiten und stützen

Beispielaufgabe:

Entscheiden Sie mit kurzer Begründung, ob in den folgenden Fällen mit Vorsatz oder mit Fahrlässigkeit gehandelt wurde:

a) Der Bewohner Otto Schulz stimmt der Heilbehandlung durch Spritzen zu. Der Arzt verwechselt die Ampullen. Es kommt zu einem Gesundheitsschaden.
   - **Antwort:**
     Fahrlässigkeit bedeutet, dass die Sorgfaltspflichten beim betroffenen Arbeitsgang nicht beachtet wurden. Hier hat der Arzt die Ampullen vertauscht. Das darf bei der Medikamentengabe nicht passieren, hier muss eine entsprechende Vergewisserung (Kontrolle) gewährleisten, dass der Patient sein Medikament erhält. Die Verwechslung ist eine Sorgfaltspflichtverletzung. Der Arzt handelt fahrlässig.

b) Die Bewohnerin Elsa Blume hat das Spritzen von Insulin verweigert. Altenpfleger Hans setzt die Spritze bei der fast unbeweglichen Bewohnerin.
   – **Antwort:**
   Vorsatz ist Handeln mit Wissen und Wollen. Der Altenpfleger hat die Spritze bei der Patientin bewusst und in Kenntnis ihrer Verweigerung gesetzt. Er wollte, dass die Patientin ihr Medikament erhält. Er hat vorsätzlich gehandelt.

3 Operatoren – Anforderungsbereich III

(Der Schwerpunkt liegt auf Verben, die typisch sind für schriftliche und mündliche Prüfungen.)

Einführung:

Der AFB III umfasst Aufgabenstellungen, die den bewussten, reflektierten Umgang mit neuen Erkenntnissen, insbesondere Problemstellungen, und den angewandten Methoden zum Gegenstand haben, um zu eigenständigen Begründungen, Folgerungen, Perspektiven, Lösungen, Werturteilen usw. zu gelangen. Hier werden vor allem Leistungen der Problemlösung, Urteilsfindung und Argumentation gefordert. Es geht nicht um richtig oder falsch, sondern um eine variantenreiche und disziplinübergreifende Auseinandersetzung mit dem Gegenstand der Aufgabenstellung. Die nachfolgenden Übungsaufgaben veranschaulichen die Operatoren und trainieren deren Anwendung in unterschiedlichen rechtlichen Themengebieten.

ÜBERPRÜFEN

auf Wahrheitsgehalt bzw. Richtigkeit überprüfen

Beispielaufgabe:

Überprüfen Sie den Einfluss einer Betreuung in Vermögensangelegenheiten auf die Möglichkeit eines Betreuten, ein Testament zu machen und eigenständig Zigaretten zu kaufen.

Antwort:

(nicht abschließend, ergänzbar)

- Einfluss auf Testament abhängig von Testierfähigkeit:
  - Testierfähigkeit bleibt auch bei Einwilligungsvorbehalt erhalten
  - entfällt erst bei »krankhafter Störung der Geistestätigkeit«
  - Testament ist höchstpersönlich, Betreuer kann es *nicht für Betreuten* machen

- Kauf von Zigaretten abhängig von Geschäftsfähigkeit:
  - solange geschäftsfähig, kein Problem
  - hat Betreuer Einwilligungsvorbehalt, besteht Taschengeldanspruch (freie Verfügung) – Zigaretten, soweit vom Taschengeld gedeckt, möglich (Betreuter wie eingeschränkt geschäftsfähig)
  - Ist Betreuter geschäftsunfähig, darf er die Bargeschäfte des täglichen Lebens (bis zu 25 €) immer noch selbst tätigen.
  - Betreuter kann unabhängig von geistigem Zustand Zigaretten kaufen, solange das ihm zustehende Geld dafür ausreicht.

BEURTEILEN

Aussagen unter einem bestimmten Aspekt treffen, zusammenhängend einschätzen

Beispielaufgabe:

Eine PFK findet einen Notizzettel im Zimmer einer gerade verstorbenen Pflegebedürftigen, auf dem diese handschriftlich notierte:

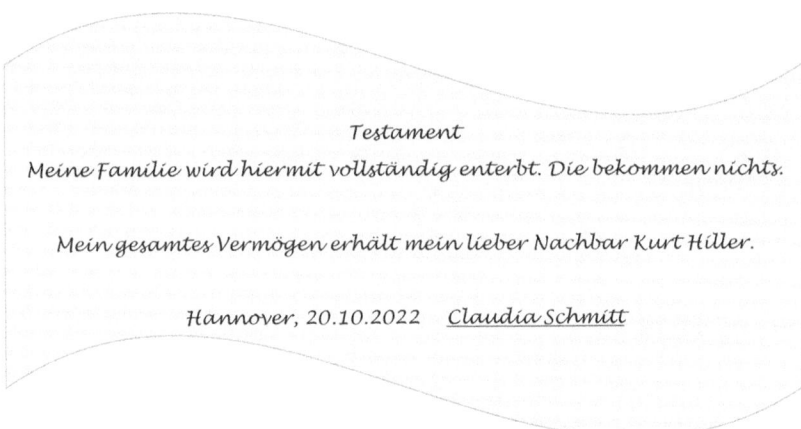

Abb. 1: Beispiel Testament (eigene Darstellung)

Beurteilen Sie, ob der Wille von Frau Schmitt wie niedergeschrieben umgesetzt wird.

Antwort:

(nicht abschließend, ergänzbar)

1. Testament formal wirksam?
2. Inhalt so umsetzbar?

Zu 1) handschriftlich vom Erblasser, Unterschrift vom Erblasser (= Pflicht), Angabe von Ort und Datum und Kennzeichnung (Empfehlung). Beides ist erfüllt, ein Testament ist gegeben. Vorrangig vor gesetzlicher Erbfolge.

Zu 2) Familie enterbt – gesetzliche Erben? Problem: Pflichtteil von Ehegatten, Erben erster Ordnung und Eltern besteht. Klärung nötig, ob »Familie« diese Personen umfasst.

Wenn ja, Pflichtteilsrecht = nach Antrag binnen drei Jahren erhalten die Pflichtteilsberechtigten Geld in Höhe der Hälfte ihres gesetzlichen Erbanspruchs – Kurt Hiller müsste auszahlen.
Wenn nein, Testament geht in vollem Umfang so durch, Familie hat keinerlei Rechte gegen Kurt Hiller.

ERÖRTERN

eingehend betrachten und begründend Stellung beziehen, etwas genau erfassen, darlegen, von allen Seiten betrachten, Argumente abwägen, zu Problemen und Positionen begründet Stellung nehmen

Beispielaufgabe:

Erörtern Sie die Frage, ob die Handhabung des assistierten Freitods in der Schweiz aus Sicht der Pflege auch in Deutschland sinnvoll ist (BVerfGE von 02/2020).

Antwort:

(nicht abschließend, ergänzbar)

Vorteile	Nachteile
• Leidensverkürzung (schweren Erkrankungen Rechnung tragen) • Selbstbestimmungsrecht wahren • Kosten sparen • Personal sparen • Begleitung durch Ethikkommission (z. B.: im Krankenhaus)	• Freiwilligkeit sicherstellen • Wie ausführen? • Wer darf ausführen? • Wer darf für sich entscheiden? • Verfahren zur Feststellung der Einwilligungsfähigkeit • kein Druck (Kosten) • religiöse Einstellung achten (Akzeptanz der Angehörigen?) • ethische Anforderungen • Zahlung der Kosten für Durchführung

Tab. 1: Pro und Contra zum Umgang mit Suizid (eigene Zusammenstellung)

REFLEKTIEREN

über eine Frage/ein Problem nachdenken und Stellung beziehen

Beispielaufgabe:

Reflektieren Sie über Probleme im Umgang mit arbeitsintensiven, dementen Bewohnern in offenen Einrichtungen (konkrete Beispiele, Ursachen...).

Antwort:

(nicht abschließend, ergänzbar)

- Verweigerungshaltung oft Reaktion auf Stress der Pflegekräfte
- Motivation, Überzeugung braucht Zeit
- Zuwendung oft nicht (ausreichend) möglich
- Personalschlüssel
- hohe Zahl an dementiell veränderten Bewohnern
- Überarbeitung des Personals (Gelassenheit?)
- Übergriffe von Bewohnern (Abgrenzungsproblem!)
- Zeitdruck bei der Pflege
- Hetze, Stress in Beziehung zu Pflegebedürftigen kontraproduktiv

BEWERTEN

Eine begründete Position beziehen

Beispielaufgabe:

Bewerten Sie im Fall einer bestehenden Hinlauftendenz die vom Betreuer vorgenommene Umsiedlung des »laufenden« Betreuten in eine geschlossene Einrichtung.

Antwort:

(nicht abschließend, ergänzbar)

Tab. 2: Bewertung zur Umsiedlung ins Heim (eigene Zusammenstellung)

Positive Bewertung	Negative Bewertung
• Sicherheit • mehr Personal • spezialisiertes Personal • variantenreicheres Angebot, um Bewegungsbedarf zu kanalisieren • Zeitersparnis (Suche, Zurückholen entfällt)	• Druck bzgl. Grund für das Laufen • Bewegungsradius eingeschränkt • neue Umgebung • neue Bezugspersonen • Verschlechterung der Laufursache (Demenz) • Entscheidung nach § 1831 BGB nötig • keine Auseinandersetzung mit Betroffenen nötig

DISKUTIEREN

unterschiedliche Merkmale abwägen und zu einem begründeten Ergebnis gelangen

Beispielaufgabe:

Nennen Sie Probleme im Umgang mit Angehörigen als Betreuer/Bevollmächtigte in der Pflege und diskutieren Sie deren Ursachen/Wirkungen.

Antwort:

(nicht abschließend, ergänzbar)

- Probleme:
  - Entscheidungen über den Kopf hinweg
  - keine Kommunikation oder unzureichend
  - gelebte Entmündigung
  - Sicherheitsbedürfnis des Angehörigen
  - Betroffene wehren sich nicht
- Ursachen/Wirkungen:
  - Erbschaft retten
  - Familiensituation (Verletzungen)
  - Überforderung mit Entscheidungen, zu dicht dran
  - Wahrnehmung alter Menschen
  - Verkennung der Grundrechte im Alter (Recht auf Sturz!)
  - Angst vorm Verlassenwerden (z. B. von den Kindern)
  - gesellschaftlicher Wert von Alten, Kranken, Pflegebedürftigen

ARGUMENTIEREN

stichhaltige Entgegnungen und Beweise für oder gegen etwas vorbringen

Beispielaufgabe:

Argumentieren Sie zu folgender Aussage: In Deutschland sollte statt der Einführung der direkten aktiven Sterbehilfe mehr für den Ausbau der Palliativ-Versorgung getan werden.

Antwort:

(nicht abschließend, ergänzbar)
(mögliche Argumente in beide Richtungen deutbar)

- direkt aktiv = schnell vorbei (was ist humaner, z. B. bei qualvollem Zustand?)
- Ethik:
  - aktiv = Mensch greift ein (Macht über Lebensende)
  - palliativ = Sterben erträglich machen, natürliches Lebensende menschenwürdig ermöglichen
- palliativ: Tod bleibt schicksalhaft
- palliativ kombiniert mit Behandlungseinstellung: Mensch tut nicht alles, was er kann
- aktiv: möglicher Missbrauchsgefahr entgegenwirken (Manipulation, Suggestion)
- Umgang der Gesellschaft mit Alter, Nützlichkeit, Hilfebedarf, kostenintensiver Behandlung
- Freiwilligkeit der Entscheidung des Patienten sichern

4 Anregungen und Hinweise

Tipps für die Wiederholung und Vertiefung des Lernstoffs

- Fallbearbeitung (auch in Gruppen) – gerade auch das Argumentieren üben (AFB III), z. B. mit Rollenverteilungen (= Interessenvertreter)
- mit Lernkarten, Übersichten, Vokabellisten (Abfragen lassen!)
- Bücher, Zeitungsartikel, Filmbeiträge u. Ä. auf Zusammenhänge mit dem Lernstoff hin wahrnehmen
- Arbeitsgruppe – Lernstoff aktiv im Gespräch durchgehen

Spielerische Wiederholung:
Viele Spielformate lassen sich sehr gut zum Lernen des Fachwissens/ Wiederholen der Fachsprache ummünzen.

- Memory
- Activity®
- Tabu
- Hang man
- Was bin ich?
- Domino

Einstiegs-/Ergänzungsliteratur zum Rechtsunterricht (beispielhaft!)

- *Lehrbücher:*
  Wählen Sie aus der Vielzahl der Lehrbücher zur Rechtskunde in der Pflege dasjenige aus, das Ihren Bedürfnissen am besten entspricht. Sie könnten z. B. ein bekanntes und ein Ihnen unbekanntes Thema zur Probe lesen, um die Verständlichkeit der Darstellung für Sie anhand eines ausgewählten Einzelthemas zu prüfen.
- *Fachzeitschriften:*
  Die meisten Fachzeitschriften in der Pflege haben einen Rechtsteil. Hier könnten Sie zuerst auf das Angebot in Ihrem Ausbildungsbetrieb zurückgreifen. Nehmen Sie aktuelle Themen und Entwicklungen wahr.
- *Ministerien:*
  - Bundesministerium der Justiz und für Verbraucherschutz (BMJV)
  - Bundesministerium für Gesundheit (BMG)
  - Bundesministerium für Arbeit und Soziales (BMAS)

- Bundesministerium für Familie, Senioren, Frauen und Jugend (BMFSFJ)
- u. a.

Hier finden Sie kostenloses Zusatz- und Informationsmaterial zum Bestellen oder als PDF-Download, z. B.: www.bmjv.de (Betreuungsrecht, Patientenverfügung, Erben und Vererben).

- *Digitale »Nachschlagewerke«:*
  - BGT online Lexikon Betreuungsrecht, https://www.lexikon-betreuungsrecht.de/Spezial:Alle_Seiten
  - www.betanet.de (Recht und Soziales) zum Sozialrecht
  - www.mds-ev.de, Richtlinien zum SGB XI; insbesondere: Richtlinien des GKV-Spitzenverbandes zur Feststellung der Pflegebedürftigkeit (nach SGB XI); Zusendung gegen Erstattung von Porto und Versand oder PDF-Download
  - das Altenpflegemagazin im Internet, www.pqsg.de
  - und viele andere mehr!

Lesen Sie *Literatur, die das Recht für juristische Laien verständlicher macht,* um in das juristische Denken hineinzukommen. Beispielhaft für viele seien hier genannt:

- Dusse, Karsten (2023): *Halbwissen eines Volljuristen*, München: Heyne oder (2018): *Recht bekommen* (E-Book), München: Piper
- Höcker, Ralf (2016): *Das große Lexikon der Rechtsirrtümer*, Berlin: Ullstein
- von Schirach, Ferdinand (2014): *Die Würde ist antastbar*, München: Piper oder (2015): *Terror*, München: Piper oder (2020): *Gott*, München: Luchterhand
- Wesel, Uwe (2021): *Fast Alles, was Recht ist (Jura für Nichtjuristen)*, 10. Auflage, München: C. H. Beck

Teil II – Schwerpunktdarstellung zu Rechtsthemen in der Pflege mit Übungen

5 Beziehung von AN/Azubi zum AG – Ausbildungs- und Arbeitsrecht

Ausgehend von der Position eines Azubis in einem Ausbildungsbetrieb wird in diesem Kapitel ein Überblick über die Regelungen des Ausbildungsrechts sowie des Arbeitsrechts gegeben. Orientierung bieten dabei die Eckpunkte für einen Gang durch ein Arbeitsverhältnis:

a) Rechtquellen für Ausbildungs- und Arbeitsverhältnis
b) Ausschreibung (Vorgaben im AGG – hier nicht dargestellt)
c) Bewerbung (hier nicht dargestellt)
d) Vorstellungsgespräch
e) Vertragsabschluss, Vertragsarten
f) *Rechte und Pflichten bei bestehendem Vertrag*
g) Ende des Vertrages[4]
h) *Rechte und Pflichten nach Ende des Vertrages*

5.1 Rechtsquellen im Ausbildungsverhältnis in der Reihenfolge der Anwendung

Landesrecht (z. B. BbsVO) (Spezialregeln für ein Bundesland)
Bundesausbildungsrecht:

- Ausbildungsverordnung (Ausbildungsablauf, Prüfungen (Kompetenzen), Bewertung…) – PflAPrV
- Ausbildungsgesetz (Zulassung, Ausbildungsvertrag …) – PflBG
- Rahmenlehr- (Schule) und -ausbildungsplan (Praxis) (Ausbildungsinhalte)

Arbeitsrecht:

- Bundesrecht, z. B.:
  – BGB

---

[4] Ende: Aufhebungsvertrag, Fristablauf, Kündigung, Tod des AN, Eintritt in die Rente, Insolvenz/Konkurs des Betriebes, AN berufs- oder erwerbsunfähig…

- Entgeltfortzahlungsgesetz
- Mutterschutzgesetz
- Arbeitszeitgesetz
- Jugendarbeitsschutzgesetz
- Urlaubsgesetz
• Landesrecht, z. B.:
- Feiertage
- Landesgesetze über den Bildungsurlaub
• Mögliche Regelungen durch Vertragsparteien selbst:
- Tarifvertrag
- Betriebsvereinbarung
- Ausbildungsvertrag

5.2 Rechtsquellen im Arbeitsverhältnis nach dem Rangprinzip[5]

Gesetzgeber:

- EU-Recht
- Verfassungsrecht (Grundgesetz – Grundrechte)
- Bundesgesetze
- Verordnungen
- Landesgesetze (Feiertage, Bildungsurlaub)

Vertragsparteien:

- Tarifvertrag:
  - TVÖD
  - AVR (Diakonie, Caritas…)
  - hauseigener Tarifvertrag (AWO, DRK…)
- Betriebsvereinbarung
- Arbeitsvertrag

> **Inhalte**
>
> - Vorstellungsgespräch
> - Nachweisgesetz
> - Vertragsvergleich: Ausbildungs- und Arbeitsvertrag

---

5 Günstigkeitsprinzip beachten: Für AN günstigere Regelung kommt zur Anwendung, auch wenn sie im Rang niedriger ist.

- Exkurs: Delegation
- Arbeitssicherheit und Arbeitsschutz
- Pflicht zu schweigen
- Entgeltfortzahlung bei Krankheit
- arbeitsrechtliche Instrumente bei Fehlverhalten
- Exkurs zum Heimrecht – Zuwendungen möglich?
- zwei Übungsfälle

5.3   Vorstellungsgespräch

Problem ist das Fragerecht des AG:

- zulässige Fragen: Bewerber muss die Wahrheit sagen, *sonst:* Vertrag wegen Täuschung unwirksam
- unzulässige Fragen: Bewerber darf lügen *ohne* rechtliche Konsequenzen auszulösen
- Unterfälle:
    - berufliche Fähigkeiten – zulässig
    - Schwangerschaft – unzulässig
    - Konfessionszugehörigkeit – zulässig in Tendenzbetrieben
    - Vorstrafen – einschlägige[6] sind offenzulegen, sonst unzulässig

5.4   Nachweisgesetz[7]

Ab *01.08.2022* muss neuen Mitarbeitenden spätestens am ersten Tag der Arbeitsleistung über die wesentlichen Vertragsbedingungen ein Nachweis ausgehändigt werden. Verstöße sind bußgeldbewährt (bis zu 2.000 €/Mitarbeitendem). Bestandsmitarbeitenden muss auf Verlangen kurzfristig ein entsprechender Nachweis erteilt werden.

---

6   eine Straftat, die am Arbeitsplatz beim Erfüllen der Arbeitspflicht auch begangen werden könnte

7   Quelle: Nachweisgesetz (Text) und Peter Sausen (2022): *Nachweisgesetz: Was Arbeitgeber ab 1.8.2022 tun müssen.* Altenheim, 08/22, S. 15 sowie *Wie Arbeitgeber das Nachweisgesetz rechtssicher umsetzen.* Altenheim, 09/22, S. 30–31.

Umfang:

- Name und Anschrift der Vertragsparteien
- Zeitpunkt des Beginns des Arbeitsverhältnisses
- Enddatum oder vorhersehbare Dauer bei Befristung
- Arbeitsort oder verschiedene Orte (Wahl AG) oder Wahl des AN
- Dauer der Probezeit
- Dauer des jährlichen Urlaubs
- Hinweis auf etwaige Fortbildungsmöglichkeiten
- kurze Tätigkeitsbeschreibung des AN
- im Falle betrieblicher Altersvorsorge: Hinweis auf Namen und Anschrift des Versorgungsträgers
- Hinweis auf anwendbare Tarifverträge, Betriebs- oder Dienstvereinbarungen

Pflege – Tarifvergütungspflicht: (Einzelangaben zu …)

- Zusammensetzung Entgelt
- Höhe des Entgelts
- Überstundenvergütung
- Prämien
- Sonderzahlungen
- sonstige Bestandteile der Vergütung
- Fälligkeit und Art der Auszahlung

Arbeitszeit: (getrennte Angaben zu …)

- vereinbarte Arbeitszeit
- Ruhepausen
- Ruhezeiten
- Schichtsystem (Rhythmus, Vor. für Änderungen)
- Voraussetzungen für Überstunden

Kündigung:

- Hinweis auf Verfahren (Schriftform, Frist)
- KSch-Klage: Frist
- unklar: Betriebsratsbeteiligung, Zustimmung von Behörden

Merke

Folge: Faktisch sind alle Arbeitsverträge jetzt schriftlich zu schließen! (Ausreichend ist allerdings, ein Informationsschreiben an Mitarbeitende auszuhändigen.)

5.5 Vertragsarten

- unbefristeter Vertrag über Vollzeit (VZ)
- Probearbeitsvertrag (Befristung zur Erprobung)
- Arbeitsvertrag mit Probezeit
- Teilzeitvertrag (TZ)
- Befristung mit sachlichem Grund
- Befristung ohne sachlichen Grund
- Arbeit auf Abruf

5.6 Vertragsvergleich

5.6.1 Grundlagen der generalistischen Pflegeausbildung

a) **Zugangsvoraussetzungen, § 2 PflBG Voraussetzungen für die Erteilung der Erlaubnis:**

§ Gesetzestext

»Die Erlaubnis zum Führen der Berufsbezeichnung ist auf Antrag zu erteilen, wenn die antragstellende Person

1. die durch dieses Gesetz vorgeschriebene berufliche oder hochschulische Ausbildung absolviert und die staatliche Abschlussprüfung bestanden hat,
2. sich nicht eines Verhaltens schuldig gemacht hat, aus dem sich die Unzuverlässigkeit zur Ausübung des Berufs ergibt,
3. nicht in gesundheitlicher Hinsicht zur Ausübung des Berufs ungeeignet ist und
4. über die für die Ausübung des Berufs erforderlichen Kenntnisse der deutschen Sprache verfügt.«

b) **Vorbehaltsaufgaben, § 4 Abs. 2 PflBG Vorbehaltene Tätigkeiten:**

»(2) Die pflegerischen Aufgaben im Sinne des Absatzes 1 umfassen

1. die Erhebung und Feststellung des individuellen Pflegebedarfs nach § 5 Absatz 3 Nummer 1 Buchstabe a,
2. die Organisation, Gestaltung und Steuerung des Pflegeprozesses nach § 5 Absatz 3 Nummer 1 Buchstabe b sowie
3. die Analyse, Evaluation, Sicherung und Entwicklung der Qualität der Pflege nach § 5 Absatz 3 Nummer 1 Buchstabe d.«

5.6.2 Exkurs: Delegation

Eine wirksame Delegation setzt drei Einwilligungen voraus:

1. Einwilligung des Patienten:

a) Durchführung der Maßnahme
b) Durchführung von Mitarbeiter der Einrichtung (Qualifikation, *nicht* der Arzt)
2. Einwilligung des Arztes:
   a) keine Maßnahme mit Arztvorbehalt
   b) Arztverantwortung (Diagnose stellen, Therapie verordnen ist erfolgt)
   c) Probleme: Ferndiagnose, Ferntherapie, Bedarfstherapie
3. Einwilligung des Mitarbeiters:
   a) *formell* qualifiziert – erfolgreicher Abschluss der vorgeschriebenen Ausbildung?
   b) *materiell* qualifiziert – Maßnahme durchführen können, Wirkungsweise kennen, Komplikationen erkennen (Arbeitsverweigerung bei Übermüdung, Überforderung, Überarbeitung; *Grenze* des Rechts auf Arbeitsverweigerung: Notfallsituation)

Eine Aufgabenübertragung vom Arzt auf medizinisches Fachpersonal/Pflegefachpersonal erfolgt

unmittelbar	mittelbar
Arzt → ausführende PK	Arzt → fachvorgesetzte PK → ausführende PK

> Gesetz (z. B.: § 28 SGB V) setzt eine *vertikale* (= Über-/Unterordnung) *Arbeitsteilung* zwischen Arzt (= Übertragung) und Pflegekraft (= Ausführung) voraus. Diese ist in der Langzeitpflege und ambulanten Pflege nicht gegeben. Hier wird die Kooperation mit dem Arzt koordiniert.

Hauptproblem: Wer ist der ausreichend qualifizierte Mitarbeiter im Betrieb, an den delegiert werden darf?

Wie sich die Delegation in diesem Punkt zukünftig gestalten wird, bleibt abzuwarten. Mit Einführung der generalistischen Pflegeausbildung wurden Vorbehaltsaufgaben für die Pflegefachkräfte festgeschrieben. Die direkte Arbeit am Patienten – insbesondere die Behandlungspflege – ist von diesem Vorbehalt nicht, auch nicht in Teilen, erfasst (s. o. § 4 PflBG). Was diese Gesetzeslage für die Zukunft bedeutet, bleibt abzuwarten.[8]

---

8 Zur Richtlinie die selbständige Ausführung der Heilkunde betreffend vgl.: G-BA (Hrsg.) (2012): *Richtlinie über die Festlegung ärztlicher Tätigkeiten zur Übertragung auf Berufsangehörige der Alten- und Krankenpflege zur selbständigen Ausübung von Heilkunde im Rahmen von Modellvorhaben nach § 63 Abs. 3c SGB V (Erstfassung)*. Zugriff am 13.02.2023 unter: https://www.g-ba.de/beschluesse/1401/

Daher beschränken sich die Ausführungen in diesem Arbeitsbuch auf die nachfolgenden, exemplarischen *Literaturhinweise*:

- Zur Verantwortungsverteilung zwischen Betrieb und Azubi:
  - Zimmermann, Alexandra (2019): *Haftungsrecht – wenn Azubis schwere Fehler machen*. In: Altenheim, 06/2019, S. 20–21
- Zu den möglichen Auswirkungen der Vorbehaltsaufgaben in der Zukunft:
  - Klapper, Bernadette (2022): *Wie es nun weitergehen muss*. In: Die Schwester | Der Pfleger, 08/22, S. 18–20
  - Wipp, Michael (2022): *Arbeitsprozesse überprüfen*. In: Altenheim, 07/2022, S. 20–23
  - Klie, Thomas (2022): *Meilenstein und Stolperfalle*. In: Altenpflege, 09/22, S. 20–23
  - Kersten, Swantje & Werner, Stefan (2022): *Richtig eingesetzt*. In: Altenpflege, 09/22, S. 30–32

5.6.3 Zurück zum Vertragsvergleich

> **Aufgabenvorschlag (Antwort ist die nachfolgend in der Tabelle enthaltene Gegenüberstellung, ▶ Tab. 3)**
>
> Die Beziehung zwischen Betrieb (AG) und Azubi/AN wird im Folgenden gegenübergestellt. Vor der Lektüre dieser Vergleichsdaten lohnt es sich, sich auf der Grundlage der §§ 16–25 PflBG selbst einen Überblick zu den Vorgaben zum Ausbildungsverhältnis zu verschaffen.
>
> Vergleichspunkte: Hauptpflicht der Azubis, Ausbildungszeit (Gesamtdauer, wöchentliche Arbeitszeit), Gliederung des Ausbildungszeitraums, Pflichten, Probezeit, Vergütung, Urlaub, Kündigung (fristgemäß und fristlos).

Tab. 3: Vergleich: Ausbildungs- und Arbeitsvertrag PflBG/Arbeitsrecht (eigene Zusammenstellung)

Ausbildungsvertrag	Vergleichspunkt	Arbeitsvertrag
Bemühen um Kompetenzerwerb, soweit erforderlich, um Ausbildungsziel zu erreichen	Hauptpflicht (Azubi/AN)	sach- und fachgerechte Ausführung der Arbeit (= Pflege, Betreuung usw.)
Vollzeitausbildung: 3 Jahre Teilzeitausbildung: max. 5 Jahre (befristete Verträge; Weiterbeschäftigung nach Ende führt zu unbefristeter VZ-Stelle)	Arbeits-/Ausbildungszeit (Gesamtdauer)	Verschiedene Formen möglich: • befristet/unbefristet • Vollzeit/Teilzeit
Praxiseinsätze und theoretische Ausbildung (Pflegeschule)	Gliederung des Zeitraums	Regelung im Arbeitsvertrag oder über Direktionsrecht hinsichtlich • Ort • Zeit • Art der Arbeit
• Teilnahme an Ausbildungsveranstaltungen der Pflegeschule • übertragene Aufgaben sorgfältig ausführen • schriftlichen Ausbildungsnachweis führen • Schweige- und Verschwiegenheitspflicht einhalten • Rechte des zu pflegenden Menschen achten	Pflichten des Azubis/AN	Gehorsams- und Treupflichten: • Verschwiegenheitspflicht • pfleglicher Umgang mit Arbeitsgerät • Anzeige drohender Schäden • Überstunden in echten Notfällen • keine Annahme von Schmiergeldern • kein Wettbewerb
Wochenarbeitszeit nach Stunden und Tagen: 38,5-40 h/Woche (VZ-Ausbildung) 5/5,5 oder 6-Tage-Woche (VZ)	Arbeits-/Ausbildungszeit (Arbeitswoche)	• VZ-Stelle (siehe Azubi) • TZ-Stelle (Regelung im Arbeitsvertrag)

Tab. 3: Vergleich: Ausbildungs- und Arbeitsvertrag PflBG/Arbeitsrecht (eigene Zusammenstellung) – Fortsetzung

Ausbildungsvertrag	Vergleichspunkt	Arbeitsvertrag
die ersten 6 Monate des Ausbildungsverhältnisses	Probezeit	• max. die ersten 6 Monate zu Arbeitsverhältnisbeginn • Befristung zu Erprobung darf auch längeren Zeitraum umfassen (AG ist in der Beweispflicht für Notwendigkeit der Dauer)
Tarifvertrag seit 09/2022 Pflicht in Langzeitpflege[9] Beschäftigung über tägl./wöchentliche Ausbildungszeit hinaus ist gesondert zu vergüten oder führt zu Freizeitausgleich	Vergütung	• Tarifvertrag seit 09/2022 Pflicht in Langzeitpflege • Arbeitsvertrag (Verpflichtung »ortsübliche Vergütung an Beschäftigte zu zahlen«, § 72 Abs. 3 Nr. 2)
vier Wochen Mindesturlaubsanspruch/AD Arbeitsbedingungen in der Pflege?	Urlaub	• vier Wochen/Jahr • Arbeitsvertrag darf zugunsten des AN abweichen
Erklärung schriftlich	**Kündigung**	**Erklärung schriftlich**
• Probezeit: ohne Grund, ohne Frist • nach Probezeit: ohne Grund, Frist von 4 Wochen	fristgemäß	• Probezeit: ohne Grund, Frist von 14 Tagen • nach Probezeit: ohne Grund, Frist von 4 Wochen nach BGB (zum Monatsende oder zum 15. d. M.) (Fristen aus Arbeitsvertrag haben Vorrang!)
wichtiger Grund: Erklärung innerhalb von 14 Tagen nach Kenntnis vom Grund	fristlos	wichtiger Grund: Erklärung innerhalb von 14 Tagen nach Kenntnis vom Grund
Tarifvertrag, Betriebs- oder Dienstvereinbarungen, § 5 BetrVG, § 4 PersVertrG	anwendbare Gesetze	• Tarifvertrag • Betriebs- oder Dienstvereinbarung

---

[9] Gesundheitsversorgungsweiterentwicklungsgesetz (GVWG) vom 11.06.2021; kommentiert unter GKV-Spitzenverband, Bundesministerium für Gesundheit, Bundesministerium für Arbeit und Soziales (Hrsg.) (2022): *Bezahlung mindestens in Tarifhöhe – Richtlinien für die Langzeitpflege treten in Kraft. Gemeinsame Pressemitteilung.* Zugriff am 06.02.2022 unter: https://www.gkv-spitzenverband.de/gkv_spitzenverband/presse/pressemitteilungen_und_statements/pressemitteilung_1373056.jsp

5.7 Arbeitssicherheit und Arbeitsschutz

Im Bereich des Arbeitsschutzes geht es um Gesetze und Verordnungen, die darauf abzielen, für die Beschäftigten Sicherheit zu schaffen und die Gesundheit zu schützen. Auf der Grundlage des Arbeitsschutzgesetzes geht es um die Unfallverhütung, Schutz vor arbeitsbedingten Gefahren, die Arbeit menschengerecht zu gestalten und die Gesundheit der Mitarbeiter zu schützen. Das Arbeitsschutzgesetz wurde in Umsetzung von EU-Richtlinien durch verschiedenste Gesetze[10] ergänzt, z. B.:

- Arbeitssicherheitsgesetz (ASiG)
- Arbeitszeitgesetz (AZG)
- Jugendarbeitsschutzgesetz (JArbSchG)
- Medizinproduktegesetz (MPG)
- Mutterschutzgesetz (MuSchG)
- Röntgenverordnung (RöV)
- Verordnung über medizinische Vorsorge

Die Schutzgesetze begründen Pflichten des AG, vgl. §§ 3 bis 14 ArbSchG. Grundlage ist die vom AG vorzunehmende Gefährdungsbeurteilung, zum Inhalt § 5 Abs. 3 Nr. 1 bis 6 ArbSchG.

Die AN werden durch §§ 15 f. ArbSchG in die Pflicht genommen: Einhalten der Vorgaben zum Arbeitsschutz, bestimmungsgemäße Verwendung von Arbeitsmitteln jeder Art sowie Schutzausrüstungen und Schutzvorrichtungen wie auch die Unterstützung des AG durch unverzügliche Meldung von (gefahrbringenden) Defekten.

Verstöße gegen den Arbeitsschutz sind Ordnungswidrigkeiten nach § 25 Abs. 1 ArbSchG. Eine Ahndung erfolgt entsprechend § 25 Abs. 2 oder § 26 ArbSchG.

 Übung

Die Broschüre der BGW »Gefährdungsbeurteilung in der Pflege« gibt einen guten Einblick in Denk- und Ermittlungsweise bei einer Gefährdungsbeurteilung am Arbeitsplatz Pflege (Erstveröffentlichung 2006, Stand 2017, Hamburg: BGW).

Ab S. 23 (bis 30) werden Gefahrenbereiche aus der Pflege beschrieben und unter den drei Rubriken *Technisch, Organisatorisch und Personenbezogen* eine Auswahl von Gegenmaßnahmen zusammengestellt.

---

10 Alle Gesetze sind im Internet unter ihrem Namen als Volltext aufrufbar. Beachte: bei der Recherche immer das aktuelle Jahr angeben, um die neueste Gesetzesversion angezeigt zu bekommen.

> Das Durcharbeiten dieser Tabellen, z. B. durch Abdecken der Maßnahmenspalte – Entwicklung eigener Vorschläge – nach Erfassen der Gefahren – mit anschließendem Vergleich mit dem Ergebnis der BGW, kann für das Erkennen von Gefahren am Arbeitsplatz und den Umgang damit sensibilisieren.

5.7.1 Beispiel zum Arbeitsschutz: Mutterschutzgesetz

»Meldepflicht« – Die Schwangere sollte melden, d. h.:

- Empfehlung
- eigenes Risiko
- Verzicht auf Schutz des Gesetzes bei Nichtmelden

Meldung führt zu Kündigungsschutz bis vier Monate nach der Entbindung vor fristgemäßer Kündigung[11]
relatives Beschäftigungsverbot: sechs Wochen vor Entbindung, Frau entscheidet
absolutes Beschäftigungsverbot: acht Wochen nach Entbindung (zwölf Wochen); AG und AN müssen es einhalten

Weitere Beispiele für Schutzmaßnahmen lt. Gesetz:

- keine Nachtarbeit
- Gewichtsbeschränkung
- Umgang mit chemischen Stoffen
- Sitzen/Stehen

Drei Schritte bei Gefährdungsbeurteilung von Schwangeren:

1. *Arbeitsbedingungen* für schwangere AN so *umgestalten*, dass Gefährdung nicht mehr gegeben ist
2. *Arbeitsplatzwechsel*
3. alle anderen Maßnahmen versagen; unumgänglich, um unverantwortbare Gefährdung abzustellen: *betriebliches Beschäftigungsverbot*

---

[11] Nachmeldung binnen 14 Tagen nach Erhalt der Kündigung; *Folge:* Kündigung ist zurückzunehmen

Vertiefungsaufgabe

Angaben zu der Azubi:

1. Azubi Ende zweites AD, weiblich, schwanger, Zustand bisher nicht gemeldet
2. Probleme:
   a) Meldepflicht im Ausbildungsbetrieb
   b) Haftung für Schäden an »Mutter und Kind«
   c) Teilnahme an Prüfungen möglich (mit und ohne Meldung?)
   d) Kündigung nach bewiesenem Diebstahl am Ausbildungsplatz
   e) Änderungen für den Ausbildungsbetrieb nach erfolgter Meldung?

Leiten Sie aus dem MuSchG und den Angaben dieses Abschnitts Antworten zu den Fragen der Azubi ab.

Antworten zur Vertiefungsaufgabe:

1. Azubi Ende zweites AD, weiblich, schwanger, Zustand bisher nicht gemeldet
2. Probleme:
   a) Meldepflicht im Ausbildungsbetrieb
      Antwort: Nach § 15 MuSchG ist die Meldepflicht ein »Sollen«, also eine Empfehlung des Gesetzgebers
   b) Haftung für Schäden an »Mutter und Kind«
      Antwort: Folge der Nichtmeldung ist die volle Verantwortung der Mutter für sich selbst und das ungeborene Kind bzgl. aller Schädigungen, die durch den fehlenden Schutz des MuSchG verursacht werden.
   c) Teilnahme an Prüfungen möglich (mit und ohne Meldung?)
      Antwort: Die Teilnahme an Prüfungen ist vom relativen und absoluten Beschäftigungsverbot ausgenommen – die Frau entscheidet darüber.
   d) Kündigung nach bewiesenem Diebstahl am Ausbildungsplatz
      Antwort: Kündigungsschutz nach § 17 MuSchG schützt vor fristgemäßer Kündigung bis zum Ablauf des vierten Monats nach Entbindung; fristlose Kündigung bleibt möglich, bedarf aber der Zustimmung des Gewerbeaufsichtsamtes
   e) Änderungen für den Ausbildungsbetrieb nach erfolgter Meldung?
      Antwort: Vorgaben zum Schutz der Schwangeren und ihres ungeborenen Kindes sind einzuhalten; Kündigungsschutz gilt

5.7.2 Arbeitszeitgesetz/Jugendarbeitsschutzgesetz

Tab. 4: Vorgaben zur Arbeitszeit (eigene Zusammenstellung)

Inhalt	Grundregel AZG	Ausnahme AZG	Ausnahme: Tarifvertrag u. a.	JArbSchG
Ruhepausen (Arbeitstag)	• über 6–9 h: 30 Min. • über 9 h: 45 Min. • keine Arbeit; mind. 15 Min., max. 6 h ohne Pause		Kurzpausen von angemessener Dauer	• 4,5–6 h: 30 Min. • über 6 h: 60 Min. • 15 Min. mind. • max. 4,5 h ohne Pause in Umfeld ohne Arbeitsbezug
Ruhezeit (zw. zwei Arbeitstagen)	11 h ununterbrochen mind.	10 h (Pflege), wenn Ausgleich binnen eines Monats oder 4 Wochen (12 h Ruhezeit)	• Kürzung auf bis zu 9 h zulässig • Art der Arbeit • Ausgleichszeitraum festlegen	• 12 h mind. • Nachtruhe: 6.00 bis 20.00 Uhr Arbeit • Pflege: bis 23.00 Uhr
Samstage	6-Tage-Woche			5-Tage-Woche • 2 Ruhetage nacheinander • Samstag in der Pflege i. O. • 5-Tage-Woche wahren (BFS?)

Sonn- und Feiertage	Beschäftigungsverbot	• Pflege: Arbeit zulässig (15 Sonntage/Jahr)
		• Ausgleich:
		  Sonntag: 2 Wochen
		  Feiertag: 8 Wochen
			• Pflege: 10 Sonntage/Jahr
			• Entfall des Feiertagsausgleichs
				• arbeitsfrei
				• Pflege: Arbeit zulässig
				• Ausgleich selbe oder Folgewoche

Tab. 4: Vorgaben zur Arbeitszeit (eigene Zusammenstellung) – Fortsetzung

Inhalt	Grundregel AZG	Ausnahme AZG	Ausnahme: Tarifvertrag u. a.	JArbSchG
Arbeitszeit	8 h/Tag	• 10 h/Tag • Ausgleich: binnen 6 Monaten/24 Wochen auf 8 h im Durchschnitt	• über 10 h/Tag, wenn AZ im Wesentlichen Bereitschaftsdienst • anderer Ausgleichszeitraum	• bestimmte Feiertage nicht oder verkürzt (§ 18) • 8 h/Tag; 40 h/Woche • Tage mit bis zu 8,5 h innerhalb derselben Woche mit kürzeren Tagen ausgleichen
Urlaub[12]	• 6-Tage-Woche: 24 Tage • einmalig mind. 12 Tage • Entgeltanspruch		Mindestanspruch aus BurlG darf erhöht werden	• unter 16 J: 30 Werktage • unter 17 J: 27 Werktage • unter 18 J: 25 Werktage

---

[12] Beachte für Besonderheiten in der Pflege die Pflegearbeitsbedingungenverordnung in ihrer fünften überarbeiteten Fassung aus dem Jahr 2022; Quelle: Bundesministerium für Arbeit und Soziales (Hrsg.) https://www.bmas.de/DE/Service/Gesetze-und-Gesetzesvorhaben/fuenfte-verordnung-zwingende-arbeitsbedingungen-pflegebranche.html, Zugriff am 10.02.2023

Begriffsklärung

- *Arbeitszeit*
  jede Zeitspanne, während derer ein AN arbeitet, dem AG zur Verfügung steht und seine Tätigkeit ausübt oder Aufgaben wahrnimmt
- *Bereitschaftsdienst*
  Zeit, in der der AN sich außerhalb seiner regelmäßigen Arbeitszeit an einer vom AG festgelegten Stelle innerhalb oder außerhalb des Betriebes aufzuhalten hat, um bei Bedarf seine volle Arbeitstätigkeit unverzüglich aufzunehmen (gilt in vollem Umfang als Arbeitszeit)
- *Rufbereitschaft*
  AN ist verpflichtet, auf Abruf die Arbeit aufzunehmen. Aufenthalt am Ort seiner Wahl, für AG erreichbar (im Grundsatz keine Arbeitszeit)

Zusätzliche Regeln aus dem JArbSchG

Ausgleichszeiträume:

- Feiertage auf Wochentagen – dieselbe Woche oder Folgewoche ein ersatzfreier Tag
- Samstage: freier Tag in derselben Woche an berufsschulfreiem Tag
- Sonntage: freier Tag in derselben Woche an berufsschulfreiem Tag

Pro Monat sind zwei Samstage und Sonntage frei – möglichst zusammenhängend.

- besondere Feiertage:
  - 24.12. – bis 14.00 Uhr einsetzbar
  - 31.12. – bis 14.00 Uhr einsetzbar
- freie Feiertage:
  - 25.12.
  - 01.01.
  - Ostersonntag
  - 01.05.

Vertiefungsaufgabe

Bewerten Sie nachfolgende Aussagen:

a) »Ich arbeite manchmal 12 h/Tag.«
b) »Ich arbeite am liebsten 6 h/Tag, dann bin ich schneller wieder zu Hause.«
c) Stellen Sie Unterschiede zwischen Rufbereitschaft/Bereitschaftsdienst zusammen und gehen Sie dabei auf deren Wirkung auf die Arbeitszeitberechnung ein.

d) »Ich habe drei Wochen durchgearbeitet.«
e) Ein Azubi (17) bekommt nach 5 h seine erste Pause von 10 Min. im Stationszimmer (Telefon, Organisation …); seine letzte Pause hat der Azubi 30 Min. vor Arbeitsende.
f) Ein Azubi (16) arbeitet regelmäßig Sa/So, Angebote des Betriebes für Ersatzruhezeit:
   – ersatzfreie Tage Mo und Fr oder
   – ersatzfreie Tage (Di/Mi) sind die Berufsschultage
   – Machen Sie einen eigenen Vorschlag (kurz begründen).
g) Ein Azubi (16) soll Weihnachten (24.–26.12.) arbeiten. Was ist zu bedenken?
h) Ein Azubi (22) macht zusammen mit einem Kollegen jeden Tag 4 Pausen von 5–10 Min. Er arbeitet 8 Stunden pro Tag.
i) Welche Folgen hat es, wenn ein durch Personalmangel bedingter Schichtwechsel dazu führt, dass eine Pflegekraft von Spät (20.00 Uhr) auf Früh (6.00 Uhr) am nächsten Tag wechselt?
j) Ein Azubi (19) arbeitet am Reformationstag 2023 und am 26.11.23. Was ist die Folge?
k) Mit einer Azubi wird zu Beginn des neuen ADs der Ausbildungsvertrag in Teilen neu verhandelt. U. a. werden die ursprünglichen 24 Urlaubstage auf 20 gekürzt.

 Antworten zur Vertiefungsaufgabe:

Bewerten Sie nachfolgende Aussagen:

a) »Ich arbeite manchmal 12 h/Tag.«
   Antwort: nur legal bei AN/Azubi ab 18 Jahre; AZ im Wesentlichen Bereitschaftsdienst, Ausgleichszeitraum festlegen und einhalten
b) »Ich arbeite am liebsten 6 h/Tag, dann bin ich schneller wieder zu Hause.«
   Antwort: bei AN/Azubi über 18 Jahre möglich – bis zu 6 h ohne Pause (= reine Arbeitszeit) erlaubt
c) Stellen Sie Unterschiede zwischen Rufbereitschaft/Bereitschaftsdienst zusammen und gehen Sie dabei auf deren Wirkung auf die Arbeitszeitberechnung ein.
   Antwort:
   – Bereitschaftsdienst = Zeit, in der der AN sich außerhalb seiner regelmäßigen Arbeitszeit an einer vom AG festgelegten Stelle innerhalb oder außerhalb des Betriebes aufzuhalten hat, um bei Bedarf seine volle Arbeitstätigkeit unverzüglich aufzunehmen (gilt in vollem Umfang als Arbeitszeit)
   – Rufbereitschaft = AN ist verpflichtet, auf Abruf die Arbeit aufzunehmen. Aufenthalt am Ort seiner Wahl, für AG erreichbar (im Grundsatz keine Arbeitszeit, in der Praxis ist eine pauschale Anerkennungszahlung häufig)

d) »Ich habe drei Wochen durchgearbeitet.«
   Antwort: so unzulässig:
   - unter 18: 5-Tage-Woche und zwei freie Sa und So im Monat
   - ab 18: Ausgleich für Sonntag innerhalb von zwei Wochen nicht erfolgt
e) Ein Azubi (17) bekommt nach 5 h seine erste Pause von 10 Min. im Stationszimmer (Telefon, Organisation …); seine letzte Pause hat der Azubi 30 Min. vor Arbeitsende.
   Antwort: JArbSchG: Pause spätestens nach 4,5 h; mind. 15 Min. Dauer; in Umfeld ohne Arbeitsbezug; nicht: eine Stunde vor Arbeitsende oder nach -anfang
f) Ein Azubi (16) arbeitet regelmäßig Sa/So, Angebote des Betriebes für Ersatzruhezeit:
   Antwort:
   - ersatzfreie Tage Mo und Fr sind nicht zusammenhängend
   - ersatzfreie Tage (Di/Mi) sind die Berufsschultage: nicht an Berufsschultagen
   - Machen Sie einen eigenen Vorschlag (kurz begründen). Einzig mgl.: Do/Fr
g) Ein Azubi (16) soll Weihnachten (24.–26.12.) arbeiten. Was ist zu bedenken?
   Antwort: JArbSchG: 24.12. – nur bis 14.00 Uhr; 25.12. – frei; 26.12. ist normal planbar
h) Ein Azubi (22) macht zusammen mit einem Kollegen jeden Tag 4 Pausen von 5 – 10 Min. Er arbeitet 8 Stunden pro Tag.
   Antwort: AZG und Tarifvertrag: kürzere Pausen zulässig (Gesamtpausenzeit einhalten)
i) Welche Folgen hat es, wenn ein durch Personalmangel bedingter Schichtwechsel dazu führt, dass eine Pflegekraft von Spät (20.00 Uhr) auf Früh (6.00 Uhr) am nächsten Tag wechselt?
   Antwort: Ruhezeit beträgt nur 10 h; Ausgleich binnen eines Monats durch 12 h Ruhezeit
j) Ein Azubi (19) arbeitet am Reformationstag 2023 und am 26.11.23. Was ist die Folge?
   Antwort: Beurteilung des 31.10. ist abhängig von der Anerkennung als Feiertag im Bundesland. Wenn kein Feiertag, dann normaler Arbeitstag, da 2023 ein Dienstag. Sonst: AZG: 31.10.23 ist Feiertag auf Werktag – Ausgleich: innerhalb acht Wochen; 26.11.23 ist ein So – Ausgleich in zwei Wochen
k) Mit einer Azubi wird zu Beginn des neuen ADs der Ausbildungsvertrag in Teilen neu verhandelt. U. a. werden die ursprünglichen 24 Urlaubstage auf 20 gekürzt.
   Antwort: Rechtlich nur möglich mit volljähriger Azubi (sonst: mind. 25 T), bei 5 T/W ist der Mindesturlaubsanspruch aus dem BurlG vereinbart Aber: 5. PflegeArbbV vom 2022 sieht 29 Tage Jahresurlaub vor

5.8 Die Pflicht zu schweigen

Tab. 5: Schweigen im Arbeits- und Haftungsrecht (eigene Zusammenstellung)

Vergleichspunkte	Verschwiegenheitspflicht (Vertragsrecht)	Schweigepflichtverletzung (Strafrecht)
Rechtsgrundlage	Arbeitsrecht: schriftlicher Arbeitsvertrag	Haftungsrecht: StGB
Dauer	• *Regel*: bis Vertragsende • *Ausnahme*: Verlängerung durch schriftliche Regelung im Arbeitsvertrag[13]	umfasst alle Informationen, die man i. R. der benannten Berufstätigkeit erhalten hat, ohne Endregelung
Schutzbereich	• AG • indirekt: Kunden, AN	Kunden (Patienten, Pflegebedürftige)
Inhalt	Betriebs- und Geschäftsgeheimnisse weitergeben	anvertraute Geheimnisse (alle Informationen über den Kunden) offenbaren[14]
Folge eines Verstoßes	Schadensersatz bei nachgewiesenem Schaden des AG durch Weitergabe der Informationen	Geld- oder Freiheitsstrafe

Exkurs zum Haftungsrecht

Tatbestand: Verbot, s. o. Schweigepflichtverletzung
Rechtswidrigkeit: rechtlich anerkannte Ausnahme, die Verbotenes erlaubt
Grundregel: Einwilligung der betroffenen Person (hier: Schweigepflichtentbindung):

1. Aufklärung über die Maßnahme (zeitnah, umfassend, einfache Worte)
2. Einwilligungsfähigkeit (Verständnis für die Aufklärung)
3. Einwilligungserklärung (schriftlich, mündlich oder durch Verhalten)
4. keine Drohung oder Täuschung bei der Aufklärung
5. Widerruf muss jederzeit möglich sein

Vorgehen bei Zweifeln an der Einwilligungsfähigkeit (Kehrseite des Aufklärungsinhalts): Betroffene Person muss

- die Informationen (z. B. des Arztes) verstehen,
- Vorteile und Risiken der Maßnahme gegeneinander abwägen und das Ergebnis für sich bewerten und

---

[13] Beispiel: »Die Pflicht zur Verschwiegenheit bleibt auch nach Ausscheiden aus dem Betrieb bestehen.«
[14] Jemandem weitergeben, der bis dahin keine Kenntnis hatte

- entscheiden, ob dieser Wert groß genug ist, um den Eingriff in die eigenen Rechte zuzulassen, oder ob andere Behandlungsalternativen mehr Nutzen bieten.
- Die Person kann ihren Willen auch klar formulieren und äußern (auch über Ja-/Nein-Kommunikation möglich).[15]

alternative Ausnahmen:

- Notstand
- Nichtanzeige geplanter Straftaten …

Schuld: Verantwortung
Vorsatz oder Fahrlässigkeit (Letztere im Strafrecht nur, wenn im Gesetz ausdrücklich vorgesehen)

Vertiefungsaufgabe

Erklären Sie die Bedingungen, bei deren Vorliegen Sie Informationen über Patienten/Pflegebedürftige weitergeben dürfen:

a) an Kollegen, z. B. bei der Übergabe
b) an Arzt oder Therapeut
c) an den Betreuer
d) an den Bevollmächtigten
e) an Angehörige des Patienten
f) an Angehörige des Mitarbeiters

Antworten zur Vertiefungsaufgabe:

Erklären Sie die Bedingungen, bei deren Vorliegen Sie Informationen über Patienten/Pflegebedürftige weitergeben dürfen:

a) an Kollegen, z. B. bei der Übergabe
   Antwort: Einwilligung (Vertrag mit Einrichtungsträger) bzgl. Mitarbeitern und pflegebezogenen Inhalten, da Zustimmung in arbeitsteilige Versorgung
b) an Arzt oder Therapeut
   Antwort: Einwilligung (wie a) oder separat, wenn Patienten versorgt werden wollen

---

15 Feststellung über offene Fragestellungen, Einfordern von Wiederholungen des Erklärten (W-Fragen!) … Vertiefungshinweis: DGGG/DGPPN/DGN (Hrsg.) (2020): *Einwilligung von Menschen mit Demenz in medizinische Maßnahmen. Interdisziplinäre S2k-Leitlinie für die medizinische Praxis* (AWMF-Leitlinie, Registernummer 108 – 001). Stuttgart: Kohlhammer.

c) an den Betreuer
Antwort: gesetzliche Berechtigung im Rahmen seiner/ihrer Zuständigkeit (= Aufgabenkreis)
d) an den Bevollmächtigten
Antwort: durch Vollmachtgeber in der Vollmacht geregelt; sonst: Auslegung der Vollmacht erforderlich
e) an Angehörige des Patienten
Antwort: Einwilligung im Einzelfall notwendig (Schweigepflichtsentbindung)
f) an Angehörige des Mitarbeiters
Antwort: Mitteilen unter Wahrung der Anonymität des pflegebedürftigen Menschen/Patienten möglich

5.9 Einschub: Gesetz über Entgeltfortzahlung bei Krankheit

Gesetzliche Voraussetzungen (u. U. Abweichung im Tarif- oder Arbeitsvertrag):

- wirksamer Arbeitsvertrag
- vierwöchige ununterbrochene Dauer des Arbeitsverhältnisses
- ausschließlich auf Krankheit beruhende Arbeitsunfähigkeit
- kein Verschulden des AN
- nicht länger als sechs Wochen pro Krankheit pro Jahr
- AN hat unverzügliche Anzeigepflicht und Nachweispflicht binnen drei Tagen

Folgen:
Der AN erhält in den ersten vier Wochen des Arbeitsverhältnisses Krankengeld. Ab dem 1. Tag der 5. Woche muss der AG das Entgelt zu 100 % fortzahlen. Dabei wird zur Berechnung des Gehalts die Überstundenvergütung nicht mitberücksichtigt.

Bedenke:
Versicherung des AG in Betrieben mit regelmäßig nicht mehr als 30 AN möglich! → 70 % Kostenerstattung durch Krankenkasse des AN

Vertiefungsaufgabe

Angaben zu den Azubis:

1. Azubi in zweiter Ausbildungswoche, AU über drei Wochen; Covid-19-Infektion, nachdem nachweislich am Ausbildungsplatz in der Schule Maske im Unterricht nicht getragen wurde

2. Azubi im Beginn des zweiten Ausbildungsjahrs mit AU über vier Wochen (Beinbruch nach Sportunfall) – kehrt für vier Wochen in den Ausbildungsbetrieb zurück – Tätowierung, Infektion und Entzündung (Ausfall für weitere drei Wochen)
3. Azubi mit psychischen Problemen fällt für sechs Wochen aus – fährt in dieser Zeit zwei Wochen in den Urlaub

Aufgabe: Nehmen Sie mit Begründung zu möglichen Ansprüchen der Azubis auf Entgeltfortzahlung Stellung.

Antwort zur Vertiefungsaufgabe:[16]

1. Azubi in zweiter Ausbildungswoche, AU über drei Wochen; Covid-19-Infektion, nachdem nachweislich am Ausbildungsplatz in der Schule Maske im Unterricht nicht getragen wurde
Antwort: Verschulden des Azubis an Erkrankung (= Maske nicht getragen)? Bei positivem Nachweis besteht keine Zahlungspflicht des Betriebes.
2. Azubi im Beginn des zweiten Ausbildungsjahrs mit AU über vier Wochen (Beinbruch nach Sportunfall) – kehrt für vier Wochen in den Ausbildungsbetrieb zurück – Tätowierung, Infektion und Entzündung (Ausfall für weitere drei Wochen)
Antwort: Beinbruch: Soweit kein Eigenverschulden (Verstoß gegen Sportregeln) gegeben, erfolgt Zahlung. Eine Tätowierung ist ein medizinisch nicht indizierter Eingriff. Bei Arbeitsunfähigkeit besteht kein Anspruch gegen AG.
3. Azubi mit psychischen Problemen fällt für sechs Wochen aus – fährt in dieser Zeit zwei Wochen in den Urlaub
Antwort: Verhalten während Krankschreibung? Nichts tun, was Genesung verzögert. Nach Absprache mit dem Arzt ist Urlaub möglich, wenn Genesung nicht verzögert oder u. U. sogar gefördert wird.

5.10 Arbeitsrechtliche Instrumente

Was kann der AG/Vorgesetzte bei Fehlverhalten des AN/Azubis tun?

- Direktionsrecht
- Personalgespräch

---

16 Zu den Aufgaben und dem Thema insgesamt: Hergenröder, Carmen (2021): *Erkrankung Auszubildender.* In: Die Praxisanleitung, 01/2021, S. 10–15

- Versetzung
- Ermahnung
- Abmahnung
- Änderungskündigung[17]
- Beendigungskündigung

Was kann der AN/Azubi bei Fehlverhalten seitens des Betriebes tun?

- Personalgespräch
- Gefährdungsanzeige, §§ 15–17 ArbSchG, §§ 82, 84 BetrVG
- Arbeitsverweigerung
- Remonstration (Delegation)
- Whistle Blowing
- (Betriebsrat)

5.10.1 Direktionsrecht

Inhalt:
Der AG hat nach pflichtgemäßem Ermessen dem AN die Einzelheiten der *Arbeitsleistung* nach

- Ort,
- Zeit und
- Art

zu bestimmen. (Grenze: Regelungen im Arbeitsvertrag!) Dasselbe gilt für das Verhalten des AN im Betrieb:

- Dienstkleidung
- Meldewesen
- Anwesenheitskontrolle
- Vertretung
- Rauch- und Alkoholverbot

Grenzen:

- Verstoß gegen Gesetze: Strafvorschriften, UVV
- Verstoß gegen Tarifvertrag
- Unterlaufen von Beteiligungsrechten der Belegschaft
- Aufgaben außerhalb des Arbeitsverhältnisses (dauerhafte Abweichung vom Arbeitsvertrag)
- Ausführung der Aufgaben für AN unmöglich und unzumutbar

---

17 Bestehendes Arbeitsverhältnis beenden und neues anbieten

5.10.2 Ermahnung/Abmahnung als Voraussetzung für eine verhaltensbedingte Kündigung

a) Im Vorfeld:

- *AG stellt neg. Prognose* (= AN wird auch in Zukunft das Arbeitsverhältnis durch vergleichbare Pflichtverletzungen stören, i. d. R. der Fall, wenn AN nach erster Abmahnung erneut in gleicher oder ähnlicher Weise den Vertrag verletzt)
- *Aus Beweisgründen wird zur Schriftform geraten.* (Mündlich würde eigentlich ausreichen!)
- *zeitlicher Zusammenhang mit Pflichtverletzung*, Faustformel: innerhalb von drei Monaten nach Kenntnis von Pflichtverletzung die Abmahnung aussprechen

b) Gliederung:

- *Einleitungssatz*
  Sachverhaltsschilderung, in kurzen Sätzen wertneutral die Pflichtverletzung darstellen (Sachverhalt so genau wie möglich wiedergeben)
- *Pflichtverletzung*
  Verletzung von Haupt-, Nebenleistungspflichten oder gesetzlichen Pflichten darlegen
- *Alternativverhalten*
  rechtmäßiges Alternativverhalten darstellen, damit AN klar und deutlich wird, wie er sich verhalten muss, damit AG sein Tun nicht beanstandet
- *Kündigungsandrohung*
  AN muss bei erneuter Verletzung vergleichbarer Pflichten mit der Kündigung durch den AG rechnen

c) Neun Schritte zur wirksamen Abmahnung (Dokumentation, Warnung, Ankündigung):

Merke

1. Mitarbeiter anhören
2. möglichst bald nach dem Pflichtverstoß abmahnen
3. genaue Schilderung in der Abmahnung:
   a) Datum, Uhrzeit, Ort
   b) genaue Beschreibung des Verhaltens
   c) davon betroffene Personen
   d) Schäden/Störungen im Betriebsablauf
   e) zur Verfügung stehende Zeugen
4. zu ordnungsgemäßem Verhalten auffordern
5. Hinweis auf arbeitsrechtliche Konsequenzen (Kündigung)
6. schriftlich abmahnen (Beweisgründe!)
7. durch berechtigte Person (= AG und alle Mitarbeiter, die kündigungsbefugt sind)

8. Zugang sicherstellen (im Betrieb/per Boten)
9. Kopie in der Personalakte aufbewahren

d) Funktionen:

- Hinweis
- Rüge
- Warnung
- Erziehung
- Dokumentation

Grundsätze:

- Schikaneverbot
- Willkürverbot
- Verhältnismäßigkeit
- Gleichbehandlung
- rechtliches Gehör

Die Anzahl der notwendigen Abmahnungen ist Sache des Einzelfalls. Abmahnungen sind in der Regel nach zwei bis drei Jahren wirkungslos. Nach erfolgter Abmahnung bedarf die Kündigung eines erneuten Pflichtverstoßes (Sinnzusammenhang des Fehlverhaltens).

e) Mögliche Reaktionen des betroffenen AN/Azubi auf Abmahnung:

- Einsicht in Personalakte
- Gegendarstellung des AN, Aufnahme in Personalakte
- Beschwerde beim AG
- Beschwerde beim Betriebsrat
- Schweigen (ist kein Einverständnis!)
- Klage auf Entfernung der Abmahnung aus der Personalakte

5.10.3 Kündigung durch den Arbeitnehmer

a) fristgemäß/ordentlich:
 - schriftliche Erklärung
 - kein Grund
 - Kündigungsfristen aus § 622 Abs. 1 BGB gelten (vier Wochen, zum Monatsende oder zum 15. d. M.)
 - Probezeit: Zwei-Wochen-Frist
 - Aushilfe bis zu drei Monaten: Fristen ohne Untergrenze vereinbar

b) fristlos/außerordentlich:
 - schriftliche Erklärung binnen 14 Tagen nach Kenntnis vom Grund

- keine Frist
- aber wichtiger Grund nötig gem. § 626 BGB[18]

Beispiele: ständige und erhebliche Arbeitsschutzverletzungen durch den AG; grobe Beleidigungen; leichtfertige Verdächtigungen; Beschimpfungen; erhebliche Lohnrückstände
(Zur Kündigung des Ausbildungsvertrages durch einen Azubi siehe oben unter (▶ Kap. 5.6.3))

5.10.4 Kündigung durch den Arbeitgeber

a) fristgemäß/ordentlich *ohne* KSchG:

- wirksamer Arbeitsvertrag
- ordnungsgemäße Kündigungserklärung:
  - inhaltlich eindeutig
  - Zugang (schriftliche Erklärung, Begründung mündlich möglich)
  - gesetzlich vorgesehene Form einhalten
- kein Kündigungsausschluss:
  - Mütter
  - Betriebsratsmitglieder
  - Schwerbehinderte (Zustimmung wie s. u.)
- Frist: 1–7 Monate, § 622 BGB

b) fristgemäß/ordentlich *mit* KSchG:

- Anwendbarkeit des Gesetzes:
  - Betrieb mit regelmäßig mehr als 5 AN in Vollzeit (Bewertung des KSchG: bis 20 Stunden = 0,5/bis 30 Stunden = 0,75/über 30 h = 1)
  - in dem der AN länger als 6 Monate beschäftigt war.
- Folge: *Kündigungsgrund* (verhaltens-, betriebs- oder personenbedingt) und soziale Rechtfertigung
- Klage beim Arbeitsgericht binnen drei Wochen nach Kündigungserhalt
- Kündigungsfrist aus BGB oder Tarif-/Arbeitsvertrag einhalten (s. o.)

c) fristlos/außerordentlich:

- wirksamer Arbeitsvertrag
- ordnungsgemäße Kündigungserklärung (schriftlich)
- Anhörung des Betriebsrates
- wichtiger Grund, § 626 BGB
- Kündigung binnen zwei Wochen nach Kenntnis vom Kündigungsgrund

---

18 Es liegen Tatsachen vor, aufgrund derer unter Berücksichtigung aller Umstände des Einzelfalls eine Fortsetzung des Arbeitsverhältnisses nicht mehr zugemutet werden kann.

(Sonderkündigungsschutz: Frauen nach MuSchG – Zustimmung des Gewerbeaufsichtsamtes, BR-Mitglieder – Zustimmung des Restbetriebsrates, Schwerbehinderte – Zustimmung des Integrationsamtes, auch bei fristgemäß)

Merke

Bei Kündigungen unbedingt bedenken:

- *schriftliche* Kündigungserklärung
- vom Einrichtungsinhaber unterzeichnet
- Übergabe unter Zeugen
- Einhaltung der Kündigungs*frist* aus Gesetz oder Vertrag
- AG braucht bei mehr als 5 AN in Vollzeit für eine fristgemäße Kündigung einen Grund (verhaltens-, personen- oder betriebsbedingt)
- bei befristeten Arbeitsverträgen ist die fristgemäße Kündigung ausgeschlossen
  - *Ausnahme:* Recht im Arbeitsvertrag vorbehalten
- AN muss mit KSch-Klage binnen drei Wochen klagen, sonst wird Kündigung wirksam, auch bei Verstoß seitens des AG, z. B.:
  - fristlose Kündigung ohne wichtigen Grund oder
  - Kündigung eines unkündbaren befristeten Vertrages

Die Kündigung des Ausbildungsvertrages durch den AG ist ohne Grund und Frist ausschließlich während der Probezeit möglich, § 22 Abs. 1 PflBG. Nach der Probezeit muss der AG einen wichtigen Grund für eine fristlose Kündigung nachweisen. Die Möglichkeit einer fristgemäßen Kündigung besteht für den AG nach der Probezeit nicht mehr, § 22 Abs. 2 Ziff. 1 PflBG.

5.11 Exkurs: Rechte und Pflichten – keine Vorteilsannahme in der Langzeitpflege oder der ambulanten Pflege – heimrechtliche Sonderregeln

§ 14 HeimG – Leistungen an Träger und Beschäftigte

Die Treupflichten eines AN oder Azubis umfassen auch die Ablehnung von Zuwendungen am Arbeitsplatz. Zwischen Bewohnern von Pflegeeinrichtungen und dem Träger bzw. den Mitarbeitern gelten in der Langzeitpflege und der ambulanten Pflege landesrechtliche Spezialgesetze. Diese Regelungen finden sich in den Heimgesetzen der Länder. Die anschließenden Ausführungen, basierend auf dem niedersächsischen Heimgesetz, sind aber mit den meisten Regelungen der anderen 15 Bundesländer vergleichbar.[19] (Siehe auch im Anhang, ▶ Anlage 14)

Problem

Zuwendungen im Alltag oder Zuwendungen nach dem Tod, also Erbschaft, Vermächtnis.

Zweck

Schutz der Bewohner vor Benachteiligung und Wahrung der Gleichbehandlung der Bewohner in den Einrichtungen.
Zu Beginn ist die Anwendbarkeit des Heimgesetzes in der konkreten Situation festzustellen. Dazu ist der Heimbegriff des niedersächsischen Heimgesetzes (NuWG) heranzuziehen: Anwendung auf Heime i. S. d. § 1 NuWG bestimmt sich anhand von vier Kernkriterien, die im Gesetz aufgestellt werden:

- Einrichtungen für alte, pflegebedürftige oder schwerbehinderte Menschen
- Heimträger bietet Unterkunft,[20] Verpflegung und Betreuung[21]
- Bewohner/Kunden zahlen Entgelt
- Plätze sind fest eingerichtet und werden immer wieder angeboten

Darüber hinaus sind Sonderregelungen im § 1 vorgesehen.

Erfasste Zuwendungsbeziehungen

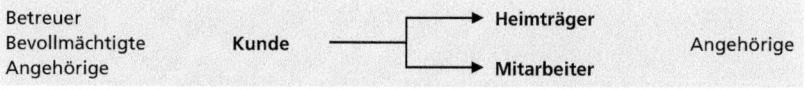

Abb. 2: Erfasste Zuwendungsbeziehungen (eigene Darstellung)

Die *Kernbeziehung* wird durch die Gerichte im Rahmen einer wirtschaftlichen Betrachtung um die ausgerückten Personen erweitert, da nur so der Gleichbehandlungszweck erreicht werden kann.

---

19 Die 16 landesrechtlichen Regelungen sind abrufbar unter: Bundesinteressenvertretung für alte und pflegebetroffene Menschen e.V. (BIVA-Pflegeschutzbund) (Hrsg.) (2023): *Länder-Heimgesetze*. Zugriff am 08.07.2023 unter: https://www.biva.de/deutsches-pflegesystem/gesetze/laender-heimgesetze/
20 Lebensmittelpunkt, fester Wohnsitz; nicht: Aufenthalt auf Zeit
21 Sammelbegriff für typische Dienstleistungen eines Heims: Grund-, Behandlungspflege, Beschäftigung, Hauswirtschaft

Folge: Auch Angehörige und Sorgeberechtigte (Kundenseite) dürfen keine Zuwendung an die Heimseite (Träger, Mitarbeiter, Angehörige) vornehmen.

Zuwendungen im Alltag

- *Verbot:* Versprechen oder Gewährenlassen von Geld- oder geldwerten Leistungen[22] von den Bewohnern über den Entgeltbetrag des Heimvertrags (für Träger) bzw. der vom Heimträger erbrachten Vergütung (für Mitarbeiter) hinaus.
- *Ausnahme:* geringwertige Aufmerksamkeit, d. h.:
  - einmalig: max. 25 €; Aufsummierung pro Mitarbeiter übers Jahr: pro Bewohner ca. 50 €
  - anonyme Geldsammlungen unter allen Bewohnern!
- *Beachte:* Arbeitsvertrag, Tarifvertrag oder Dienstanweisung; AG darf Abweichung von Geringwertigkeit festlegen, d. h. mehr verbieten, aber nicht mehr erlauben!

Zuwendungen nach dem Tod

- *Verbot:* Versprechen oder Gewährenlassen von Geld- oder geldwerten Leistungen von den Bewohnern über den Entgeltbetrag des Heimvertrages bzw. der vom Heimträger erbrachten Vergütung hinaus. Ein »Versprechenlassen« liegt in diesem Fall vor, wenn der Heimträger/Mitarbeiter noch zu Lebzeiten des Bewohners von dessen späterer Zuwendung erfährt und damit einverstanden ist. (z. B. Erbe durch Testament)
- *Folgen:*
  - Nur Zuwendungen, die erst mit dem Tod bekannt werden, dürfen angenommen werden.
  - Heimträger muss sich die Kenntnis von Mitarbeitern in Leitungsfunktion wie eigene Kenntnis anrechnen lassen. (Problem: Ungleichbehandlung durch Anweisungen!?)
  - Mitarbeiter müssen Arbeitsrecht beachten; Regelung zu Meldepflicht an AG und Genehmigungsvorbehalt des AG im Arbeits- oder Tarifvertrag vorhanden?

Sonderregelung für beide

Heimaufsicht kann Ausnahme zulassen, wenn

- Verbot für Schutz des Bewohners nicht erforderlich ist.
- Leistungen noch nicht versprochen oder gewährt worden sind.

---

[22] Jede Zuwendung, der im Wirtschaftsverkehr ein messbarer Wert zukommt; Grenze: Sachen von rein persönlichem Wert

Ahndung eines Verstoßes

Ein Verstoß gegen § 14 Heimgesetz ist eine Ordnungswidrigkeit, die den Heimträger bis zu 25.000 € und den Heimmitarbeiter bis zu 10.000 € kosten kann.

> **Aufgabe 1**
>
> Überprüfen Sie anhand der Kriterien des § 1 NuWG, ob die ambulante Versorgung in folgenden Fällen erfasst ist: (AFB II)
>
> - durch ambulanten Dienst
> - durch Pflegeperson im Haushalt des Pflegebedürftigen
> - durch Pflegeperson, wenn Pflegebedürftiger im Haushalt der Pflegeperson lebt

Kriterien (Kurzfassung)	Ambulanter Dienst	Pflegeperson im Haushalt des Pflegebedürftigen	Pflegeperson, Pflegebedürftiger im Haushalt der Pflegeperson
Klientel: alt, pflegebedürftig oder schwerbehindert	trifft zu	trifft zu	trifft zu
Heimträger bietet: Unterkunft, Verpflegung und Betreuung	trifft zu mit Ausnahme der Unterkunft	trifft zu mit Ausnahme der Unterkunft	trifft zu
Bewohner zahlen Entgelt	trifft zu	trifft zu	trifft zu
Heimplätze sind bewohnerunabhängig	keine Plätze, aber Kunden!	Kundengebundenheit	Kundengebundenheit

Tab. 6: Erwartete Bearbeitung zu Aufgabe 1 (eigene Zusammenstellung)

> **Aufgabe 2**
>
> In Ihrer stationären Einrichtung lebt der Bewohner Anton Schulz. Er hat keine Familie mehr und auch sonst keine nahestehenden Menschen. Aber er nennt ein stattliches Vermögen sein eigen. Er stellt daher folgende Überlegungen an:
>
> a) Er will den Träger im Testament als Erben einsetzen, die WBL weiß davon.
> b) Er will einen AP auf der Station als Erben einsetzen.

> Bitte stellen Sie für jeden Fall die rechtlichen Vorgaben dar, die von Herrn Schulz zu beachten sind, damit sein Testament auch wirklich so ausgeführt wird, wie er es sich wünscht. (AFB II)

Erwartete Bearbeitung:

Zu a) § 14 HeimG ist anzuwenden: Träger darf zu Lebzeiten keine Kenntnis vom Testamentsinhalt haben. Hier zwar nicht persönlich, aber die WBL weiß davon. Damit ist ein Mitarbeiter in Leitungsfunktion informiert. Dieses Wissen muss sich der Träger wie eigenes zurechnen lassen. *Folge*: Verstoß gegen § 14 HeimG macht Testament unwirksam. Es gilt die gesetzliche Erbfolge.

Zu b) § 14 HeimG kommt zur Anwendung: Der AP darf ebenfalls zu Lebzeiten des Bewohners nichts vom Inhalt des Testaments erfahren. Zudem ist ggf. eine bestehende arbeitsrechtliche Vorgabe zu beachten: Dann hätte der Mitarbeiter die Erbschaft zu melden und der AG das Recht der Genehmigung, die die Erbschaft erst rechtsgültig macht.

> **Aufgabe 3**
>
> Eine Bewohnerin will Ihnen ein Schmuckstück (Wert: 300 €) zukommen lassen. Erklären Sie bitte Ihr Verhalten in folgenden Situationen. Bedenken Sie dabei: Sie wollen Ihren Arbeitsplatz durch Ihr Verhalten nicht gefährden: (AFB II)
>
> a) Die Bewohnerin will Ihnen das Schmuckstück zum Geburtstag schenken.
> b) Die Bewohnerin spricht Ihnen das Schmuckstück über ein Vermächtnis zu.

Erwartete Bearbeitung:

Zu a) § 14 HeimG ist für die Zuwendungen im Alltag zu beachten, hier: Es gilt ein Höchstbetrag von einmalig 25 €/Zuwendung. Der AG darf diese Grenze nicht heraufsetzen. Damit ist die Zuwendung zu wertvoll. Der Mitarbeiter müsste diese ablehnen.

Zu b) § 14 HeimG gilt auch hier. Allerdings ist hier wieder eine Zuwendung nach dem Tod betroffen, d. h. eine Beschränkung in der Höhe gibt es zwar nicht, aber der Mitarbeiter darf zu Lebzeiten keine Kenntnis von der Zuwendung haben und ggf. ist die Zustimmung des AG einzuholen (s. o. Aufgabe 2b).

5.12 Übungsfall zu CE 01 und 04

Fall

In einem ambulanten Pflegedienst arbeitet Kirsten Schmidt als PFK seit sechs Jahren. Inzwischen hat sie die Weiterbildung zur Praxisanleiterin absolviert und betreut regelmäßig die drei Auszubildenden des Betriebs.

Eine ihrer Auszubildenden ist die 21-jährige Sonja (erste Hälfte des dritten Ausbildungsdrittels). Beide Frauen führen eines Tages ein vertrauliches Gespräch auf der Rückfahrt vom letzten Einsatz des Tages zur Zentrale des ambulanten Dienstes: Sonja »beichtet« ihrer Praxisanleiterin, sie sei wohl im zweiten Monat schwanger. Bislang habe sie allerdings nur den Schwangerschaftstest aus der Apotheke durchgeführt, der Besuch beim Gynäkologen stehe noch aus. Sie sei unsicher, wie sie sich am besten verhalten solle, schließlich habe sie doch gerade erst den Ausbildungsplatz gewechselt, nachdem es in der stationären Einrichtung im ersten Ausbildungsjahr so furchtbar war. Auch ergebe ihre Hochrechnung, dass der Termin für die mündliche Abschlussprüfung wohl in der dritten Woche nach dem errechneten Entbindungstermin liegen wird.

Kirsten, selbst Mutter von zwei Kindern, arbeitete zur Zeit ihrer ersten Schwangerschaft im stationären Bereich als »Nachtschwester«. »Ich habe damals nichts gemeldet, in den Tagdienst habe ich zu der Zeit nicht gewollt«, erzählt sie Sonja.

Aufgaben

1. Beschreiben Sie umfassend die arbeitsrechtliche Situation nach dem MuSchG bezüglich ihrer Schwangerschaft in der Ausbildung. Gehen Sie dabei auch auf Folgen des weiteren Vorgehens ein. (AFB I)
2. Erklären Sie die Auswirkungen von Sonjas Zustand auf den möglichen Abschluss der Ausbildung zur PFK hat. (AFB II)
3. Reflektieren Sie über die Gewährleistung der Gleichbehandlung der Geschlechter am Arbeitsplatz Pflege. (AFB III)

Informationen aus dem Fall mit Rechtswissen verknüpfen

Textarbeit/gedankliche Vorbereitung der Antworten:

- *Sonja ist volljähriger Azubi – AZG und MuSchG gelten*
- *Schwangerschaft wahrscheinlich; ärztliche Feststellung steht noch aus*
- *mündliche Prüfungsleistung drei Wochen nach Entbindung –* absolutes Beschäftigungsverbot
- *Lebenserfahrung von Kirsten Schmidt: Nachtwache während Schwangerschaft, wenn nicht an AG gemeldet*

- Schwangerschaft, Schutz über MuSchG und ElternzeitG in Augen vieler AG ein Nachteil ...

 Antworten:

Aufgabe 1)

MuSchG gilt für AN und Auszubildende
Nach § 15 MuSchG: »Meldepflicht«

- Aber: »Sollte«-Empfehlung, Frau entscheidet selbst
- AG haftet nur bei Meldung
- Eigenhaftung für Schäden bei Nichtmeldung
- MuSchG gilt bei Nichtmeldung nicht, z. B.: kein Kündigungsschutz (fristgemäß nicht möglich, nur fristlos mit Zust. der Gewerbeaufsicht)
- Recht auf Nachmeldung (bei Kündigung) binnen 14 Tagen nach Erhalt der Kündigung, Folge: AG muss Kündigung zurücknehmen

Hier: Sonja kann auch als Auszubildende frei wählen, ob sie meldet

- *Folgen bei Nichtmelden:*
  Sie haftet für sich und das ungeborene Kind. Der AG muss sämtliche Schutzvorschriften für Schwangere Sonja ggü. nicht einhalten (beispielhaft nennen).
- *Folgen bei Meldung:*
  AG muss MuSchG ggü. Sonja einhalten (s. o., kurz beschreiben für ambulante Pflege!)

Aufgabe 2)

Beschäftigungsverbote:

- relativ: sechs Wochen vor Entbindung, Frau entscheidet
- absolut: acht/zwölf Wochen nach Entbindung, AG und AN müssen es einhalten
    - Ausnahme: Sonja entscheidet, ob sie die Prüfung trotz bestehendem Verbot durchführen will; wenn ja, darf sie!

Aufgabe 3)

(nicht abschließend, ergänzbar)

- ungleiche Bezahlung (Leitungsebene)
- Verhandlungsgeschick bei AG ohne tarifliche Bindung?
- Frauen häufig genügsamer/Männer kämpferischer

- Auswirkungen der klassischen Rollenverteilung in Familien
- Frauenberuf, Männer anderes Ansehen (»Hahn im Korb«)
- Auswirkung der Berufstätigkeit:
  - gleichgeschlechtliche Pflege gewährleisten können
  - »Trauma« Pflegebedürftiger berücksichtigen
  - Frauen häufiger für Pflege gewünscht ...

5.13 Übungsfall zu CE 01, 02 und 04

Fall

Ein Einrichtungsträger betreibt ein Pflegeheim und einen ambulanten Dienst im Landkreis Hannover. Es tauchen folgende Probleme auf:

Im Heim: Eine leicht demente Bewohnerin misstraut ihrem mit der Betreuung für Vermögenssorge beauftragten Sohn und hat bei Einzug einige Wertsachen am Sohn vorbei in die Einrichtung geschmuggelt. Darunter befindet sich auch ein Comic-Heft von »Mickey Mouse«, erste Auflage (1932). Nach Recherchen ist es heute in Sammlerkreisen ein kleines Vermögen wert. PFK Sabine Meyer soll dieses Heft nach Wunsch der Bewohnerin erhalten.

Im ambulanten Dienst: Eine vermögende Patientin hat eine Vorliebe für drei Pflegekräfte. Nur von denen lässt sie sich versorgen. Bei jedem Einsatz steckt die Patientin diesen Pflegekräften 5 € zu. Werden andere Mitarbeiter für die Versorgung eingeteilt, verweigert die Patientin die Pflege.

Aufgaben

1. Beschreiben Sie die heim- und arbeitsrechtlichen Vorgaben für vorgenannte Problemfälle. (AFB I)
2. Erläutern Sie die erb- und heimrechtlichen Vorgaben, die zu beachten sind, um das Vorhaben wirksam umzusetzen. (AFB II)
3. Reflektieren Sie über die Hintergrundprobleme (Verhältnis Mutter – Sohn und »Lieblingspfleger«) aus der Sicht eines Einrichtungsbetreibers (Probleme im Umgang – Entschärfungsansätze?). (AFB III)

Informationen aus dem Fall mit Rechtswissen verknüpfen

Textarbeit/gedankliche Vorbereitung der Antworten:

- *Pflegeheim und ambulanter Dienst* – Heimgesetz nur stationär, Arbeitsrecht bei beiden Einrichtungen

- *im Heim:* wertvoller Gegenstand, Vertrauensbeziehung zur Pflegekraft
- *ambulanter Dienst: geringwertig* – unter 25 €; Gesamtsumme pro Bewohner pro Jahr: 50 €

 Antworten:

Aufgabe 1)

Heimrecht: § 14 Heimgesetz
In Heimen (vier Kriterien nennen) gilt:

- Zuwendungen nach dem Tod nur möglich, wenn betroffener Mitarbeiter keine Kenntnis zu Lebzeiten hat
- Zuwendungen zu Lebzeiten nur zulässig, wenn geringfügig (50 €/Bew./Jahr; einmalig max. 25 €)
- Zuwendung = Geld oder geldwerte Sachen (Beispiele nennen)

Arbeitsrecht:

- … nach dem Tod: Meldung und Genehmigungsvorbehalt, Arbeits- oder Tarifvertrag
- … zu Lebzeiten: AG kann mehr verbieten, aber nicht mehr erlauben; Vertrag oder Dienstanweisung

ambulanter Dienst – hier gelten nur arbeitsrechtliche Vorgaben (s. o.)

Aufgabe 2)

Erbrecht: Testament machen – handschriftlich oder notariell, solange *testierfähig*
Hier: eingeschränkt geschäftsfähig, d. h. testierfähig, da leichte Demenz und Sohn als Betreuer maximal einen Einwilligungsvorbehalt eingeräumt bekommen hat

- eigenhändiges Testament:
  - Erblasser verfasst Text mit der Hand
  - Erblasser unterschreibt
  - Angabe von Ort und Datum
  - Kennzeichnung als Testament
- notarielles Testament:
  - Erblasser verfasst den Text *oder*
  - Notar verfasst den Text
  - Erblasser und Notar unterschreiben, Notar beurkundet

Heimrecht: Zu Lebzeiten des Bewohners darf Mitarbeiterin nichts vom Testament wissen. Die Heimaufsicht kann Ausnahmen zulassen.

Aufgabe 3)

(nicht abschießend, ergänzbar)

- Mutter – Sohn
  - betreuungsrechtliches Problem
  - Meldung an BG – neuen Betreuer
  - Zerwürfnis mit Sohn droht – Ängste!?
  - Genehmigung durch Träger?
  - persönliche Beziehung (Bewohnerin/Kollegen?)
- »Lieblingspfleger«
  - Konflikte im Team – Teamgeist – Kollegialität? (Was sagt das über uns?)
  - Bevorzugung – Neid, Ungerechtigkeit (alle geben sich Mühe)
  - persönliche Vorlieben fördern oder begrenzen
  - keine Zuwendungen oder nur für alle? (Dienstanweisung?)

6 Haftungsrecht – Schutz bei Schäden in der Pflege

In diesem Kapitel geht es um die rechtlichen Vorgaben, die die Selbstbestimmung des Patienten/pflegebedürftigen Menschen trotz oder gerade wegen seines Zustands schützen und gewährleisten. Kommt es zu Schäden an Leben, Gesundheit, Freiheit usw., steht stets die Frage im Raum, *ob der Schadensverursacher so handeln durfte*. Um die vielfältigen Aspekte dieser Frage geht es in diesem Kapitel. Im ersten Abschnitt wird der Aufbau, im zweiten Abschnitt werden die Einzelfragen dargelegt:

> **Haftungsrecht**
>
> - Aufbau des Haftungsrechts
> - Tatbestand
> - Rechtwidrigkeit
> - Schuld
> - Rechtsprobleme
> - Fazit

6.1 Erster Abschnitt: Aufbau des Haftungsrechts

6.1.1 Rechtsgebiete

Zivilrecht:

- Geschädigter klagt selbst
- Schadensersatz (alle Schadensfolgen, für deren Beseitigung oder Ersatz konkrete Kosten (= Rechnung) entstehen)
- Schmerzensgeld (»Trostpflaster« in Geld für Einbuße der Lebensqualität; Einzelfall beachten)

Strafrecht:

- Staat erhält Kenntnis vom Schadensfall (= Begehung einer Straftat) durch Anzeige, Meldung vom Arzt ...

- Strafverfolgung durch den Staat (Polizei, Staatsanwaltschaft, Gericht)
- bei Erwachsenen häufigste Verurteilung zu Geld- oder Freiheitsstrafe

6.1.2 Denken im Haftungsrecht

Das Denken im Haftungsrecht durchläuft drei verschiedene Ebenen. Diese sind:

a) *Tatbestand:* Ist etwas *Verbot*enes passiert?
Auf dieser Ebene wird geschaut, ob das pflegerische Verhalten gegen eine Verbotsnorm (z. B. Straftat) verstößt. Dies ist häufig der Fall (▶ Kap. 6.2.1).

b) *Rechtswidrigkeit:* Ist das Verbotene *ausnahms*weise erlaubt?
Jetzt wird geschaut, ob die Rechtsordnung eine Vorschrift enthält, die das verbotene Verhalten rechtmäßig macht (▶ Kap. 6.2.2). Typisch ist hier die Einwilligung der vom Handeln betroffenen Person.

c) *Schuld: Verantwortung* der handelnden Person?
Hier kommt es auf folgende Kriterien an:
- Alter
- Krankheit (geistig, psychisch, seelisch)
- Vorsatz (= Handeln mit Wissen und Wollen)
- Fahrlässigkeit (= Verletzung der Sorgfaltspflichten)
- *Strafrecht:* Rollen im Gesetz
- Anstifter
  - Täter
  - Mittäter
  - mittelbarer Täter
  - Beihilfe
- *Zivilrecht:* Verteilung der Verantwortung je nach Lebensbereich[23]
  - Arbeitgeber:
    Haftung für Verschulden der Erfüllungsgehilfen (= Pflegekräfte)
    Ausstattung mit Personal und Sachmitteln
  - Vorgesetzte:
    Aus-, Fort- und Weiterbildung (durchführen oder organisieren)
    Kontrolle, ob Aufgabe beherrscht wird
    Auswahl (Dienstplan, Einzelaufgabe)
  - Arbeitnehmer:
    fachgerechte (= Standard) und
    sachgerechte (= Einzelfall) Ausführung der Dienstleistung (z. B. Grundpflege, Behandlungspflege, Betreuung, Beschäftigung)

---

23 Verantwortungsverteilung im Zivilrecht: Vertiefung: Zimmermann, A. (2019): *Haftungsrecht – wenn Azubis schwere Fehler machen.* In: Altenheim, 06/2019, S. 32–33.

In den ersten Fallübungen wird es im Schwerpunkt um die Anforderungsbereiche I und II gehen. Beginnen wir mit der ersten Fallübung basierend, auf einem Prozess aus dem Jahre 2017: Lesen Sie den nachstehenden Fall genau durch und beantworten Sie dann die anschließenden Fragen.

Fallübung

In einer Einrichtung für schwerbehinderte Bewohner wird ein Bewohner von zwei Pflegekräften (PFK und PH) gebadet. Nachdem sie ihn entkleidet und in die Wanne gesetzt haben, lassen sie das Wasser einlaufen. Jetzt verlassen die beiden Pflegekräfte das Badezimmer für eine gemeinsame Rauchpause. Sie kehren erst nach wenigen Minuten zurück. Inzwischen ist die Wanne vollgelaufen. Die Wassertemperatur ist durch den Bewohner zu heiß eingestellt worden. Eine Korrektur der veränderten Wassertemperatur ist dem Bewohner nicht möglich gewesen. Die Pflegekräfte können den Bewohner nur noch ganzkörperverbrüht aus der Wanne bergen. Jetzt wickeln sie ihn in eine Decke, legen ihn in seinem Zimmer auf das Bett und verlassen ihn, ohne weitere Maßnahmen einzuleiten. Der Bewohner verstirbt daraufhin nach einigen Stunden. (vgl. hierzu: Süddeutsche.de (Hrsg.) (2017): *Pflegeheimbewohner im Badewasser verbrüht.* Zugriff am 12.07.2023 unter: https://www.sueddeutsche.de/panorama/fahrlaessige-toetung-pflegeheimbewohner-im-badewasser-verbrueht-1.3400497)

Aufgaben:

1. Nennen Sie Namen und erläuternde Fragen der drei Ebenen, die für die Beurteilung der Strafbarkeit der Pflegekräfte von Bedeutung sind.
2. Diskutieren Sie, ob Vorsatz oder Fahrlässigkeit in Badezimmer und Bewohnerzimmer vorliegen.

Erwartete Bearbeitung:

Textarbeit:

- Fachbegriffe entsprechend Vokabelliste im Anhang (▶ Anlage 2, Teil 3)
- zwei Geschehen: Badezimmer und Bewohnerzimmer
- Badezimmer: schwerbehinderter Bewohner, in Badewanne, unfähig zur Temperaturregelung, Wasserzulauf aktiv, Pflegekräfte machen gemeinsame Rauchpause, keine Aufsicht im Bad
- Bewohnerzimmer: Bewohner ganzkörperverbrüht, für Pflegekräfte erkennbar? Qualifikation?

Falllösung:

Aufgabe 1)

- Tatbestand – Ist etwas Verbotenes passiert?
- Rechtswidrigkeit – Ist das Verbotene ausnahmsweise erlaubt?
- Schuld – Ist der Täter verantwortlich?

Aufgabe 2)

Im Badezimmer (Verletzung des Bewohners): Sorgfältiges Arbeiten in dieser Situation bedeutet, den Badevorgang so zu gestalten, dass der Bewohner nicht gefährdet ist (= Wassertemperatur, Wasserzulauf, Einsetzen in die Badewanne …); hier: Gemeinsames Verlassen des Badezimmers, während Wasserzulauf offen und Bewohner in der Wanne. Aufsicht nicht sichergestellt, im Vertrauen darauf, es passiert schon nichts. (Wir sind ja gleich wieder da!) D. h. es liegt Fahrlässigkeit vor, die Grenze zur »Inkaufnahme« (= Vorsatz) einer Verbrühung ist hier nicht überschritten (keine Anhaltspunkte!).

Im Bewohnerzimmer (Tod des Bewohners): Die Ganzkörperverbrühung muss mindestens für die PFK erkennbar gewesen sein; Kenntnisse aus der Ersten Hilfe bzgl. Symptomen, Behandlung, Wirkungen. Hier liegt Vorsatz näher: Risiko erkannt und bewusst eingegangen! Unter Umständen ist zwischen PFK und PH zu differenzieren!?

6.2 Zweiter Abschnitt: Haftungsrechtliche Einzelfragen

Die Darstellung der Verbote (▶ Kap. 6.2.1) und Ausnahmen (▶ Kap. 6.2.2) erfolgt aus der Perspektive des Strafrechts. Die Beschreibungen sind auf das Zivilrecht übertragbar. Danach werden die praxisrelevantesten Probleme (▶ Kap. 6.2.3) zum Haftungsrecht dargelegt und mit den Kapiteln 6.2.1 und 6.2.2 verknüpft.

6.2.1 Tatbestand

Tatbestand

1. Körperverletzung
2. Misshandlung Schutzbefohlener
3. Freiheitsberaubung

4. Schweigepflichtverletzung
5. Tötungsstraftaten
6. Aussetzung
7. Nötigung
8. unterlassene Hilfeleistung
9. Unterlassen

Körperverletzung, § 223 StGB

Diese Straftat ist in zwei Erscheinungsformen unterteilt, die häufig gemeinsam vorliegen: *Körperliche Misshandlung:* Das körperliche »Sich-gut-Fühlen« oder die körperliche Unversehrtheit wird durch einen anderen Menschen in nicht unerheblicher Weise durch eine üble unangemessene Behandlung negativ beeinträchtigt.
Gesundheitsbeschädigung: bei einem anderen Menschen einen krankhaften Zustand auslösen oder verschlimmern

Beispiele:

- Schmerzen zufügen
- gehörschädigende Lärmbelästigungen
- Ekel, Angst o. Ä. auslösen
- Körpersubstanzen u. Ä., z. B. Haare, Nägel entfernen usw.
- Hämatome, Wunden, Infektionen, Brüche
- Verlust von Körpergliedern
- seelische/psychische Leiden

Die Vorlage einer Erscheinungsform reicht aus. Eine differenzierte Feststellung ist nicht nötig.

Anwendungsaufgabe

Sammeln Sie die Ihnen bekannten Möglichkeiten einer Pflegekraft, einem Patienten Medikamente zu verabreichen.

1)

2)

3)

4)

5)

6)

7)

8)

9)

10)

Aufgaben

1. Definieren Sie Körperverletzung.
2. Entscheiden Sie mit Begründung, ob bei Ihren gesammelten Verabreichungswegen Körperverletzungen vorliegen.

Erwartete Bearbeitung (mit Begründung!):

Aufgabe 1)

Die Definition kann bei den beiden Formen der Körperverletzung ansetzen (s. o.) oder bei den geschützten Erscheinungsformen des Körpers (körperliches Empfinden, körperliche Unversehrtheit, körperlicher Gesundheitszustand). Vergleiche hierzu auch die Vokabelliste im Anhang (▶ Anlage 2, Teil 3).

Aufgabe 2)

Viele Verabreichungsformen stellen körperliches Misshandeln dar, da sie (soweit nicht unerheblich) unangenehme körperliche Empfindungen auslösen (Einführen eines Zäpfchens, Injektionen etc.). Allen Medikamentengaben gemeinsam ist, dass sie dazu dienen, den Wirkstoff in den Körper einzuführen, damit durch eine chemische Reaktion die Krankheitssymptome verschwinden oder sich verbessern. Diese Wirkung im Körper führt zu einer Veränderung, die die körperliche Unversehrtheit beeinträchtigt. Folge: Jede Medikamentengabe ist Körperverletzung!

Fazit

Nach der Rechtsprechung stellt jede medizinische Maßnahme, soweit sie die körperliche Integrität betrifft, eine strafbare Körperverletzung dar. Nur die wirksame Einwilligung des Patienten rechtfertigt das Handeln von Ärzten und Pflegekräften.

Merke

§ **Misshandlung Schutzbefohlener, § 225 StGB (Auszug)**

Gesetzestext mit Erklärung

»(1) Wer [...] eine wegen Gebrechlichkeit oder Krankheit wehrlose Person, die

1. seiner Fürsorge oder Obhut untersteht, [...]

quält oder roh mißhandelt, oder wer durch böswillige Vernachlässigung seiner Pflicht, für sie zu sorgen, sie an der Gesundheit schädigt, wird mit Freiheitsstrafe von sechs Monaten bis zu zehn Jahren bestraft. [...]«

- Begriffserklärung:
  - *quälen* = Durch eine Handlung des Täters kommt es zu sich wiederholenden, länger dauernden Schmerzen oder Leiden (auch seelisch!)
  - *roh* = gefühllos; gegen Leiden anderer gleichgültig
  - *böswillig* = schlechte Gesinnung; verwerflicher Beweggrund (Hass, Geiz, Eigennutz, Sadismus)
- Beachte:
  - Für ein solches Verhalten gibt es *keine* Rechtfertigungsgründe.
  - Eine Einwilligung des Bewohners/der Bewohnerin in ein solches Verhalten wäre wegen Sittenwidrigkeit unwirksam.
- Beispiele:
  - In einem Pflegeheim lässt man Bewohner hungern.
  - Bewohnern einer Einrichtung wird die ärztliche Hilfe verweigert.
  - Schmerzzufügung im Rahmen der Pflege (z. B. Schläge bei Eigensinnigkeit!)
  - Erregung von Todesangst für einige Minuten (z. B. Drohen mit einer tödlichen Injektion!)

Freiheitsberaubung, § 239 StGB

Zum Tatzeitpunkt in der konkreten Situation kann der Betroffene sich noch *eigenständig bewegen*, d. h. er braucht keine menschliche Hilfe für die Bewegung; selbständig nutzbare technische Hilfe wäre möglich im Rahmen einer eigenständigen Bewegung.

Tathandlungen sind:
Einsperren: am Verlassen eines Raumes, Flurs, Gebäudes, Geländes durch äußere Vorrichtungen hindern[24]

---

24 Der Einsatz von GPS und ähnlichen Systemen ist dabei zunächst ein Eingriff in das Persönlichkeitsrecht, über den ggf. Betreuer/Bevollmächtigte zu entscheiden haben. Ob die Grenze zur Freiheitsberaubung überschritten wird, hängt von den zusätzlichen Dienstanweisungen ab. *Merke:* Solange der Betroffene vom Pflegepersonal nur überzeugt, nicht gezwungen werden darf, liegt *keine* Freiheitsberaubung vor.

auf andere Weise der Freiheit berauben, hier: Maßnahmen, die wie Einsperren wirken, z. B.:

- Gewalt
- Drohung
- List
- mechanische Mittel (Fixierung)
- chemische Mittel (Sedierung)

> **Vertiefungsaufgabe**
>
> Entscheiden Sie bitte für folgende Kurzbeispiele mit kurzer Begründung, ob Freiheitsberaubung gegeben ist. Beachten Sie dabei die vorgegebene Definition und die sich daraus ergebenden möglichen Alternativantworten.
>
> a) Bewohner wird im Rollstuhl ein Gurt angelegt
> b) Verschließen der Tür des Bewohnerzimmers
> c) Bewohner mit Nahrungsentzug drohen, falls er die Einrichtung verlassen sollte
> d) Stationstür von innen mit einem Zahlencode sichern

Erwartete Bearbeitung (mit Begründung!):

Zu a) Die Unterschiede ergeben sich aus der Kombination der körperlichen Verfassung des betroffenen Patienten, der Gurtverschlüsse sowie der kognitiven und körperlichen Befähigung des Patienten, den Gurt noch eigenständig zu öffnen.
Fazit: Hindert der Gurt an einer eigenständigen Bewegung *und* kann vom Patienten nicht mehr ohne menschliche Hilfe geöffnet werden, liegt eine Freiheitsberaubung vor.

Zu b) Zu beachten ist, wo sich der Patient befindet, ob das Schloss am Verlassen oder Betreten des Zimmers hindert, ob der Patient das Zimmer noch ohne menschliche Hilfe verlassen kann.
Fazit: Wer durch das Verschließen der Tür am eigenständigen Verlassen des Zimmers gehindert wird, der wird seiner Bewegungsfreiheit beraubt.

Zu c) Hier liegt eine Drohung vor, die den Patienten dazu motivieren soll, die Einrichtung nicht zu verlassen. In jedem Fall (versuchte) Freiheitsberaubung für jeden Patienten, der eigenständig die Einrichtung verlassen könnte.

Zu d) Zu bedenken ist hier, ob der Zahlencode bekannt gemacht wird, wo sich die Tastatur befindet sowie die kognitiven Fähigkeiten der betroffenen Patienten.

Fazit: Alle, denen der Code unbekannt ist *oder* die ihn nicht mehr eingeben können, werden ihrer Bewegungsfreiheit beraubt.

Schweigepflichtverletzung, § 203 StGB

- Geheimnisse[25] eines Kunden
- Im Rahmen der Arbeitstätigkeit erfahren (bestimmte Berufe betroffen, z. B. die Pflegeberufe)
- vom Kunden anvertraut bekommen
- offenbaren (= jemandem erzählen, für den die Informationen bis dahin unbekannt sind)

> **Vertiefungsaufgabe**
>
> Stellt der Informationsaustausch anlässlich der Übergabe beim Schichtwechsel eine Schweigepflichtverletzung dar? Gehen Sie davon aus, den Kollegen der Folgeschicht muss u. a. über einen Neueinzug, einen nächtlichen Selbstmord sowie einen Bewohnersturz mit krankenhäuslicher Behandlung berichtet werden.

Erwartete Bearbeitung (mit Begründung!):

Textarbeit:

- Alle Informationen haben Geheimnischarakter, sind den Kollegen der Folgeschicht unbekannt und sind den betroffenen Pflegemitarbeitern nur bekannt, weil sie diesen Beruf in dieser Einrichtung ausüben.

Antwort:

- Von Seiten der Patienten werden die Informationen anvertraut, die Weitergaben an Kollegen, die nichts von den Ereignissen wissen, stellen Schweigepflichtverletzungen dar.
(*Anmerkung:* Darum ist die Einwilligung von Seiten der betroffenen Person hier entscheidend. Durch den Vertrag mit dem Einrichtungsträger kann i. d. R. die Kommunikation der Pflegekräfte untereinander über die pflegerelevanten Informationen abgeleitet werden. Schließlich hat der Kunde der Versorgung durch die Einrichtung – und damit auch deren

---

25 Informationen über eine Person, betroffene Person will kontrollieren, wer die Information erhält, z. B.: Daten zur Person, Biografie, Krankheiten, finanzielle Situation, Straftaten, aktuelle Geschehnisse aus dem Alltag usw.

Versorgungstrukturen und den damit einhergehenden Kommunikationswegen – zugestimmt.[26])

Tötungsstraftaten

Totschlag § 212 StGB	Mord § 211 StGB	Tötung auf Verlangen § 216 StGB	Fahrlässige Tötung § 222 StGB	Tab. 7: Tötungsstraftaten – Verbote, die das Leben schützen (eigene Zusammenstellung)
Ein Mensch tötet einen anderen Menschen vorsätzlich. (Folgerungen: Tiere über § 303 StGB und eigene Schutzgesetze erfasst, Totschlag ist eine Beziehungstat, d. h. ein Suizid wird durch diese Straftat nicht erfasst)	Totschlag plus Art und Weise, z. B.: • Heimtücke • grausam Oder Motiv, z. B.: • Habgier	Das Opfer verlangt ausdrücklich und ernsthaft, vom Täter getötet zu werden, was dann auch geschieht.	Ein Mensch tötet einen anderen Menschen fahrlässig.	
Mindeststrafe: 5 Jahre	lebenslange Freiheitsstrafe	Strafe: 6 Monate bis 5 Jahre Freiheitsstrafe	Strafe: Geld- oder Freiheitsstrafe bis zu 5 Jahren	

> **Vertiefungsaufgabe**
>
> Wenden Sie die vorstehenden Kurzdarstellungen zu den Tötungsstraftaten auf die beiden Kurzbeispiele an. Entscheiden Sie mit Begründung über die Straftaten, die die Pflegekräfte hier begangen haben.
>
> a) Altenpflegerin Gabi mischt einem Bewohner ein geschmackneutrales Gift unter das Essen. Der Bewohner isst das Essen und stirbt.
> b) Auf ausdrückliche Bitte einer unheilbar kranken Patientin spritzt die angesprochene Pflegekraft eine tödliche Überdosis.

Erwartete Bearbeitung (mit Begründung!):

Zu a) Das tödliche Gift im Essen ist nicht wahrzunehmen. Der Bewohner hat keine Chance, die Tötungshandlung als solche zu erkennen.

---

26 Genaueres zum Thema Einwilligung s. u. (▶ Kap. 6.2.2 »Einwilligung«)

Darin liegt heimtückisches Verhalten. Die Pflegekraft begeht einen Mord.

Zu b) Die Patientin bittet die Pflegekraft ausdrücklich um Hilfe in schwerer Krankheit. Die Unheilbarkeit lässt den Schluss zu, dass es sich hier nicht nur um eine Stimmungsäußerung handelt, sondern um eine ernst zu nehmende Äußerung. Die Pflegekraft begeht eine Tötung auf Verlangen.

Aussetzung, § 221 StGB (Auszug)

Gesetzestext mit Erklärung

»(1) Wer einen Menschen

1. in eine hilflose Lage versetzt oder
2. in einer hilflosen Lage im Stich lässt, obwohl er ihn in seiner Obhut hat oder ihm sonst beizustehen verpflichtet ist,

und ihn dadurch der Gefahr des Todes oder einer schweren Gesundheitsschädigung aussetzt, wird mit Freiheitsstrafe von drei Monaten bis zu fünf Jahren bestraft.«

- Begriffserklärung:
  - *hilflos* = sich nicht selbst schützen können
  - *versetzen* = Veränderung des Aufenthaltsortes des Opfers
  - *im Stich lassen* = räumliche Trennung (Täter entfernt sich); auch: notwendige Handlungen unterlassen
- Beispiel:
  - Altenpflegerin Karin verweilt untätig am Bett des kranken Bewohners, als dessen Lage sich verschlechtert und zu seiner Rettung ein kreislaufbelebendes Mittel gegeben werden müsste.

Nötigung, § 240 StGB

Einen anderen Menschen mit Gewalt oder Drohung dazu bringen, dass er sich so verhält (Handeln, Dulden, Unterlassen), wie der Nötigende es will.

Unterlassene Hilfeleistung, § 323c StGB mit Exkurs zum Unterlassen

Unterlassene Hilfeleistung bedeutet, einem anderen Menschen in einer Notlage oder bei einem Unglücksfall nicht die dem Helfenden zumutbare[27] Hilfe leisten. Diese Straftat richtet sich an alle Menschen, die auf solch plötzlich eintretende Ereignisse, die erhebliche Gefahren verursachen, treffen.

---

27 Hilfe kann ohne Eigengefährdung durchgeführt werden; mindestens: professionelle Hilfe holen wie z. B. Polizei oder Notarzt

Daneben ist das Unterlassen gebotener Handlungen ebenfalls strafbar, soweit der Nichthandelnde eine Garantenstellung für den Geschädigten inne hat.[28] Aus bestimmten Gegebenheiten wird dieses »Garantieren« der Schadensverhinderung beim Patienten für Pflegekräfte abgeleitet:

- den Vertrag des Patienten mit der Einrichtung – Sicherheits- und Obhutspflichten (Beobachtung bis Ausführung der Pflege)
- aus eigenem Vorverhalten der Pflegekräfte, das Gefahrenquellen eröffnet (z. B. Verschütten von Wasser auf dem Boden im Flur)
- sichere (bauliche) Gestaltung der Einrichtung für die Nutzung durch die Patienten, die sogenannte Verkehrssicherungspflicht (z. B. auch sichere Außenanlage durch Streuen und Warnen bei Glätte; Kennzeichen von Stolperfallen)

Folge: Der unterlassende Mitarbeiter haftet für die verwirklichte Straftat durch Unterlassen, z. B. Totschlag durch Unterlassen, Körperverletzung durch Unterlassen.

Zur Vertiefung des Themas *Patientensicherheit* im Hinblick auf Umgang mit Behandlungsfehlern, möglichen Ansprechpartnern für die Patienten, Meldesystemen oder auch Patientenquittungen können beispielsweise folgende Quellen herangezogen werden:

- Bundesministerium für Gesundheit (Hrsg.) (2023): *Patientenrechtegesetz.* Zugriff am 15.07.2022 unter: https://www.bundesgesundheitsministerium.de/service/begriffe-von-a-z/p/patientenrechtegesetz.html
- Medizinischer Dienst Bund (Hrsg.) (o. J.): *Behandlungsfehler.* Beratungsangebot des MDK zur Klärung eines Behandlungsfehlerverdachtes Zugriff am 15.07.2022 unter: https://www.medizinischerdienst.de/versicherte/behandlungsfehler/
- Bundesärztekammer (Hrsg.) (o. J.): *Gutachterkommissionen und Schlichtungsstellen bei den Ärztekammern.* Zugriff am 15.07.2022 unter: https://www.bundesaerztekammer.de/bundesaerztekammer/patienten/gutachterkommissionen-und-schlichtungsstellen-bei-den-aerztekammern
- Bundeszahnärztekammer (Hrsg.) (2021): *Zahnärztekammern der Länder.* Zugriff am 15.07.2022 unter: https://www.bzaek.de/ueber-uns/organisationsstruktur/zahnaerztekammern-der-laender.html

---

28 Beispielhaft zur Vertiefung: Howald, Bert (2018): *Haftungsrecht für die Pflege.* Stuttgart: Kohlhammer, S. 307 f.

6.2.2 Rechtswidrigkeit

Rechtfertigungsgründe

1. Einwilligung
2. mutmaßliche Einwilligung
3. Patientenverfügung
4. Notwehr/Nothilfe
5. Pflichtenkollision
6. Notstand

Im Anschluss an die Darstellung der Verbote geht es nun um die Rechtfertigungsgründe, die unsere Rechtsordnung kennt, und bei deren Vorlage ein verbotenes Tun ausnahmsweise erlaubt ist.

Einwilligung (vgl. §§ 630a ff. BGB)

Grundlage dieses Rechtfertigungsgrundes sind Art. 1 und 2 GG: das Recht auf freie Selbstbestimmung jedes Menschen als Teil seines Persönlichkeitsrechts und seiner Menschenwürde.

Vertiefungshinweis: Informationspflicht, § 630c BGB, und Aufklärungspflicht, § 630e BGB, gegenüberstellen, um Pflicht gegenüber dem Patienten zu erfassen.

Eine wirksame Einwilligung erfordert folgende Punkte/Voraussetzungen:

1. umfassende, zeitnahe Aufklärung über die Maßnahme in verständlichen Worten
2. Einwilligungsfähigkeit (= Verständnis für die Aufklärung)[29]
3. Einwilligungserklärung (schriftlich, mündlich, Verhalten)
4. keine Drohung oder Täuschung bei der Aufklärung
5. Widerruf muss jederzeit möglich sein

Mutmaßliche Einwilligung

Kann die Einwilligung nicht erklärt werden, so darf aus dem vermuteten Willen des Betroffenen eine Einwilligung abgeleitet werden. (Maßstab:

---

29 Ab 01.01.2020 vgl. DGGG/DGPPN/DGN (Hrsg.) (2020): *Einwilligung von Menschen mit Demenz in medizinische Maßnahmen. Interdisziplinäre S2k-Leitlinie für die medizinische Praxis (AWMF-Leitlinie Registernummer 108 – 001)*. Stuttgart: Kohlhammer. Zugriff am 08.07.2023 unter: https://register.awmf.org/de/leitlinien/detail/108-001

konkrete Anhaltspunkte bei betroffener Person selbst erkennbar(?), sonst: allgemeine Lebensanschauung!)

Der Wille zum Leben darf, wenn Kommunikation in konkreter Situation mit Betroffenem nicht möglich ist, unterstellt werden (Indiz: z. B. Unterlassene Hilfeleistung). Abweichungen von dieser Annahme müssen kommuniziert werden (z. B. Patientenverfügung).

Merke

Vertiefungsaufgabe

Bitte entscheiden Sie mit kurzer Begründung, ob in nachstehenden Kurzbeispielen die Pflegekräfte eine wirksame Einwilligung erhalten haben:

a) Patient lässt Gabe eines zusätzlichen Medikaments zu. Sein Betreuer in Gesundheitsfragen ist bisher nicht informiert worden.
b) Patient lässt nach Ankündigung Nassrasur durch die Pflegekraft im Badezimmer zu, indem er der Pflegekraft die Wange darbietet. Nach Einseifen und Ziehen der ersten Bahn bittet der Patient die Pflegekraft aufzuhören.
c) Patient lässt die Ganzkörperwaschung durch die Pflegekraft erst zu, nachdem diese ihm die erste Zigarette seiner limitierten Tagesration bereits für vor dem Frühstück zugesagt hat.

Bedenke: Diese Kurzbeispiele enthalten keine Angaben zu allen fünf Voraussetzungen für eine wirksame Einwilligung. In einem solchen Fall dürfen Sie davon ausgehen, dass der Fall nur das benennt, was problematisch ist. Konzentrieren Sie sich in der Bearbeitung auf

- Rekapitulation Ihres Vokabelwissens
- Fall erfassen und Informationen verknüpfen mit den betroffenen Auszügen Ihres Vokabelwissens (filtern!)
- Stellungnahme zur Fragestellung

Erwartete Bearbeitung (mit Begründung!):

Zu a) Betreuung in Gesundheitsfragen lässt den Schluss zu, dass der Patient einwilligungs*un*fähig ist. Daher ist seine freiwillige Mitwirkung nicht aussagekräftig genug. Der Betreuer muss zustimmen (vgl. Darstellung zu § 1829 BGB unter (▶ Kap. 7.2.3).
Zu b) Der Patient erklärt seine Einwilligung durch sein mitwirkendes Verhalten. Bei der Lebenserfahrung des Patienten reicht für die Aufklärung die Ankündigung der pflegerischen Maßnahme durch die Pflegekraft völlig aus. Der Patient macht nach begonnener Rasur von seinem Recht auf

jederzeitigen Widerruf Gebrauch. Damit entfällt die Einwilligung. *Folge:* Die Pflegekraft kann nur straffrei weiter rasieren, wenn sie den Patienten zur *freiwilligen* Neuerteilung der Einwilligung bringt. Dabei sind die Grenzen zu Drohung und Täuschung zu beachten.

Zu c) Die Pflegekraft bietet hier einen Anreiz, die Zustimmung zur Körperpflege zu erteilen. Dies ist weder eine Drohung (Druck durch Ankündigung einer negativen Folge) noch eine Täuschung (Lüge), solange die Pflegekraft die versprochene Zigarette wirklich aushändigt! Damit liegt eine wirksame Einwilligung vor.

Sonderfall: Patientenverfügung

Überblick zum Gesetz zur Patientenverfügung[30] ab 01.09.2009: Grundlage ist eine Änderung im Betreuungsrecht: §§ 1827 ff. BGB
Eine Form der Einwilligung – positiver oder negativer Art – für eine zukünftige Situation:
Änderungen in Stichworten:

- Niemand wird verpflichtet, eine Patientenverfügung zu machen.
- Ein Pflegeheim, Hospiz u. ä. Einrichtungen dürfen den Abschluss des Aufnahmevertrages nicht von der Vorlage einer Patientenverfügung abhängig machen (*Koppelungsverbot*).
- Patientenverfügungen bedürfen der *Schriftform* (Formular, eigenes Dokument, notarielle Urkunde möglich) und
- der Betroffene ist zum Zeitpunkt der Erstellung oder Änderung der Patientenverfügung *einwilligungsfähig*.

Mögliches Gliederungsschema: Die unerlässlichen Inhalte sind durch *Kursivierung* hervorgehoben, die übrigen Inhalte sind Empfehlungen!

1. Eingangsformel
2. *konkrete Beschreibung der Situationen, in der die Verfügung gelten soll*
3. *Festlegung der konkreten ärztlichen/pflegerischen Maßnahmen (gewollt/abgelehnt)*
4. Wünsche zu Ort und Begleitung
5. Aussagen zur Verbindlichkeit
6. Hinweise zu weiteren Vorsorgeverfügungen
7. Hinweise auf beigefügte Erläuterungen
8. Aussage zur Organspende
9. Schlussformel, *Aktualisierungsregelung*
10. *Datum, Unterschrift des Patienten*

---

[30] Hinweis: Bundesministerium der Justiz (Hrsg.) (2023). *Patientenverfügung. Wie sicher ich meine Selbstbestimmung in gesundheitlichen Angelegenheiten?* Zugriff am 08.07.2023 unter: https://www.bmj.de/SharedDocs/Publikationen/DE/Patientenverfuegung.html

Fazit der Regelung: § 1827 BGB

Merke

- schriftlicher Patientenwille ist verbindlich, völlig unabhängig von Art und Stadium der Erkrankung (Betreuer muss stets prüfen, ob getroffene Festlegung auf die aktuelle Lebens- und Behandlungssituation zutreffen, d. h.: Arzt und Betreuer erörtern)
- Patientenverfügung kann jederzeit formlos widerrufen werden
- Ohne schriftliche Verfügung muss mutmaßlicher Wille des Patienten ermittelt werden (ethische Vorstellungen, religiöse Überzeugungen, Krankheitssituation usw.)
- *Betreuungsgericht* ist einzuschalten, wenn Arzt und Betreuer sich nicht einig sind!

Patientenverfügung so verwahren, dass im Bedarfsfalle schnell und unkompliziert Kenntnis genommen werden kann!
Möglichkeiten (beispielhaft):

- Abgabe bei Vertrauensperson, Pflegepersonal usw.
- Aufnahme ins Vorsorgeregister
- Mitführen einer Hinweiskarte (Kreditkartengröße)
- Hinterlegung auf dem Smartphone

Vertiefungsbeispiel

Unterstellen Sie, Sie bekommen im Rahmen Ihrer pflegerischen Tätigkeit vom Betreuer für Gesundheitsfürsorge, Hugo Kellermann, Ihres Patienten/Bewohners, Peter Fröhlich, eine Patientenverfügung ausgehändigt. Das Schriftstück gestaltet sich folgendermaßen:

Patientenverfügung

*Hiermit erkläre ich, Peter Fröhlich, dass
ich im Falle unerträglichen Leidens
nicht mehr an Schläuche angeschlossen werden möchte.*

Diese Patientenverfügung gilt, bis ich sie widerrufe.

Hannover, 18.11.2021 i. V. Hugo Kellermann

Bedenken Sie bitte bei nachfolgender Aufgabe: Der Patient/Bewohner ist laut Ihren Krankenunterlagen seit Januar 2020 an fortgeschrittener Alzheimerdemenz erkrankt.

Aufgabe

Geben Sie Hugo Kellermann eine begründete Rückmeldung zu dieser Patientenverfügung. (Auch hier die Bearbeitungshinweise zur *Einwilligung* beachten! (▶ Kap. 6.2.2 unter »Bedenke«))

Erwartete Bearbeitung:

- *Schriftform* ist mit eigenständig erstelltem Text gegeben
- *Einwilligungsfähigkeit* ist bzgl. Diagnose und Zeitpunkt (fast zwei Jahre vor Erstellung der Patientenverfügung) sehr unwahrscheinlich. Bedenke: Keine Besserung des Gesundheitszustands bei der Art der Diagnose zu erwarten, Peter Fröhlich steht inzwischen unter Betreuung für Gesundheitsfürsorge
- *Konkrete Krankheitssituation* ist durch »unerträgliches Leiden« unzulänglich beschrieben
- *Konkrete Maßnahmen* sind mit dem Verweis auf die »Schläuche« auch nicht gegeben, da viel zu vielfältig in Art und Wirkung
- *Aktualisierung* ist mit der Widerrufsregelung mit Selbstbindung in vollem Umfang ausreichend, vgl. hierzu empfohlene Textbausteine in der Broschüre unter Fußnote 30
- *Datum und Unterschrift des Patienten*, hier hat der Betreuer unterzeichnet. Zwar räumt § 1827 Abs. 4 BGB ein Unterstützungsrecht des Betreuers ein (▶ Kap. 7.2.3), aber die Vorsorgemöglichkeit bleibt etwas Höchstpersönliches. Der Patient hat daher selbst zu unterschreiben, solange er einwilligungsfähig ist. Andernfalls ist es für eine Patientenverfügung zu spät.

Fazit: Diese Patientenverfügung ist insgesamt unwirksam. Geben Sie sie dem Betreuer mit dem höflichen Hinweis darauf zurück, dass diese Regelung bedauerlicherweise von keinem behandelnden Arzt berücksichtigt werden kann.

 ### § 228 StGB Einwilligung

Gesetzestext

»Wer eine Körperverletzung mit Einwilligung der verletzten Person vornimmt, handelt nur dann rechtswidrig, wenn die Tat trotz der Einwilligung gegen die guten Sitten verstößt.«

Notwehr[31]/Nothilfe[32] (§ 227 BGB; § 32 StGB)

Diese beiden eng verwandten Rechtfertigungsgründe stellen Rechte, keine Pflichten dar. Sie sind in der Pflege insbesondere im Umgang mit psychisch veränderten Patienten von Bedeutung. Aber auch in anderen Zusammenhängen kommen sie zur Anwendung, wie u. a. der Übungsfall zeigt.

Vorgaben:

1. Gegenwehr zulässig, solange der Angriff andauert

---

31 Eine angegriffene Person beendet selbst den Angriff durch Gegenwehr.
32 Eine unbeteiligte dritte Person beendet den Angriff auf die angegriffene Person.

2. das mildeste von allen geeigneten Mitteln zur Gegenwehr einsetzen
3. Verteidigungswille des Angegriffenen liegt vor

Wenn der Angreifer erkennbar schuldunfähig[33] ist, gilt eine Beschränkung des Rechts auf Verteidigung durch Modifizierung vorstehend genannter Vorgaben. Jetzt gilt:

1. Ausweichen, soweit möglich
2. Abwehr, soweit ausreichend
3. erst dann Gegenwehr (entsprechend den Vorgaben s. o.)

Vertiefungsbeispiel

In einem ambulanten Pflegedienst wird ein ausschließlich körperlich stark eingeschränkter Mann versorgt. Er lebt gemeinsam mit seiner Frau in einer behindertengerecht umgebauten Wohnung. Die Hauptaufgabe der Mitarbeiterinnen (keine männlichen Kollegen!) des Pflegedienstes ist es, den älteren Herrn dreimal die Woche zu duschen. Der alte Herr liegt dann entkleidet in der Badewanne, in die er mit einem Lifter abgesenkt wurde.

Kurze Zeit nach Aufnahme des Patienten in den Kundenstamm häufen sich die Übergriffe des Patienten gegenüber den Pflegerinnen. Er kneift sie mit Vorliebe in die Brust (schmerzhaft und sehr unangenehm). Geführte Gespräche blieben erfolglos. Auch die einbezogene Ehefrau gibt sich machtlos. Einsicht zeigt der alte Herr keine.

An einem Morgen kneift der Patient die PFK Petra morgens im Schlafzimmer während des Entkleidens und in den Rollstuhlsetzens. Er lässt sofort wieder los. Petra verbietet sich dies für die Zukunft und verwarnt den Patienten mit dem Hinweis, sie ließe sich das nicht länger von ihm gefallen. Kurze Zeit später, in der Wanne liegend, nutzt der Patient die Situation, in der sich Petra über die Wanne beugt, den Duschkopf in der Hand, um das Wasser anzustellen, aus. Mit herausforderndem Grinsen kneift er sie wieder in die Brust. Diesmal lässt er nicht mehr los.

Aufgabe

Sammeln Sie geeignete Reaktionsmöglichkeiten von Petra und diskutieren Sie, welches die mildeste Maßnahme gegenüber dem Patienten wäre. (AFB III)

---

33 Bedingt durch eine geistige, seelische oder psychische Erkrankung oder Bewusstseinsstörung nicht voll verantwortlich für sein Tun

Antwort:

Die erste Darstellung zum AFB III ist im Format wie eine mögliche Notiz zur mündlichen Prüfung gestaltet. Beim Sammeln geeigneter Gegenwehrmaßnahmen ist erst einmal grundsätzlich alles erlaubt, was in der konkreten Situation (Art des Angriffs, Kräfteverhältnis der Beteiligten, Vorgeschichte usw.) den Angriff zu beenden vermag.

- *Mögliche Reaktionen:*
  - Anschreien
  - Hand lösen
  - Einsatz von kaltem Wasser
  - Ohrfeige
  - Zurückkneifen
  - Schmerzimpuls setzen
  - auf die Hand schlagen usw.
- *Diskussionsansätze:*
  Auswertung der Angaben des Fallbeispiels folgt.
  - Ehefrau machtlos
  - schuldfähiger Patient trotz Gesprächen uneinsichtig
  - verbale Grenze wurde gerade einige Augenblicke zuvor gesetzt
  - »herausforderndes« Grinsen des Patienten legt nahe, dass Pflegekraft nicht ernst genommen wird
  - Pflegekraft im ambulanten Dienst verfügt höchstwahrscheinlich nicht über spezielles Abwehrwissen (Schulungen)

Schlussfolgerung:
In diesem besonderen Fall ist wohl zwischen den Risiken einer Ohrfeige oder einer anderen Variante der Schmerzimpulssetzung oder dem Einsatz von kaltem Wasser (beachte dabei Dauer, Ausrichtung des Wasserstrahls) abzuwägen.

Argumentation ist hier wichtig, nicht das Ergebnis. Vor allem ist die Erkenntnis von Bedeutung, dass der schuldfähige Patient die Regeln des respektvollen Umgangs übertreten hat. Die Pflegekraft hat ihm gegenüber jedes Recht, eine (verhältnismäßige) Grenze im Rahmen ihres Notwehrrechts zu setzen, um den Angriff zu beenden!

Merke

> **§ 33 StGB Überschreitung der Notwehr**
>
> Überscheitet der Täter die Grenzen der Notwehr aus Verwirrung, Furcht oder Schrecken, so wird er nicht bestraft.

Pflichtenkollision

1. Eine Person muss zwei Handlungen gleichzeitig ausführen.
2. Reihenfolge muss bestimmt werden:

- höherrangige Pflicht zuerst
- gleichrangige Pflichten nacheinander

Die Bestimmung der Reihenfolge richtet sich nach den betroffenen Rechtgütern:

- Leben
- Körper
- Gesundheit
- Freiheit
- Eigentum

Auswahlkriterien bei gleichwertigen Pflichten:[34]

- Wie bedeutsam ist das gefährdete Rechtsgut?
- Wie nah ist die drohende Gefahr?
- Inwieweit droht eine Verletzung für gleichwertige Rechtsgüter?
- Kann sich der Gefährdete selbst helfen?

Frage: Wen retten Sie zuerst: das Baby (sechs Monate) oder den Greis von 98 Jahren?
Bitte begründen Sie Ihre Entscheidung.
Antwort: Hinter dieser Frage steckt die Beschäftigung mit der über Jahrhunderte gewonnenen Erkenntnis, dass Leben nicht gegeneinander aufgerechnet werden kann. Es ist gleichwertig, egal wie dessen Dauer, Qualität oder die Betroffenen selbst eingeschätzt werden.[35]
Folge: Der Helfende muss eine Reihenfolge festlegen, die gesetzte Prämisse ist nicht angreifbar.

Notfallversorgung, Triage und Organspende

In der stationären Notfallversorgung gilt die Regelung des gemeinsamen Bundesausschusses (G-BA) vom 19.04.2018 (basierend auf § 136 c Abs. 4 SGB V). Das abgestufte Bewertungssystem differenziert nach Basisnotfallversorgung (Stufe 1), erweiterte Notfallversorgung (Stufe 2) und umfassender Notfallversorgung (Stufe 3).

---

34 Vgl. dazu: Kleinschmitt, L. (2021): *Rechtfertigende Pflichtenkollision: Schema & Zusammenfassung (2021).* Zugriff am 10.10.2022 unter: https://juratopia.de/recht fertigende-pflichtenkollision/
35 Vertiefungshinweis: von Schirach, Ferdinand (2014): *Die Würde ist antastbar*, München: Piper oder (2015): *Terror*, München: Piper (siehe Teil I, Kap. 4 – Anregungen und Hinweise)

Für die Ersteinschätzung von stationärer oder ambulanter Notfallversorgung liegen derzeit vier Beschlussvarianten vor. Eine einheitliche Definition des G-BA liegt seit 06.07.2023 vor. Das BMG beanstandete sie.[36]

Das Problem der Triage-Entscheidung stellt sich bei knappen Behandlungsressourcen, die einer hohen Zahl an Patienten gegenüberstehen.

»In Deutschland, Österreich und der Schweiz ist das sogenannte Manchester-Triage-System am weitesten verbreitet: Medizinische Fälle werden anhand verschiedener Symptome nach ihrer Dringlichkeit sortiert und in fünf Kategorien eingeordnet. Diese reichen von ›sofort‹ über ›sehr dringend‹, ›dringend‹ und ›normal‹ bis hin zu ›nicht dringend‹. In welche Kategorie ein Patient eingeordnet wird, bestimmt, wie schnell eine Behandlung erfolgen muss.«[37]

Über Neuregelungen auf der Grundlage gerichtlicher Vorgaben informieren u. a.:

- DIVI (Deutsche Interdisziplinäre Vereinigung für Intensiv- und Notfallmedizin) (2023): *DIVI-Zeitschrift. Empfehlungen und Leitlinien*. Zugriff am 13.07.2022 unter: https://www.divi.de/forschung/divi-zeitschrift/empfehlungen-und-leitlinien
- AWMF (Das Portal der wissenschaftlichen Medizin), Brockhaus
- Bundesärztekammer
- IQTIG[38]
- Gemeinsamer Bundesausschuss (G-BA) (2023): *Startseite*. Zugriff am 13.07.2022 unter: https://www.g-ba.de/
- auch: Deutschlandfunk Kultur, Gudula Geuther, Agenturmaterial

Notstand (§ 228 BGB; § 34 StGB)

1. konkrete Gefahr für Leben, Körper, Gesundheit
2. mit dem mildesten Mittel den Eintritt des Schadens verhindern
   (z. B.: Bewegungsfreiheit nehmen, einschränken; Informationen weitergeben)

---

36 Deutsches Ärzteblatt (2022): *Notfallreform: G-BA-Unterausschuss kann sich nicht auf Ersteinschätzung verständigen*. Zugriff am 10.10.2022 unter: https://www.aerzteblatt.de/nachrichten/135047/Notfallreform-G-BA-Unterausschuss-kann-sich-nicht-auf-Ersteinschaetzung-verstaendigen
G-BA (Hrsg.) (2023) *Medizinischer Notfall oder nicht?* Zugriff am 02.10.23 unter https://www.g-ba.de/presse/pressemitteilungen-meldungen/1119/

37 Deutschlandfunk (Hrsg.) (2021): *Bundesverfassungsgericht zu Triage. Gesetzgeber muss Menschen mit Behinderung schützen*. Zugriff am 09.01.2022 unter: https://www.deutschlandfunk.de/intensivmedizin-triage-bundesverfassungsgericht-menschen-mit-behinderung-100.html#begriff
Näheres dazu auch bei DIVI (Deutsche Interdisziplinäre Vereinigung für Intensiv- und Notfallmedizin)

38 Institut für Qualitätssicherung und Transparenz im Gesundheitswesen

> **Beachte**
>
> Nach der Rechtsprechung des BVerfG[39] gilt die Begrenzung des Notstands bei Freiheitsberaubung auf 24/72 Stunden als Faustformel nur im Ausnahmefall und bei detaillierter Dokumentation. Fixierungen (fünf- oder sieben-Punkt), z. B. im Krankenhaus, sind ohne Einholen einer gerichtlichen Genehmigung nur bis zu 30 Min. zulässig. Die Amtsgerichte wurden verpflichtet, zur Sicherstellung dieser Vorgaben einen betreuungsgerichtlichen Notdienst einzurichten.
> Notstand ist auf Beendung der konkreten Gefahr beschränkt, besteht nach deren Ende also nicht mehr.

Merke

Typische Beispiele:

- Abhalten von Suizidversuch bei ernsthaft suizidgeneigtem Patienten
- Einsatz des Bettseitenteils bei starker Unruhe aufgrund von akutem hohem Fieber in der Nacht oder infolge eines postoperativen Syndroms
- Eindringen in ein verschlossenes, brennendes Bewohnerzimmer, um Bewohner zu retten
- Weitergabe von persönlichen Daten an die Polizei bei Suchmeldungen

6.2.3 Rechtsprobleme

> **Rechtsprobleme**
>
> 1. Aufsichtspflicht
> 2. Sterbehilfe/Suizid
> 3. Recht auf Verwahrlosung
> 4. Recht auf Krankheit
> 5. Zwang

Auf die Darstellung des juristischen Handwerkzeugs folgt nun die Betrachtung einiger Rechtsprobleme und deren haftungsrechtlicher Handhabung

Aufsichtspflichtverletzung

Gegenüber einem Minderjährigen besteht die Aufsichtspflicht in Abhängigkeit von seiner geistlichen und sittlichen Reife sowie der Vertrautheit mit einer Lebenssituation für die aufsichtführende, erwachsene Person (Eltern,

---

39 2 BvR 309/15 und 502/16 vom 24.06.2018 (Leitsatz 1b und Urteilsformel Ziff. 4c) sowie u. a. Mayer, Stefanie (2019): *Freiheitsentziehende Maßnahmen nach der jüngsten BVerfG-Rechtsprechung*. In: Pflege- und Krankenhausrecht, 01/2019, S. 25–28

Erzieher, Lehrer, Tagesmutter usw.). Bei einem Erwachsenen kann es zu einer vergleichbaren Beziehung kommen, wenn folgende Umstände gegeben sind:

1. betroffene Person kann in konkreter Situation die Gefahren, die für sie bestehen, nicht mehr erkennen oder angemessen mit ihnen umgehen
2. feststellen, worin die *konkrete*[40] Gefahr für die betroffene Person besteht
3. ermitteln, welche Maßnahmen unter Berücksichtigung der *Ressourcen* des Betroffenen zu erwägen sind, um die Gefahr abzustellen
4. Abwägung des Für und Wider der möglichen Maßnahmen unter besonderer Berücksichtigung
   – der *Sicherheit*sinteressen der Einrichtung und
   – der Gewährleistung einer *frei*en, selbstbestimmten Lebensführung der betroffenen Person

Beachte:
Bei Einzug in eine Einrichtung muss entschieden werden, ob das Haus die »richtige Einrichtung« für diesen Menschen ist. Nach Einzug ist der Betroffene im Rahmen der Möglichkeiten der Einrichtung zu beobachten und bei signifikanten Änderungen seines Zustands (konkrete Gefahr) ist neu abzuwägen und gegenzusteuern. Unter Umständen kann eine Zustandsveränderung Anlass für eine Umsiedlung in eine andere Einrichtung (z. B. geschlossenes Haus) sein.

 Fall

Auf Ihrer Station im Pflegeheim (2. Etage des Gebäudes) lebt Frau Kaiser. Sie ist 89 Jahre alt, dement und so gut wie blind. Die Bewohnerin verfügt über einen fast unstillbaren Bewegungsdrang. Da sie vor einiger Zeit einige Male sehr böse gefallen ist, wird sie in einen Rollstuhl gesetzt. Diesen akzeptiert Frau Kaiser nicht. Nach Absprache mit dem Betreuer und mit Beschluss des BG setzen die Mitarbeiter Folgendes um:

1. Frau Kaiser bekommt im Rollstuhl einen Bauchgurt angelegt und
2. während sie im Rollstuhl sitzt, wird vom Pflegepersonal die Bremse angezogen, da Frau Kaiser mit dem Rollstuhl in hoher Geschwindigkeit und blindheitsbedingt unkontrolliert über die Station fährt.

In der letzten Woche haben die Pflegekräfte Frau Kaiser nun zweimal gerade noch abfangen können, bevor sie mit dem Rollstuhl die Treppe herunterfallen konnte. Die Mitarbeiter stellen fest, dass Frau Kaiser trotz der durchgeführten Maßnahmen noch genug Kraft und Willen aufbringt,

---

40 Anhaltspunkte für einen möglichen Schadenseintritt haben sich derart erhärtet, dass jederzeit mit einem Schaden gerechnet werden muss.

um im Rollstuhl über die Station zu »robben« (Rollstuhl mit Füßen auf dem Boden gegen den Widerstand der Bremse nachziehen).

> **Aufgabe**
>
> Machen Sie einen Vorschlag zum weiteren Vorgehen mit Frau Kaiser und bewerten Sie die Handlungsalternative umfassend. (AFB III)

Antwort:

Auch die zweite Darstellung zum AFB III ist im Format wie eine mögliche Notiz zur mündlichen Prüfung gestaltet. Es handelt sich hier um eine typische Reflexionsaufgabe für die mündliche Prüfung im Fach Recht, da sich hier alle Wissensbereiche aus der Ausbildung im Rahmen der Argumentation gut zusammenführen lassen.

- Vorschlagsmöglichkeiten:
  - Verlegung ins Erdgeschoss
  - Sicherung im Treppenhaus
  - Medikamente
  - Unterbringung
  - Beschäftigung
  - Bewegungsangebote
  - raus aus dem Rollstuhl und Sturzrisiken anders entgegenwirken, z. B.: Protektorenkleidung, Walker, Ursachen für Stürze analysieren und beseitigen (Stolperfallen etc.) usw.
- Bewertungskriterien (je nach Vorschlag):
  - Demenz verschlimmern, gewohnte Umgebung, gewohnte Menschen
  - Blindheit, Orientierung
  - Akzeptanz von Hilfsmitteln und Angeboten?
  - neue Risiken eröffnen (Verlassen des Hauses nach Verlegen ins Erdgeschoss?)
  - Bewegung fördern (Ressourcen erhalten)
  - Recht auf persönliches Lebensrisiko
  - Lebensqualität
  - Schutz der anderen Bewohner
  - Überbetonung des Sicherheitsdenkens?

Sterbehilfe und Suizid

Abgrenzung zwischen Sterbehilfe und Suizid:

- Wer führt den letzten, todbringenden Akt aus (der Betroffene selbst oder ein Außenstehender)?

- Folgefragen:
  - Was war die Todesursache?
  - Wer hat sie in Gang gesetzt?

Sterbehilfeformen

Tab. 8: Sterbehilfe im Überblick (eigene Zusammenstellung)

direkt aktiv	indirekt aktiv	passiv
Eine Handlung ausführen, die ausschließlich dazu dient, einen sterbenden Menschen zu töten.	Eine Handlung zu Therapiezwecken ausführen. Als Nebenwirkung der Therapie wird das Leben verkürzt.	Eine lebenserhaltende oder lebensverlängernde Maßnahme wird nicht angefangen oder abgebrochen.
Anders: NL und B	Palliative Care	»Der Natur ihren Lauf lassen!«
Immer strafbar als • Mord • Totschlag oder • Tötung auf Verlangen	Straflos, wenn der aufgeklärte Patient in die Therapie in Kenntnis der Nebenwirkungen *einwilligt*	Straflos, wenn Patientenwille gegeben ist • ausdrücklich • mutmaßlich (ermitteln, was Patient wollen würde) • wenn Wille nicht erkennbar, gilt der Grundsatz »*im Zweifel für das Leben*« (= in dubio pro vita)

Suizidformen

Da der Suizid von den *Tötungsstraftaten* nicht erfasst wird (s. o. unter ▶ Kap. 6.2.1), bleibt zu klären, ob man einen Suizid verhindern muss oder ihn als Ausdruck der selbstbestimmten Lebensbeendigung geschehen lassen darf sowie die rechtliche Bewertung einer Suizidassistenz.

Für die Abgrenzung ist der Gesundheitszustand des Suizidenten ausschlaggebend:

- *krankheitsbedingter Suizid* (psychisch, geistig, seelisch):
  - **Hauptbeispiel:** Appellselbstmord
  - **Folge:** Die Pflicht zum Einschreiten besteht zu jeder Zeit (vgl. hierzu die Pflicht des Betreuers aus § 1831 Abs. 1 BGB, s. Zitat ▶ Kap. 7.2.4).
  - **Sonst:** Totschlag durch Unterlassen; Unterlassene Hilfeleistung
- *freiverantwortlicher Suizid:*
  - **Hauptbeispiel:** Bilanzselbstmord
  - **Folge:** Die Pflicht zum Einschreiten besteht nicht mehr, selbst wenn der Betroffene den letzten todbringenden Akt ausgeführt hat. Beihilfe

ist straflos, solange die unterstützende Handlung nicht selbst gegen bestehendes Recht verstößt (z. B.: WaffG, BtMG, AMG, Standesrecht)
- **Beachte:** mögliche Strafbarkeit aus Gesetzen, die Beihilfe beschränken

Beachte neueste Rechtsprechung:
Nach zwei Urteilen des BGH[41] sind zwei Ärzte im Rahmen von freiverantwortlichen Suiziden freigesprochen worden, obwohl sie in beiden Fällen ihren freiverantwortlich handelnden Patientinnen tödlich wirkende Dosen zur Verfügung gestellt hatten und nach deren eigenständiger Einnahme anwesend blieben. Der BGH sieht darin keinen Unglücksfall, der zur Hilfe verpflichtet. Die »bilanzierende Lebensmüdigkeit« der Patientinnen schließe dies aus. Die Frage der Anwendung von § 217 StGB (geschäftsmäßige Förderung der Selbsttötung) ließ der BGH hier offen, da eine rückwirkende Anwendung dieser Vorschrift unzulässig sei.

Mit dem Urteil vom 26.02.2020 hat das Bundesverfassungsgericht[42] den § 217 StGB für verfassungswidrig erklärt. Für eine zukünftige Regulierung der Suizidbeihilfe wird der Gesetzgeber auf die Schaffung neuer Regelungen im StGB, BtMG oder AMG oder auch auf Änderungen im Berufsrecht von Ärzten und Apothekern verwiesen.

Im Jahr 2021 strich die Bundesärztekammer die Suizidbeihilfe aus den Verboten ihres Standesrechts. Seit 2022 werden im Bundestag vier Gesetzesvorlagen diskutiert, um die Vorgaben des Bundesverfassungsgerichts umzusetzen. Die Vorschläge enthalten Änderungen in StGB und BtMG oder stellen Spezialgesetze zur Suizidbeihilfe vor, die Vorgaben zu den Anforderungen an einen freien, autonomen Willen des Patienten sowie für eine Beratungspflicht regeln. Aber auch eine Stärkung der Suizidprävention wird gefordert.[43] Anfang Juli 2023 hat der Bundestag die Gesetzesvorlagen zur Suizidbeihilfe abgelehnt. Entschieden wurde, die Suizidprävention zu stärken wie in der Drucksache 20/1121 vom 22.03.22 des Deutschen Bundestages vorgelegt. Eine endgültige Entscheidung zu einer möglichen Suizidbeihilfe steht weiterhin aus.

> **Empfehlende Anmerkung**
>
> In der Praxis schreiten Sie als Pflegekräfte bitte immer ein, wenn Sie auf ein Suizidgeschehen zukommen. Egal ob Vorbereitung, Durchführung oder danach: Sie helfen, Leben zu retten. Die Abgrenzung der beiden Suizidformen ist in der Realität so schwierig, überlassen Sie das den Ärzten und Juristen.

---

41 BGH Urteile vom 3. Juli 2019 (5 Str. 132/18 und 5 Str. 393/18)
42 2 BvR 2347/15; 2 BvR 2527/16; 2 BvR 2354/16; 2 BvR 1593/16; 2 BvR 1261/16; 2 BvR 651/16
43 Gesetzentwürfe abrufbar unter: Deutscher Bundestag (2022): *Bundestag berät Initiativen zur Reform der Sterbehilfe in erster Lesung.* Zugriff am 01.02.2023 unter: https://www.bundestag.de/dokumente/textarchiv/2022/kw25-de-suizidhilfe-897826

Schema zur Fallbearbeitung:

- *Abgrenzung* von Sterbehilfe und Suizid:
  - Wer führt den letzten, todbringenden Akt aus?
  - Worin liegt die Todesursache?
  - Wer hat sie in Gang gesetzt?
- Todesursache kommt von außen/von einem »Dritten«.
- *Sterbehilfeform* über Anwendung der Definitionen bestimmen.
- Für die Sterbehilfeform den rechtlichen Umgang in Deutschland darstellen.
- *Strafbarkeit* darstellen: Entscheidung, ob
  - Totschlag,
  - Mord,
  - Tötung auf Verlangen oder
  - Fahrlässige Tötung gegeben ist.
- Rechtmäßigkeit darlegen:
  - ausdrückliche Einwilligung des Patienten *oder*
  - mutmaßlicher Wille des Patienten?
  - Patientenverfügung?
  - frühere Äußerungen?
  - Wert-/ Ethik-/Religionsvorstellung
  - Krankheitssituation?

Wenn Patientenwille nicht erkennbar, gilt: »in dubio pro vita« = Im Zweifel für das Leben!
(Der Patient wird behandelt und am Leben erhalten.) *oder*
Todesursache kommt vom Sterbenden selbst:

- Suizidform bestimmen
- Handlungsverpflichtung der Pflegekräfte ableiten und ggfs. Strafbarkeit feststellen
- Unterlassene Hilfeleistung
- Totschlag durch Unterlassen

Internationaler Exkurs

Die *direkte aktive Sterbehilfe* ist in den Niederlanden und Belgien straffrei, wenn sie dem Willen des Patienten entspricht und von einem Arzt durchgeführt wird. Ethikkommissionen überwachen die Wahrung der gesetzlichen Vorschriften. Der assistierte Freitod, also die *Beihilfe zum Suizid*, bleibt in der Schweiz bei freiverantwortlich entscheidenden, sterbenskranken Patienten straffrei.

- **Anregung zur Reflexion:**
  In Belgien ist die direkte aktive Sterbehilfe nicht nur bei Sterbenskranken erlaubt, sondern auch bei psychisch Erkrankten. Voraussetzung ist, dass

die Patienten austherapiert sind und unter ihrem psychischen Krankheitszustand unerträglich leiden.
- **Anregung zur Reflexion:**
Seit Freigabe durch den Gesetzgeber gibt es in der Schweiz eine Reihe von Vereinen, die die Suizidassistenz als Dienstleistung anbieten (aktuell begrenzt auf Schweizer Staatsbürger). Das Prozedere sieht vor, dass man Vereinsmitglied wird und bis zur Wahrnehmung der Dienstleistung z. B. einen »Vorschuss für Freitodbegleitung« von ca. 10.500 € (Stand: 2019) gezahlt haben muss.

Vertiefungsbeispiele:

Fall 1

Ein Schweizer Pastor reist nach Deutschland, um sterbewilligen Menschen ein fünffach dosiertes Schlafmittel (Pentobarbituratpräparat) und in Ergänzung dazu eine kanadische Plastikhaube mit Klettverschluss zu überbringen. Der Patient nimmt in Anwesenheit des Überbringers das Medikament selbst ein und stülpt sich zur Sicherheit die Haube über den Kopf. Der Pastor ist beim Aufsetzen der Haube nicht mehr anwesend. Die sterbewilligen Deutschen sterben danach.

Aufgaben

1. Fassen Sie die Abgrenzungsmodalitäten von Sterbehilfe und Suizid zusammen. (AFB I)
2. Analysieren Sie das Verhalten des Pastors und die sich daraus ergebenden rechtlichen Vorgaben für sein Tun. (AFB II)

Erwartete Bearbeitung (mit Begründung!):

Textarbeit:

- Pastor bringt Schlafmittel und Haube persönlich; bleibt bis zur Einnahme des Medikaments durch Sterbewilligen; Haube ist Ergänzung, Zusatz; beim Aufsetzen ist Pastor nicht mehr anwesend, Pentobarbiturat ist in Deutschland nur für Veterinäre zum Einschläfern von Tieren zugelassen (BtMG).

Beantwortung der Fragen:

Aufgabe 1)

- Wer führt den letzten, todbringenden Akt aus?

- Worin liegt die Todesursache?
- Wer hat sie in Gang gesetzt?

Aufgabe 2)

- Sterbewillige sterben an Medikament; nehmen es selbst ein → Suizid; Haube ist nur zur Sicherheit, falls Medikament nicht zum Tod führt
- Alt. 1: Suizid krankheitsbedingt → Verhalten des Pastors von Anfang an strafbar
- Alt. 2: Suizid freiverantwortlich → Nach aktueller Rechtsprechung muss nach Einnahme kein Rettungswagen geholt werden, aber: In jedem Fall strafbare Unterstützung, da Präparat in Deutschland verboten, Verstoß gegen das BtMG

Fall 2

Laut Meldung der HAZ vom 22.11.2006 litt der Italiener Piergiogie Welby an einer unheilbaren Muskeldystrophie. Seit zehn Jahren musste er künstlich beatmet werden. Mit seinem Arzt führte er eine Reihe Gespräche, in denen er seinen Sterbewunsch ausdrücklich äußerte. Daraufhin spritzte der Arzt dem Schwerkranken – wie besprochen – eines Tages einen Cocktail aus starken Beruhigungsmitteln und stellte das Beatmungsgerät ab. Der Patient erstickte schließlich.

Aufgaben

1. Nennen Sie die Sterbehilfearten und deren Definitionen. (AFB I)
2. Ordnen Sie das Verhalten des Arztes zu und nehmen Sie zu seiner Strafbarkeit nach deutschem Recht mit Begründung Stellung. (AFB II)

Erwartete Bearbeitung (mit Begründung!):

Textarbeit:

- Patient körperlich unheilbar krank, keine Angaben zu geistigen Erkrankungen; Arzt stellt Beatmungsgerät ab und gibt Beruhigungsmittel; Patient erstickt
- Patient – Arzt: Gespräch im Vorfeld
- Patient weiß, was geschieht

Beantwortung der Fragen:

Aufgabe 1)

- direkt aktiv – Handlung, die einzig den Zweck verfolgt, den Sterbenden zu töten

- indirekt aktiv – lebensverkürzende Schmerztherapie
- passiv – lebenserhaltende oder -verlängernde Handlung nicht ausführen oder abbrechen

Aufgabe 2)

- Arzt handelt, Todesursache kommt von außen → Sterbehilfe; Todesursache ist Abstellen der Beatmung, Beruhigungsmittel erleichtern Erstickungstod; lebenserhaltende Maßnahme nach zehn Jahren abgebrochen → passive Sterbehilfe
- Patient einwilligungsfähig; wollte, dass Arzt die Behandlung abbricht; ausdrücklicher Wille von Herrn Welby liegt vor → Arzt wäre nach deutschem Recht straffrei

Recht auf Verwahrlosung[44] – Recht auf Krankheit

Situation: Entscheidung von Bevollmächtigtem/Betreuer liegt vor, einwilligungsunfähiger Betroffener verweigert Maßnahme

- Bei Verweigerung im offenen Haus oder häuslichen Bereich
  - Maßnahme anbieten
  - Dokumentation (Angebot und Ablehnung)
  - Ursachenforschung, um freiwillige Mitwirkung zu erreichen (z. B.: Tageszeit, anderer Mitarbeiter, andere Rahmenbedingungen für Versorgung, Biografie…) → Überzeugungsarbeit, Motivation
- Grenze
  - konkrete Eigen- oder Fremdgefährdung
  - Zwangsanwendung zulässig, soweit nötig, um Gefahr zu beheben
  - mögliche Rechtsgrundlagen: Notstand, Notwehr, Spezialgesetze (z. B. IfSchG)

Wenn Bevollmächtigter/Betreuer für *Zwang bei medizinischen Heilbehandlungen* zuständig, dann **§ 1832 BGB** für medizinische Maßnahmen:

- Zwang nötig: § 1832 BGB, zum Ablauf vgl. im Anhang (▶ Anlage 8)
- nachzuweisende sieben Punkte:
  1. ohne Zwang erheblicher Gesundheitsschaden
  2. gesundheitsbedingte Uneinsichtigkeit des Betreuten
  3. Behandlung entspricht Willen des Patienten (§ 1827 BGB)

---

44 Definition angelehnt an pqsg-Kriterien: pqsg.de – das Altenpflegemagazin im Internet (Hrsg.) (o. J.): *Standard »Pflege von Senioren mit Verwahrlosungstendenzen«.* Version 2.31g. Zugriff am 12.07.2023 unter: https://www.pqsg.de/seiten/openpqsg/hintergrund-standard-verwahrlosung.htm (Definition siehe Vokabelliste im Anhang, ▶ Anlage 2, Teil 3)

4. ein *aufrichtiger* Überzeugungsversuch
5. Zwang nötig – letztes Mittel
6. Abwägung (Folgen ohne und mit Zwang)
7. Zwang erfolgt i. R. von stat. Krankenhausaufenthalt
- Betreuer/Bevollmächtigter entscheidet mit Genehmigung des BG

Vertiefungsbeispiel

Der Patient lebt in einer Laube auf seinem Grundstück. Die sanitäre Anlage ist der nahegelegene Wald. Der Patient lehnt außer Medikamentenverwahrung und -belieferung durch den ambulanten Dienst jede Hilfestellung ab. So ist er ungewaschen, unrasiert, in derselben Kleidung mit ungehemmtem Bart-, Haar- und Nagelwuchs anzutreffen. Auch kommt er nicht immer rechtzeitig in den Wald. Seine Veranda zieren die entsprechenden Spuren.

In kalten Wintern zieht er ins Pflegeheim und lässt sich versorgen. Im Frühjahr auf sein Grundstück zurückgekehrt, beginnt der Verwahrlosungsprozess von neuem.

Aufgabe

Leiten Sie aus den Fallangaben das mögliche Vorgehen des ambulanten Dienstes und dessen Grenzen ab. (AFB II)

Antwort:

Nach den Sachverhaltsangaben kann nicht auf Einwilligungsunfähigkeit des Patienten geschlossen werden. Er befindet sich auf seinem Grundstück und gefährdet ausschließlich sich selbst. In die Gemeinschaft zurückgekehrt (Heimaufenthalt) lässt er sich versorgen; keine Gefahr gegeben. Damit liegt hier die Verwahrlosung eines selbstbestimmten Menschen vor, der sich ausschließlich selbst gefährdet.

Handeln der Pflegekräfte:

- Maßnahmen anbieten
- bei Verweigerung über mögliche Gefahren aufklären
- ggfs. motivieren
- dokumentieren
- (Ein weitergehendes Eingreifen wäre nur bei Gefährdung Dritter bei gleichzeitiger Vorlage einer rechtlichen Erlaubnis – z. B.: Notstand – zulässig! Das Recht auf Selbstbestimmung erfasst in jedem Fall die Entscheidung, ausschließlich sich selbst zu gefährden.)

6.2.4 Fazit: Haftungsrecht

Tatbestand	Rechtswidrigkeit	Schuld	Rechtsprobleme
Körperverletzung Misshandlung Schutzbefohlener Freiheitsberaubung Schweigepflichtverletzung Tötungsstraftaten Aussetzung Nötigung Unterlassene Hilfeleistung	• Einwilligung • Notwehr/Nothilfe • Pflichtenkollision • Notstand	• Vorsatz • Fahrlässigkeit	• Aufsichtspflicht • Sterbehilfe/Suizid • Recht auf Verwahrlosung • Recht auf Krankheit • Zwang

Tab. 9: Zusammenfassende Kurzübersicht (eigene Zusammenstellung)

Aufgabenstellungen (Klausuren und Examen)

Tatbestand:

- aus Sachverhalten/Fällen die Übertretung von Verboten erkennen und darlegen können
- die Verbote definieren können

Rechtswidrigkeit:

- die Rechtmäßigkeit oder Zulässigkeit altenpflegerischen Handelns aus einem Fall ableiten und die entsprechende Ausnahmesituation darstellen können
- Rechtfertigungsgründe definieren können (Voraussetzungen nennen können!)

Schuld:

- Vorsatz und Fahrlässigkeit definieren und anwenden können mit Argumentation

Rechtsprobleme:

- benennen und definieren können
- Erkennen im Fall und Anwendung der rechtlichen Handhabung
- Wertung, inwiefern Verbote übertreten wurden

6.3 Übungsfall zu CE 06, 08 und 11

Fall

Otto Müller wird zuhause vom ambulanten Dienst versorgt. Der alleinstehende Mann hat keine Angehörigen mehr und lebte zurückgezogen in seiner Mietwohnung. Als er im Anschluss an einem Krankenhausaufenthalt in die Kurzzeitpflege geht, kommt es zu folgenden drei Beobachtungen des Pflegepersonals:

Jeden Morgen wird Otto Müller rasiert. Manchmal bittet er um einen Abbruch der Rasur, ist dann aber mit gutem Zureden zur Fortsetzung zu bewegen. Die Pflegekräfte haben keinerlei Bedenken am Verständnis von Otto Müller für diese grundpflegerische Maßnahme.

Die nach dem Krankenhausaufenthalt notwendigen Medikamentengaben stoßen bei Herrn Müller immer wieder auf Widerstand. »Alle wollen mich vergiften und mich nicht mehr nach Hause lassen«, meint er dann. Die Pflegekräfte stellen einen zunehmenden Realitätsverlust fest.

Am Ende seines vierwöchigen Aufenthalts in der Kurzzeitpflege organisiert die Pflegeeinrichtung einen Tagesausflug ans Steinhuder Meer. Hieran würde der zwischenzeitlich gut regenerierte Otto Müller gerne teilnehmen. Nachdem er sich in die Teilnehmerliste eingetragen hat, will die zuständige Betreuungskraft aus der Einrichtung auch bei Otto Müller den Unkostenbeitrag von 30,-€ kassieren. Der Kurzzeitpflegegast händigt ihr daraufhin ein Ein-D-Mark-Stück aus und meint, damit sei ja wohl alles bezahlt. Auf Rückfrage reagiert er unwirsch mit dem Hinweis, damit habe er ja wohl genug gegeben und er wolle auch nichts raushaben.

Aufgaben

1. Definieren Sie Einwilligungs- und Geschäftsfähigkeit so, dass ihre Unterschiede deutlich werden. (AFB I)
2. Legen Sie mit Begründung das zu empfehlende weitere Vorgehen der Mitarbeiter in der Pflegeeinrichtung bzgl. dieser drei »Problemfälle« dar. (AFB II)
3. Benennen und bewerten Sie Vorsorgemöglichkeiten für Situationen wie die von Herrn Müller. (AFB III)

Informationen aus dem Fall mit Rechtswissen verknüpfen

 Textarbeit/gedankliche Vorbereitung der Antworten:

6 Haftungsrecht – Schutz bei Schäden in der Pflege

Aufgabe 1)

Reine Vokabelaufgabe, vgl. Angaben aus dem Anhang (▶ Anlage 2, Teil 2 und ▶ Anlage 3)

Aufgabe 2)

- *Hilfe bei Rasur* – Alltagstätigkeit, Verständnis wahrscheinlich
- *Verständnis für Maßnahme gegeben* – einwilligungsfähig
- *Ablehnung durch Bewohner* – Einwilligung widerrufen
- *gutes Zureden der Pflegekräfte* – zulässige Maßnahme (Drohung, Täuschung als Grenze)
- *Medikamentengabe* – ärztlich verordnete Heilbehandlung
- *»vergiften und nicht nach Hause lassen«* – Fehlvorstellungen des Bewohners
- *Pflegekräfte: Realitätsverlust* – Einwilligungsfähigkeit fraglich
- *Unkostenbeitrag für Ausflug bezahlen* – Vertrag, Geschäftsfähigkeit
- *Herr Müller zahlt mit 1,- DM* – falsche Währung (ungültig); kein Bezug zum Wert der Forderung
- *Herr Müller meint, das reicht* – Bestätigung für Bedenken bzgl. bestehender Geschäftsfähigkeit bei Herrn Müller

Aufgabe 3)

- Herr Müller kann plötzlich nur noch eingeschränkt bzw. gar nicht mehr entscheiden.
- Einfluss nehmen auf Entscheider
- selbst – Vorsorgevollmacht
- durch BG – Betreuungsverfügung
- (Informationen zu diesen Vorsorgemöglichkeiten argumentativ in Gegenüberstellung auswerten)

Antworten:

Aufgabe 1)

- Geschäftsfähigkeit:
  - Selbstbestimmung des Lebens im wirtschaftlichen Bereich; hauptsächlich: Verträge
  - bis 7 Jahre unfähig; bis 18 Jahre eingeschränkt; ab 18 Jahre geschäftsfähig
  - bei Entscheidungen, die Lebensunterhalt gefährden: eingeschränkt
  - bei krankhafter Störung der Geistestätigkeit: geschäfts*un*fähig
- Einwilligungsfähigkeit:
  - Selbstbestimmung des Lebens – Maßnahmen, die in Rechte eingreifen
  - Beispiele nennen: OP, Medikamentengabe, Rasur, Bettseitenteil, Herausgabe von Daten…

- Verständnis für die Aufklärung über die Maßnahme (Komplexität?)
- **Problem:** Maßnahme bezogen festzustellen; Einzelfall; keine konkrete gesetzliche Vorgabe

Aufgabe 2)

- *Rasur*
  Einwilligungsfähigkeit gegeben; fünf Voraussetzungen nennen; Widerruf jederzeit zulässig; Mitarbeiter müssen Überzeugungsarbeit leisten
- *Medikamentengaben*
  Einwilligungsfähigkeit fraglich; Realitätsverlust, Wahrnehmen eigener Krankheit?
  Folge: Betreuungsvoraussetzungen gegeben (nennen und kurz darlegen, ob ja), Verfahren einleiten
- *Ausflug*
  Wie vorstehend mit Bezug zur Geschäftsfähigkeit, hier Anhaltspunkte für Geschäftsunfähigkeit vertretbar (Realitätsverlust, ungültige Währung, Betragshöhe), mindestens Einwilligungsvorbehalt für einzusetzenden Betreuer notwendig

Aufgabe 3)

Herr Müller möchte Einfluss nehmen, wie mit ihm umgegangen wird, wenn er selbst nicht mehr entscheiden kann.

- Vorsorgevollmacht:
  - festlegen, *wer was** für ihn bestimmen darf
  - **was* – Aufgabenkreise
  - verbindliche Regelung, vorrangig vor Betreuung
  - ab *wann* Vollmacht gilt
  - Aussteller ist geschäftsfähig (Ausstellung, Änderung, Widerruf)
  - (u. U. *wie* entschieden werden soll)
  - hohe Eigenverantwortung, alles selbst festlegen (z. B. Informationsrechte)
  - Kontrollbetreuer (Widerrufsrecht); BG mögliche Anordnung der Nichtausübung
  - §§ 1829, 1831 und 1832 BGB sind zu beachten
- Betreuungsverfügung:
  - Bestimmung der Aufgabenkreise
  - Bestimmung der Person(en) für Betreuung oder deren Ablehnung
  - BG muss beachten, darf nur mit Begründung abweichen
  - Aussteller natürliches Verständnis für den Sinn von Betreuung
  - (u. U. *wie* entschieden werden soll)
  - Gericht kontrolliert
  - Beziehung auf Zeit (max. sieben Jahre)

6.4 Übungsfall zu CE 06 und 08

Fall

Der 90-jährige Klaus Vollmer lebt in einem Pflegeheim. Seine Frau Elisabeth (87) hat eine Vollmacht von ihm. Klaus Vollmer ist sterbenskrank und durchleidet gerade die für ihn sehr qualvolle finale Phase seiner tödlichen Erkrankung.

Der behandelnde Arzt und die Ehefrau werden in die Pflegeeinrichtung einbestellt. Der Arzt empfiehlt eine Morphingabe, um das Leiden von Klaus Vollmer zu lindern. Im Anschluss wird die Ehefrau über die Gesamtsituation und die ärztliche Empfehlung aufgeklärt. Sie legt eine Patientenverfügung ihres Mannes vor und erklärt: »Eine Morphingabe ist nicht im Sinne meines Mannes. Lebensverlängernde Maßnahmen lehnt er in jeder Form ab!« Weitere Aufklärungsversuche seitens des Arztes und des Pflegepersonals bleiben erfolglos. Schließlich verstirbt Klaus Vollmer nach weiterer zweistündiger Quälerei.

Aufgaben

1. Nennen Sie die Voraussetzungen für eine wirksame Patientenverfügung. (AFB I)
2. Legen Sie auf der Grundlage Ihres Wissens zu haftungs- und betreuungsrechtlichen Vorgaben für den Umgang mit Sterbehilfe die Kommunikationsprobleme zwischen Arzt/Pflegekräften und Ehefrau dar. (AFB II)
3. Machen Sie einen begründeten Vorschlag zum Umgang mit einer solchen Situation. (AFB III)

Informationen aus dem Fall mit Rechtswissen verknüpfen

Textarbeit/gedankliche Vorbereitung der Antworten:

Aufgabe 1)

Reine Vokabelaufgabe, vgl. Angaben im Anhang (▶ Anlage 2, Teil 3)

Aufgabe 2)

Klaus Vollmer in qualvoller finaler Phase einer tödlichen Erkrankung – Sterben erleichtern

- Haftungs- und Betreuungsrecht: (Arzt und Pflegekräfte)

- *Morphingabe, Leidenslinderung* – indirekte aktive Sterbehilfe
- *Ehefrau soll zustimmen, wird aufgeklärt* – Einwilligung für Patient (§ 1829 BGB)
• Haftungs- und Betreuungsrecht: (Ehefrau)
  - keine lebensverlängernde Maßnahme für Herrn Vollmer – passive Sterbehilfe
  - Entscheidung der Ehefrau, beruft sich auf Willen ihres Mannes (Patientenverfügung) – Vorgaben des § 1829 BGB eingehalten

Aufgabe 3)

• *Arzt will von schmerzlindernder Behandlung überzeugen – Frau Vollmer will Lebensverlängerung verhindern* – ungeklärtes Missverständnis
• *Verständnis von Frau Vollmer* – einwilligungsfähig?
• *Leidensdruck von Herrn Vollmer* – menschenwürdiges Sterben ermöglichen?

 Antworten:

Aufgabe 1)

Patientenverfügung

• Patientenverfügungen bedürfen der Schriftform (Formular, eigener Text, Notar)
• Patient ist zur Zeit der Erstellung/Änderung einwilligungsfähig
• **Kerninhalt:**
  1. konkrete Beschreibung der Situationen, in der Verfügung gelten soll
  2. Festlegung der konkreten ärztlichen/pflegerischen Maßnahmen (gewollt/abgelehnt)
  3. Aktualisierungsregelung
  4. Datum, Unterschrift des Patienten

Aufgabe 2)

• Arzt und Pflegekräfte:
  - Aufklärung und Angebot indirekter aktiver Sterbehilfe, Einsatz eines lebensverkürzenden Schmerzmittels
  - Nach § 1829 BGB hat die Betreuerin über diese Schmerztherapie allein zu entscheiden, da »Heilbehandlung«
• Ehefrau:
  - Ablehnung passiver Sterbehilfe, Anfangen von lebenserhaltenden Maßnahmen
  - Anwendung von § 1829 BGB:
    ▪ Betreuer und Arzt einstimmig: Situation und Art entspr. Patientenwillen

- Betreuer mit Genehmigung des BG
- (Dritte haben abweichende Wahrnehmung des Patientenwillens → BG anrufen!)

Aufgabe 3)

Problem:

- Beteiligte reden aneinander vorbei
- Betreuerin versteht Aufklärung falsch
- Klarstellung nicht möglich

Folge:

- Patient leidet u. U. unnötig
- menschenwürdiges Sterben ermöglichen
- Betreuerin scheinbar (zumindest zeitweise) einwilligungsunfähig, da Aufklärung nicht verstanden wird → Berufung auf *Notstand*[45] zugunsten des Patienten
- (Argumentation über mutmaßlichen Willen?)
- Patient wird behandelt

Alternative:

- Vorstellung der Ehefrau ernst nehmen: passive Sterbehilfe
- Genehmigung des BG notwendig, da Arzt behandeln will
- bis Gericht entschieden hat, ist Behandlung fortzusetzen (Entscheidung des BG nicht vorgreifen)

6.5 Übungsfall zu CE 02, 05, 08 und 11

Fall

Bertram Koch lebt in einem offenen Pflegeheim. Seit einiger Zeit ist er zunehmend misstrauisch gegenüber dem versorgenden Pflegepersonal eingestellt. Er meint, er würde bestohlen, sein Telefon würde abgehört und seit Kurzem ist er überzeugt, die Pflegekräfte wollten ihn durch Medikamentengaben töten.

---

45 Notstand: 1) konkrete Gefahr für Leben, Körper, Gesundheit; 2) mit dem mildesten Mittel den Eintritt des Schadens verhindern (z. B.: Bewegungsfreiheit nehmen, einschränken; Informationen weitergeben)

Aus diesem Grund lehnt Bertram Koch seit kurzer Zeit fast durchweg die Einnahme der ärztlich verordneten Medikamente ab. Inzwischen zeigt er ein zunehmend autoaggressives Verhalten. Die Einrichtung hat den Betreuer (Gesundheitsfürsorge und Aufenthaltsbestimmung) und den behandelnden Arzt hinzugezogen. Der Arzt sieht ein Gefahrenpotential gegeben, das ein baldiges Eingreifen notwendig macht.

Aufgaben

1. Definieren Sie Körperverletzung und Einwilligung. (AFB I)
2. Legen Sie den Umgang mit Patienten wie Bertram Koch bzgl. der medizinisch notwendigen Medikamentengaben durch Pflegekräfte ggfs. unter Einbezug des Betreuers dar. (AFB II)
3. Reflektieren Sie über Probleme im Umgang mit arbeitsintensiven, dementen Bewohnern in offenen Einrichtungen (konkrete Beispiele, Ursachen…). (AFB III)

Informationen aus dem Fall mit Rechtswissen verknüpfen

 Textarbeit/gedankliche Vorbereitung der Antworten:

Aufgabe 1)

Reine Vokabelaufgabe, vgl. Angaben im Anhang (▶ Anlage 2, Teil 3)

Aufgabe 2)

- *Misstrauen von Bertram Koch* – Fehleinschätzung der Situation (Grund?)
- *bestohlen, abgehört, vergiftet* – Verfolgungswahn?
- *Ablehnung verordneter Medikamente* – Zwang zulässig?
- *Betreuer vorhanden* – einwilligungsunfähig; Betreuer entscheidet
- *Arzt: Gefahr* – Handlungsbedarf?

Aufgabe 3)

- Probleme benennen
- Ursachen ableiten
- beides: Erfahrungen aus dem Arbeitsalltag auswerten

 Antworten:

Aufgabe 1)

- Körperverletzung
  - körperliche Misshandlung =

Störung des körperlichen Wohlbefindens
  körperliche Empfindungen, Körpersubstanzen (Haare, Nägel) betroffen
  - Gesundheitsbeschädigung =
  krankhaften Zustand auslösen oder steigern (Hämatome, Kratzer, Wunden, Brüche, Infektionen, Verlust von Körpergliedern)
- Einwilligung
  - Aufklärung über die Maßnahme (zeitnah, einfache Worte)
  - Einwilligung erklären (schriftlich, mündlich, Verhalten)
  - Einwilligungsfähigkeit
  - jederzeit widerrufbar
  - keine Drohung oder Täuschung bei der Aufklärung

Aufgabe 2)

Betreuerentscheidung nach § 1829 BGB liegt vor:

- Verweigerung angebotener Versorgung
- Dokumentation
- Ursachenforschung, um freiwillige Mitwirkung zu erreichen (z. B.: Tageszeit, anderer Mitarbeiter, anderen Rahmenbedingungen für Versorgung, Biografie…)
- Dokumentation aller Versuche (erfolgsunabhängig)
- Recht auf Eigengefährdung mangels Einschätzungsfähigkeit in der Regel nicht gegeben

Kein Zwang in offenem Pflegeheim zulässig!

Zwang nötig: § 1832 BGB – sieben Voraussetzungen vom Betreuer/Bevollmächtigten nachzuweisen

- ohne Zwang erheblicher Gesundheitsschaden
- gesundheitsbedingte Uneinsichtigkeit des Betreuten
- Behandlung entspricht Willen des Patienten (§ 1827)
- ein *aufrichtiger* Überzeugungsversuch
- Zwang nötig – letztes Mittel
- Abwägung (Folgen ohne und mit Zwang)
- Zwang erfolgt i. R. von stat. Krankenhausaufenthalt

Aufgabe 3)

(nicht abschließend, ergänzbar)

- Verweigerungshaltung oft Reaktion auf Stress der PKe
- Motivation, Überzeugung braucht Zeit

- Zuwendung oft nicht (ausreichend) möglich
- Personalschlüssel
- hohe Zahl an dementiell veränderten Bewohnern
- Überarbeitung des Personals (Gelassenheit?)
- Übergriffe von Bewohnern (Abgrenzungsproblem!)
- Zeitdruck
- Hetze, Stress in Beziehung zu Pflegebedürftigen kontraproduktiv

7 Für einen anderen Erwachsenen entscheiden – Betreuungsrecht[46]

Wird ein Erwachsener geschäfts- oder einwilligungsunfähig oder braucht er Unterstützung aufgrund von Krankheit oder Behinderung, so kann ein anderer Erwachsener für ihn Entscheidungen treffen.

Seit 1992 ist in solchen Fällen das Betreuungsgericht (= BG) im Amtsgericht am Wohnsitz des Betroffenen zuständig. Mit Einführung des Betreuungsrechts wurde die Entmündigung[47] des betroffenen Erwachsenen abgeschafft. Das Selbstbestimmungsrecht soll weitgehend erhalten bleiben und auch im Falle der Geschäfts*un*fähigkeit (§ 104 Nr. 2 BGB) nicht gänzlich aufgehoben sein.

Wirtschaft	← Lebensbereiche →	Eingriff in Rechte
Man ist selbstbestimmt, falls		Man ist selbstbestimmt, falls
Geschäftsfähigkeit	**Grenze:** natürlicher Wille Zwang zulässig?	Einwilligungsfähigkeit
• Alter • geistige Gesundheit		• Maßnahme verstehen

Tab. 10: Selbstbestimmung Kurzfassung zu Anhang (▶ Anlage 4) (eigene Zusammenstellung)

Zum 01.01.2023 wurde das Betreuungsrecht komplett überarbeitet. Das hat zu Änderungen, Ergänzungen und Neuzählungen in den betroffenen Gesetzen geführt. Die vier wesentlichen Rechtsgrundlagen des Betreuungsrechts finden sich im BGB, im FamFG (Verfahrensvorschriften), BtOG (Vorgaben für Betreuer (Privatperson, Verein, Behörde) sowie im VBVG (Vergütung für Berufsbetreuer).

Die anschließenden Ausführungen zum Betreuungsrecht werden im *ersten Abschnitt* einen kurzen Überblick über die Grundlagen/Formalia zum Betreuungsrecht geben (▶ Kap. 7.1). Im *zweiten Abschnitt* geht es dann um die

---

46 Lektüre: Bundesministerium der Justiz (Hrsg.) (2023): Betreuungsrecht. Zugriff am 08.07.2023 unter: https://www.bmj.de/SharedDocs/Publikationen/DE/Betreuungsrecht.html und BGT e. V. (= Betreuungsgerichtstag e. V.) (Hrsg.) (2023): *Online-Lexikon Betreuungsrecht*. Zugriff am 08.07.2023 unter: https://www.lexikon-betreuungsrecht.de/Spezial:Alle_Seiten

47 Entzug der Geschäftsfähigkeit durch gerichtliche Entscheidung

gesetzlichen Vorgaben für die Entscheidungen in den Hauptaufgabenkreisen (▶ Kap. 7.2).

7.1 Erster Abschnitt: Grundlagen/Formalien

Inhalte

1. Vorsorgemöglichkeiten
2. Voraussetzungen für Betreuung
3. Betreuungsverfahren
4. Betreuerauswahl
5. Pflichten aller Betreuer
6. Ende der Betreuung

7.1.1 Vorsorgemöglichkeiten

Das Ideal, bis ans Lebensende vollumfänglich entscheiden zu können und uneingeschränkt selbstbestimmt zu sein, ist nicht für jeden Menschen Realität. Die Frage der Vorsorge für Fälle der eigenen Entscheidungsunfähigkeit, z. B. nach Unfall, Apoplex, im Wachkoma u. ä. einschneidenden Ereignissen, stellt sich jedem Erwachsenen irgendwann.

Eine Darstellung zu den Grundlagen der Selbstbestimmung – den rechtlich vorgesehenen Fähigkeiten für die verschiedenen Lebensbereiche – finden Sie im Anhang (▶ Anlage 3 und ▶ Anlage 4). Ein Überblick zu den drei Möglichkeiten, für Volljährige Entscheidungen zu treffen, finden Sie ebenfalls im Anhang (▶ Anlage 6). Eine Gegenüberstellung der vier bedeutsamsten Vorsorgemöglichkeiten im deutschen Recht rundet diese Darstellungen ab (▶ Anlage 5).

Tab. 11: Vorsorge Kurzfassung eines Auszugs zu Anhang (▶ Anlage 5) (eigene Zusammenstellung)

Vorsorgevollmacht	Für beide gilt:	Betreuungsverfügung
Geschäftsfähigkeit		natürliches Verständnis für den Sinn von Betreuung
Aussteller setzt selbst ein	Form/Inhalt:	BG setzt ein
positive Regelung	Schriftform: • Formular • eigener Text • notarielles Schriftstück	Wunsch an BG, den BG nur mit gutem Grund ablehnen darf

Vorsorgevollmacht	Für beide gilt:	Betreuungsverfügung
Problem: Generalvollmacht §§ 1829, 1831, 1832 BGB	Kerninhalt: wer darf was entscheiden	Regelung positiv oder negativ möglich

Tab. 11: Vorsorge Kurzfassung eines Auszugs zu Anhang (▶ Anlage 5) (eigene Zusammenstellung) – Fortsetzung

Vertiefungsfälle:

Fall 1

In die Notaufnahme einer Klinik werden zwei volljährige Patienten eingeliefert. Beide sind bewusstlos und auf unbestimmte Zeit nicht ansprechbar. Es handelt sich um

a) einen Patienten (ledig) und
b) eine Patientin (verheiratet).

In beiden Fällen müssen in kürzester Zeit Behandlungen durchgeführt werden.

Aufgabe

Leiten Sie aus dem Betreuungsrecht den Umgang mit diesen Situationen ab. (AFB II)

Erwartete Bearbeitung:

Textarbeit:

- Patienten über 18 Jahre; nicht ansprechbar, Notaufnahme, schnelle Behandlung erforderlich
  Familienstand unterschiedlich

Falllösungen:

Zu a) Informationen zu bekannten oder vorliegenden Vorsorgemöglichkeiten sind nicht gegeben. Patient ist ledig, niemand ist qua Gesetz für ihn entscheidungsbefugt. Folge: Arzt behandelt im Eilfall auf Grundlage von Notstand oder mutmaßlicher Einwilligung; ansonsten ist das BG für diesen Patienten Ansprechpartner, im Anhang (▶ Anlage 6).

Zu b) Die Patientin ist verheiratet. Auch hier gibt es keine Anhaltspunkte für getroffene Vorsorge; insbesondere nicht bezüglich eines Widerspruchs gegen § 1358 BGB. Damit ist der Ehemann qua Gesetz zur Entscheidung in Gesundheitsfragen und für kurzzeitigen Freiheitsentzug bis zu sechs Monaten entscheidungsbefugt, im Anhang (▶ Anlage 6).

Fall 2

Beispiel 1:

Betreuungsverfügung
Sollte ich jemals eine Betreuung brauchen, möchte ich, dass folgende Personen **nicht** als Betreuer eingesetzt werden:
Emma Schulz, meine ältere Schwester,
Regina Müller, meine Schwiegertochter, und
Jochen Bertram, mein Cousin.

Hannover, den ... Bertha Müller

Beispiel 2:

Vorsorgevollmacht
Hiermit erteile ich meinem Sohn, Hans Krause, geb. am ...,
wohnhaft in ...,
eine Generalvollmacht.

Hannover, den ...Bodo Krause

 Aufgabe

Nehmen Sie mit Begründung Stellung zu den oben dargestellten, handschriftlich unterzeichneten Schriftstücken, die bei Ihnen von Patienten/Pflegebedürftigen hinterlegt sind. (AFB II)

Erwartete Bearbeitung:

 Textarbeit:

- Zwei Schriftstücke zur Vorsorge; Vollmacht (Generalvollmacht) und Betreuungsverfügung (= ablehnende Entscheidung)

 Falllösungen:

Zu 1) Eine Betreuungsverfügung ist ein schriftlich geäußerter Wunsch. Die Schriftform ist mit Formular, eigenem Text oder notarieller Form erfüllt. Davon ist hier auszugehen. Der Betreuungsverfügung ist vom BG umzusetzen, dies betrifft insbesondere Ablehnungen wie hier. Das BG hat jemand anderen auszuwählen und durch Beschluss einzusetzen.

Zu 2) Auch hier darf von der Beachtung der Schriftform ausgegangen werden. Das Problem ist die Reduktion des Vollmachttextes auf die

Erteilung einer Generalvollmacht. Damit hat Herr Krause die Aufgabenbereiche der §§ 1829, 1831 sowie 1832 BGB nicht wirksam übertragen. Sollten hier Entscheidungen nötig werden, müsste eine Betreuung eingerichtet werden.

7.1.2 Voraussetzungen für eine Betreuung sind nach § 1814 BGB

1. volljährige Person
2. Krankheit oder Behinderung
3. dadurch: eigene Angelegenheiten ganz oder teilweise rechtlich nicht besorgen können
4. Betreuung erforderlich
    a) kein Bevollmächtigter, der nicht zu Personen nach § 1816 Abs. 6 gehört
    b) keine anderen Hilfen ausreichend (z. B. im Rahmen des Sozialrechts)
5. Der freie Wille des Volljährigen steht einer Betreuung nicht entgegen.

Zu Voraussetzung 5: Rechtsprechung des BGH zum freien Willen:[48] »Die Feststellungen zum krankheitsbedingten Ausschluss der freien Willensbestimmung müssen nach ständiger Rechtsprechung des Senats durch ein Sachverständigengutachten belegt sein […]«

Merke

Dabei hat der Bundesgerichtshof die Kriterien der Einsichts- und Handlungsfähigkeit für die Feststellung einer freien Willensbestimmung in seiner jüngsten Entscheidung noch einmal präzisiert:

»Einsichtsfähigkeit setzt die Fähigkeit des Betroffenen voraus, im Grundsatz die für und wider eine Betreuerbestellung sprechenden Gesichtspunkte zu erkennen und gegeneinander abzuwägen. […]
Der Betroffene muss Grund, Bedeutung und Tragweite einer Betreuung intellektuell erfassen können, was denknotwendig voraussetzt, dass er seine Defizite im Wesentlichen zutreffend einschätzen und auf der Grundlage dieser Einschätzung die für oder gegen eine Betreuung sprechenden Gesichtspunkte gegeneinander abwägen kann. Ist der Betroffene zur Bildung eines klaren Urteils zur Problematik der Betreuerbestellung in der Lage, muss ihm weiter möglich sein, nach diesem Urteil zu handeln und sich dabei von den Einflüssen interessierter Dritter abzugrenzen.«

---

48 BGH Entscheidung vom 16. Dezember 2015 (XII ZB 381/15), Zugriff am 12.07.2023 unter: https://dejure.org/dienste/vernetzung/rechtsprechung?Gericht=BGH&Datum=16.12.2015&Aktenzeichen=XII%20ZB%20381%2F15 und folgend: https://lexetius.com/2015,4394

7.1.3 Verfahren zur Bestellung eines Betreuers, FamFG iVm. §§ 1814 ff. BGB

Verfahrensablauf

Einleitung:

- *Antrag* des Betroffenen* beim BG an seinem Wohnsitz *oder*
  *Der Antrag des Betroffenen ist zwingende Voraussetzung, wenn er ausschließlich körperlich krank oder behindert ist! (Ausnahme: Kann seinen Willen nicht äußern.)
- *Anregung* aus dem Umfeld des Betroffenen beim BG am Wohnsitz (BG ist im Amtsgericht angesiedelt)
  Statt direkt an das BG kann man sich auch zunächst an den sozialpsychiatrischen Dienst (beim Gesundheitsamt) wenden, um die Notwendigkeit einer Betreuung einschätzen zu können.)

Ablauf des Verfahrens:

- *Ärztliches Gutachten*
- *Anhörung des Betroffenen* in seinem Umfeld durch den Richter
  - Verfahrenspfleger nötig?
  - Wünsche bzgl. Betreuer gegeben? (Betreuungsverfügung?)
- *Anhörung* von Personen aus dem Umfeld des Betroffenen

Entscheidung – Verfahrensende:

- *Beschluss:*
  - Betreuung nötig?
  - Aufgabenbereiche?[49]
  - Person/en des/der Betreuer/s?
  - Dauer der Betreuung (max. sieben Jahre/Betreuung gegen den Willen: zwei Jahre)
  - Kosten
  - Hinweis auf Beschwerderecht

Aufgabenbereiche, die der ausdrücklichen Anordnung durch das BG bedürfen, § 1815 BGB

Merke

1. eine mit Freiheitsentziehung verbundene Unterbringung des Betreuten nach § 1831 Abs. 1
2. eine freiheitsentziehende Maßnahme im Sinne des § 1831 Abs. 4, unabhängig davon, wo der Betreute sich aufhält
3. die Bestimmung des gewöhnlichen Aufenthalts des Betreuten im Ausland

---

49 Alternativbegriffe: Aufgabenkreis, Zuständigkeit u. ä.

4. die Bestimmung des Umgangs des Betreuten
5. die Entscheidung über die Telekommunikation des Betreuten, einschließlich seiner elektronischen Kommunikation
6. die Entscheidung über die Entgegennahme, das Öffnen und das Anhalten der Post des Betreuten

7.1.4 Betreuerauswahl, § 1816 BGB

Natürliche Person

Die Person ist geeignet, die Vorgaben des § 1821 BGB umzusetzen – insbes. Halten des persönlichen Kontakts in erforderlichem Umfang.

- Ehrenamt:
  - Pos. Wünsche des Betreuten erfüllen; Ausnahme: § 1821 BGB nicht gewährleistet
  - Neg. Wünsche des Betreuten sind zu berücksichtigen, soweit nicht Ausdruck einer generellen Ablehnung einer Betreuung
  - Pflicht, Betreuungsverfügung dem BG zugänglich zu machen
  - Personen mit familiärer Beziehung oder persönlicher Bindung berücksichtigen
  - Person ohne diese Verbindungen nur nach Vereinbarung gemäß §§ 14, 15 BtOG einsetzbar
- Beruflich:
  - Berufsbetreuer (subsidiär) unter Beachtung von Anzahl und Umfang bereits bestehender Betreuungen

Beachte § 1816 Abs. 6 BGB:
»Eine Person, die zu einem Träger von Einrichtungen oder Diensten, der in der Versorgung des Volljährigen tätig ist, in einem Abhängigkeitsverhältnis oder in einer anderen engen Beziehung steht, darf nicht zum Betreuer bestellt werden. Dies gilt nicht, wenn im Einzelfall die konkrete Gefahr einer Interessenkollision *nicht* besteht.« [Hervorhebung durch Autorin]

§
Gesetzestext

Statt natürlicher Person, § 1818 BGB

Betreuungsverein

§ 14 BtOG Anerkennung als Betreuungsverein:
»(1) Ein rechtsfähiger Verein kann als Betreuungsverein anerkannt werden, wenn er gewährleistet, dass er

§
Gesetzestext

1. die Aufgaben nach §§ 15 und 16 [BtOG] wahrnehmen wird,
2. eine ausreichende Zahl geeigneter Mitarbeiter hat und diese beaufsichtigen, weiterbilden und gegen Schäden, die diese anderen im Rahmen ihrer Tätigkeit zufügen können, angemessen versichern wird, und
3. einen Erfahrungsaustausch zwischen den Mitarbeitern ermöglicht.

(2) Die Anerkennung gilt für das jeweilige Land; sie kann auf einzelne Landesteile beschränkt werden. Sie kann unter Auflagen erteilt werden und ist widerruflich.

(3) Das Nähere regelt das Landesrecht. Es kann auch weitere Voraussetzungen für die Anerkennung vorsehen.«

Betreuungsbehörde nach BtOG

Sachliche Zuständigkeit regelt das jeweilige Bundesland. Örtliche Zuständigkeit wird grundsätzlich nach dem Wohnsitz des Betroffenen bestimmt. (§§ 1 und 2 BtOG)

Aufgaben: (§§ 5 ff. BtOG)

- Information und Beratung
- Förderung (Angebot für Einführung in Aufgaben)
- Öffentliche Beglaubigung (Betreuungsverfügungen, Vollmachten)
- Beratungs- und Unterstützungsangebot
- Mitteilung an BG (Einleitung eines Verfahrens, Kontrolle eines Betreuers)
- Mitteilung an Betreuungsverein
- Unterstützung des BG im Verfahren, Sozialbericht, Betreuervorschlag

Beachte: Sterilisationsentscheidungen dürfen Betreuungsvereinen oder Betreuungsbehörden *nicht* übertragen werden, § 1818 Abs. 5 BGB.

Besonderheiten

1. *Verhinderungsbetreuer*
   Erledigt Angelegenheiten des Betreuten, soweit Betreuer aus tatsächlichen Gründen verhindert ist. Vom BG zu bestellen.
2. *Ergänzungsbetreuer*
   Betreuer ist aus rechtlichen Gründen gehindert, Angelegenheiten des Betreuten zu besorgen. Vom BG zu bestellen.
3. *Kontrollbetreuer § 1820 BGB*

§
Gesetzestext

»(3) Das Betreuungsgericht *bestellt einen Kontrollbetreuer* [Hervorhebung durch Autorin], wenn die Bestellung erforderlich ist, weil

1. der Vollmachtgeber aufgrund einer Krankheit oder Behinderung nicht mehr in der Lage ist, seine Rechte gegenüber dem Bevollmächtigten auszuüben, *und* [Hervorhebung durch Autorin]
2. aufgrund konkreter Anhaltspunkte davon auszugehen ist, dass der Bevollmächtigte die Angelegenheiten des Vollmachtgebers nicht entsprechend der Vereinbarung oder dem erklärten oder mutmaßlichen Willen des Vollmachtgebers besorgt.

(4) Das Betreuungsgericht kann anordnen, dass der Bevollmächtigte die ihm erteilte Vollmacht nicht ausüben darf und die Vollmachtsurkunde an den Betreuer herauszugeben hat, wenn

1. die dringende Gefahr besteht, dass der Bevollmächtigte nicht den Wünschen des Vollmachtgebers entsprechend handelt und dadurch die

Person des Vollmachtgebers oder dessen Vermögen erheblich gefährdet oder
2. der Bevollmächtigte den Betreuer bei der Wahrnehmung seiner Aufgaben behindert.

Liegen die Voraussetzungen des Satzes 1 nicht mehr vor, hat das Betreuungsgericht die Anordnung aufzuheben und den Betreuer zu verpflichten, dem Bevollmächtigten die Vollmachtsurkunde herauszugeben, wenn die Vollmacht nicht erloschen ist.

(5) Der Betreuer darf eine Vollmacht oder einen Teil einer Vollmacht, die den Bevollmächtigten zu Maßnahmen der Personensorge oder zu Maßnahmen in wesentlichen Bereichen der Vermögenssorge ermächtigt, nur widerrufen, wenn das Festhalten an der Vollmacht eine künftige Verletzung der Person oder des Vermögens des Betreuten mit hinreichender Wahrscheinlichkeit und in erheblicher Schwere befürchten lässt und mildere Maßnahmen nicht zur Abwehr eines Schadens für den Betreuten geeignet erscheinen. Der Widerruf bedarf der Genehmigung des Betreuungsgerichts. Mit der Genehmigung des Widerrufs einer Vollmacht kann das Betreuungsgericht die Herausgabe der Vollmachtsurkunde an den Betreuer anordnen.«

7.1.5 Pflichten aller Betreuer in allen Aufgabenbereichen, §§ 1821–1823 BGB

a) Angelegenheiten des Betreuten rechtlich besorgen (*Betreuter vor Betreuer*)
b) Angelegenheiten so besorgen, wie es den Möglichkeiten und Wünschen des Betreuten entspricht
(In Kürze: Willen feststellen, Willen entsprechen, bei Umsetzung unterstützen)
(Grenzen: Gefahr oder Unzumutbarkeit)
c) *mutmaßlichen Willen* ermitteln und umsetzen, wenn aktueller Wille nicht erkennbar (frühere Äußerungen, ethische und religiöse Überzeugungen, persönliche Wertvorstellungen/Angehörige, Vertrauenspersonen haben Anhörungsrecht)
d) erforderlichen persönlichen Kontakt halten, regelmäßig einen persönlichen Eindruck verschaffen, Angelegenheiten mit Betreutem besprechen
e) innerhalb des Aufgabenkreises zur Verbesserung/Wiederherstellung der Fähigkeiten und Gesundheit beitragen
f) auf Verlangen ist Angehörigen und Vertrauenspersonen des Betreuten Auskunft über persönliche Lebensumstände zu erteilen (Grenze: Wunsch des Betreuten)
g) Betreuer vertritt Betreuten gerichtlich und außergerichtlich

Merke

Vertiefungsfall

Eine Zeugin Jehovas hat den behandelnden Ärzten im Beratungsgespräch vor der OP unmissverständlich mitgeteilt, dass sie eine Bluttransfusion ablehne. Dies bekräftigte sie durch die Vorlage eines »Dokuments zur ärztlichen Versorgung« der Zeugen Jehovas. Nach der OP ohne Bluttransfusion blieb die Patientin bewusstlos und schwebte in Lebensgefahr. Daraufhin regte der zuständige Arzt beim BG die Einrichtung einer Betreuung an. Das BG bestellte den Ehemann der Patientin für drei Wochen als Betreuer. Dieser stimmte der Bluttransfusion zu, um »den minderjährigen Kindern die Mutter zu erhalten«. Die Frau wurde »gerettet«.
(Basierend auf 1 BvR 618/93 – BVerfG, Beschluss der 3. Kammer des Ersten Senats vom 02. August 2001 - 1 BvR 618/93 - Rn. 1-30)

Aufgaben

1. Stellen Sie den Ablauf des Verfahrens zur Bestellung eines Betreuers dar. (AFB I)
2. Erläutern Sie die haftungs- und betreuungsrechtlichen Vorgaben, die dazu führen, ein Betreuungsverfahren einzuleiten. (AFB II)
3. Beurteilen Sie die Erfolgsaussichten der Beschwerde, die die Patientin gegen die Entscheidung des BG einlegte. (AFB III)

Erwartete Bearbeitung:

Textarbeit:

- Bluttransfusion nach OP; Patientin bewusstlos, Zeugin Jehova – Bluttransfusion vor OP abgelehnt; Arzt leitet Betreuungsverfahren ein; Betreuer für drei Wochen; Entscheidung für Behandlung

Falllösung:

Aufgabe 1)

Verfahrensablauf entsprechend der Darstellung unter (▶ Kap. 7.1.3) wiedergeben

Aufgabe 2)

Bluttransfusion ist Körperverletzung; Gesundheitsbeschädigung, weil Eindringen in den Körper und Wirkung auf bestehende körperliche Situation; Folge: Einwilligung der Patientin notwendig; hier: Einwilligungsunfähigkeit, da bewusstlos; Ersatz durch Betreuerentscheidung gemäß § 1829 BGB → Betreuungsverfahren war notwendig; Entscheidung des eingesetzten Betreuers macht ärztliche Behandlung rechtmäßig

Aufgabe 3)

zu bedenkende Punkte:

- Patientin gab Einwilligung für OP
- Patientin verweigerte Bluttransfusion zu dieser Zeit unter Verweis auf ihre religiöse Überzeugung
- Patientin ist bewusstlos → einwilligungsunfähig
- Einwilligung bereits gegeben oder nötig? → Aufklärung über die Maßnahme
- Alternativen:[50]
  a) Aufklärung erfolgt, Patientin lehnt ab → Patientin hat Recht
  b) Aufklärung ist nicht erfolgt und Betreuungsverfahren, die Frage der Behandlung betreffend, war erforderlich

7.1.6 Betreuungsende (Gründe und Folgen)

§ 1868 BGB Entlassung des Betreuers (Auszug)

§ Gesetzestext

»(1) Das Betreuungsgericht hat den Betreuer zu entlassen, wenn dessen Eignung, die Angelegenheiten des Betreuten zu besorgen, nicht oder nicht mehr gewährleistet ist oder ein anderer wichtiger Grund für die Entlassung vorliegt. Ein wichtiger Grund liegt auch vor, wenn der Betreuer eine erforderliche Abrechnung vorsätzlich falsch erteilt oder den erforderlichen persönlichen Kontakt zum Betreuten nicht gehalten hat.

(2) Das Betreuungsgericht hat den beruflichen Betreuer zu entlassen, wenn dessen Registrierung nach § 27 Absatz 1 und 2 des Betreuungsorganisationsgesetzes widerrufen oder zurückgenommen wurde.

(3) Das Betreuungsgericht soll den beruflichen Betreuer, den Betreuungsverein, den Behördenbetreuer oder die Betreuungsbehörde entlassen, wenn der Betreute zukünftig ehrenamtlich betreut werden kann.

(4) Das Betreuungsgericht entlässt den Betreuer auf dessen Verlangen, wenn nach dessen Bestellung Umstände eingetreten sind, aufgrund derer ihm die Führung der Betreuung nicht mehr zugemutet werden kann.

(5) Das Betreuungsgericht kann den Betreuer entlassen, wenn der Betreute eine mindestens gleich geeignete Person, die zur Übernahme der Betreuung bereit ist, als neuen Betreuer vorschlägt.«

---

50 In der Originalentscheidung vertrat das Bundesverfassungsgericht auf der Grundlage der Dokumentation des behandelnden Arztes die Alternative b). Demnach habe das Betreuungsgericht den Ehemann zu Recht eingesetzt. Die Entscheidung habe die Rechte der Patientin aus Art. 4 und 2 GG nicht verletzt. Allerdings ist diese Entscheidung des Bundesverfassungsgerichts in der Pflegeliteratur hochgradig umstritten.

§ 1869 BGB Bestellung eines neuen Betreuers

»Mit der Entlassung des Betreuers oder nach dessen Tod ist ein neuer Betreuer zu bestellen.«

§ 1870 BGB Ende der Betreuung

»Die Betreuung endet mit der Aufhebung der Betreuung durch das Betreuungsgericht oder mit dem Tod des Betreuten.«

§ 1874 BGB Besorgung der Angelegenheiten des Betreuten nach Beendigung der Betreuung

»(1) Der Betreuer darf die Besorgung der Angelegenheiten des Betreuten fortführen, bis er von
der Beendigung der Betreuung Kenntnis erlangt oder diese kennen muss. Ein Dritter kann sich auf diese Befugnis nicht berufen, wenn er bei der Vornahme des Rechtsgeschäfts die Beendigung kennt oder kennen muss.

(2) Endet die Betreuung durch den Tod des Betreuten, so hat der Betreuer im Rahmen des
ihm übertragenen Aufgabenkreises die Angelegenheiten, die keinen Aufschub dulden, zu besorgen, bis der Erbe diese besorgen kann.«

7.2 Zweiter Abschnitt: Vorgaben für Entscheidungen in den Aufgabenbereichen

Inhalte

- Post
- Vermögenssorge/Einwilligungsvorbehalt
- Gesundheitsfürsorge mit Sonderfall Behandlungsabbruch, § 1829 BGB
- Freiheitsentzug/-einschränkung, § 1831 BGB
- Zwang, § 1832 BGB
- Nachtrag: PsychKG und Fachsprache
- Exkurs zur CE 10 minderjähriger Patient
- drei Übungsfälle

7.2.1 Post und Kommunikation, § 1815 Abs. 2 Ziff. 5 + 6 BGB

Voraussetzungen für die Übertragung:

- Betreuer kann ohne diese Zuständigkeit seine Aufgaben nicht erfüllen
- *erhebliche* Gefahr für den Betreuten oder erhebliche Gefährdung der öffentlichen Sicherheit und Ordnung
- nachträglich (= wesentliche Erweiterung); kurze Frist für Erneuerung
- beschränkbar, z. B.: bestimmte Absender…

Grenzen der Beschränkung aus der »Natur der Sache«:
Post- und Telefonverkehr mit:

- Betreuungsgericht
- Verfahrenspfleger
- Rechtsanwalt
- Volksvertretungen (Bund/Land)
- EU-Kommission für Menschenrechte
- Vertretungen des Heimatlandes (Konsulate, diplomatische Vertretungen)

7.2.2 Besonderheit bei Vermögenssorge und anderen Aufgabenkreisen

§ 1825 Einwilligungsvorbehalt:

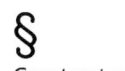
Gesetzestext

»(1) Soweit dies zur Abwendung einer erheblichen Gefahr für die Person oder das Vermögen des Betreuten erforderlich ist, ordnet das Betreuungsgericht an, dass der Betreute zu einer Willenserklärung, die einen Aufgabenbereich des Betreuers betrifft, dessen Einwilligung bedarf (Einwilligungsvorbehalt). Gegen den freien Willen des Volljährigen darf ein Einwilligungsvorbehalt nicht angeordnet werden. Die §§ 108 bis 113, 131 Absatz 2 und § 210 gelten entsprechend.

Merke

(2) Ein Einwilligungsvorbehalt kann sich *nicht* [Hervorhebung durch Autorin] erstrecken

1. auf Willenserklärungen, die auf Eingehung einer Ehe gerichtet sind,
2. auf Verfügungen von Todes wegen,
3. auf die Anfechtung eines Erbvertrags,
4. auf die Aufhebung eines Erbvertrags durch Vertrag und
5. auf Willenserklärungen, zu denen ein beschränkt Geschäftsfähiger nach den Vorschriften dieses Buches und des Buches 5 nicht der Zustimmung seines gesetzlichen Vertreters bedarf.

(3) Ist ein Einwilligungsvorbehalt angeordnet, so bedarf der Betreute dennoch nicht der Einwilligung seines Betreuers, wenn die Willenserklärung dem Betreuten lediglich einen rechtlichen Vorteil bringt. Soweit das Gericht nichts anderes anordnet, gilt dies auch, wenn die Willenserklärung eine geringfügige Angelegenheit des täglichen Lebens betrifft.

(4) Auch für einen Minderjährigen, der das 17. Lebensjahr vollendet hat, kann das Betreuungsgericht einen Einwilligungsvorbehalt anordnen, wenn anzunehmen ist, dass ein solcher bei Eintritt der Volljährigkeit erforderlich wird.«

7.2.3 Gesundheitsfürsorge

Durch die Regelung in § 1829 BGB, der eine wortgleiche Übernahme des § 1904 BGB ist, sind von Betreuern und Bevollmächtigten folgende Vorgaben zu beachten:

Gesundheitsfürsorge – Anwendung, wenn und soweit der Betreute einwilligungsunfähig ist!

Grundsatz:
Umfang: Einwilligung des Betreuers in

- Untersuchung des Gesundheitszustands
- Heilbehandlung
- ärztlicher Eingriff

Erste Modifikation:
Mit Genehmigung des BG[51], nur wenn

- Betreuter durch die Maßnahme in Todesgefahr oder
- Gefahr eines schweren, länger dauernden gesundheitlichen Schadens gerät.[52]

Zweite Modifikation:
Ausnahme:

- Aufschub der (gefährlichen) Maßnahme gefährdet den Betreuten!
- *Folge*: Betreuer darf dann (trotz Gefahr) allein entscheiden.
- Genehmigung des BG ist nicht nachzuholen.

Vorgaben sind auch von Bevollmächtigten zu beachten!

Sonderfall: Umgang mit dem Behandlungsabbruch, der passiven Sterbehilfe

Ermittlung des aktuellen Willens durch Bevollmächtige/Betreuer:

---

[51] Entbehrlich, wenn Arzt und Betreuer einig, dass Maßnahme dem Willen des Betreuten entspricht
[52] Vgl. BGT e. V. (Hrsg.) (2023): *Online-Lexikon Betreuungsrecht. Genehmigung der Heilbehandlung.* Zugriff am 09.07.2023 unter: https://www.lexikon-betreuungsrecht.de/Genehmigung_der_Heilbehandlung

§ 1827 BGB Patientenverfügung:

§ Gesetzestexte

»(1) Hat ein einwilligungsfähiger Volljähriger für den Fall seiner Einwilligungsunfähigkeit schriftlich festgelegt, ob er in bestimmte, zum Zeitpunkt der Festlegung noch nicht unmittelbar bevorstehende Untersuchungen seines Gesundheitszustands, Heilbehandlungen oder ärztliche Eingriffe einwilligt oder sie untersagt (Patientenverfügung), prüft der Betreuer, ob *diese Festlegungen auf die aktuelle Lebens- und Behandlungssituation zutreffen*. Ist dies der Fall, hat der Betreuer dem Willen des Betreuten Ausdruck und Geltung zu verschaffen. *Eine Patientenverfügung kann jederzeit formlos widerrufen werden.*

(2) Liegt keine Patientenverfügung vor oder treffen die Festlegungen einer Patientenverfügung nicht auf die aktuelle Lebens- und Behandlungssituation zu, hat der Betreuer die Behandlungswünsche oder den mutmaßlichen Willen des Betreuten festzustellen und auf dieser Grundlage zu entscheiden, ob er in eine ärztliche Maßnahme nach Absatz 1 einwilligt oder sie untersagt. *Der mutmaßliche Wille ist aufgrund konkreter Anhaltspunkte zu ermitteln*. Zu berücksichtigen sind *insbesondere frühere mündliche oder schriftliche Äußerungen, ethische oder religiöse Überzeugungen und sonstige persönliche Wertvorstellungen des Betreuten*.

(3) Die Absätze 1 und 2 gelten unabhängig von Art und Stadium einer Erkrankung des Betreuten.

(4) Der Betreuer soll den Betreuten in geeigneten Fällen auf die Möglichkeit einer Patientenverfügung hinweisen und ihn auf dessen Wunsch bei der Errichtung einer Patientenverfügung unterstützen.

(5) Niemand kann zur Errichtung einer Patientenverfügung verpflichtet werden. Die Errichtung oder Vorlage einer Patientenverfügung darf nicht zur Bedingung eines Vertragsschlusses gemacht werden.

(6) Die Absätze 1 bis 3 gelten für Bevollmächtigte entsprechend.«
[Hervorhebungen durch Autorin]

§ 1828 BGB Gespräch zur Feststellung des Patientenwillens:

»(1) Der behandelnde Arzt prüft, welche ärztliche Maßnahme im Hinblick auf den Gesamtzustand und die Prognose des Patienten indiziert ist. Er und der Betreuer erörtern diese Maßnahme unter Berücksichtigung des Patientenwillens als Grundlage für die nach § 1827 zu treffende Entscheidung.

(2) Bei der Feststellung des Patientenwillens nach § 1827 Absatz 1 oder der Behandlungswünsche oder des mutmaßlichen Willens nach § 1827 Absatz 2 soll nahen Angehörigen und sonstigen Vertrauenspersonen des Betreuten Gelegenheit zur Äußerung gegeben werden, sofern dies ohne erhebliche Verzögerung möglich ist.

(3) Die Absätze 1 und 2 gelten für Bevollmächtigte entsprechend.«

Folgerungen:

Merke

1. Betreuer und Arzt entscheiden gemeinsam (= einstimmig), ob Patientenwille gegeben ist (Krankheitssituation und Maßnahmen, die unterlassen/vorgenommen werden)
2. Sind sich die beiden uneinig, muss die Entscheidung des BG eingeholt werden, wenn passive Sterbehilfe geleistet werden soll.

3. Genehmigung des BG ist einzuholen, wenn Patientenwillen nach Wahrnehmung des Betroffenen (z. B. Pflegekräfte) nicht der Entscheidung nach 1. oder 2. entspricht

Bedenke:

- Bis zur Genehmigung des BG ist die Behandlung des Patienten fortzusetzen!
- Der aktuell geäußerte Wille des Patienten hat Vorrang vor seiner Patientenverfügung.

Vertiefungsfall

Zwei Bewohner sind neu in die Einrichtung gezogen. Beide haben bei Einzug ihre Patientenverfügungen in Kopie in der Verwaltung hinterlegt.

Im Fall von Herrn Schütz handelt es sich um eine notarielle Urkunde, die er vor fünf Monaten anfertigen ließ. Aus dem Text ergibt sich, dass Herr Schütz vor »sinnlosem Leiden« bewahrt werden will und dass zu diesem Zweck sein Sohn, Hans Schütz, von ihm mit entsprechender Vollmacht ausgestattet ist. »Der darf mich auch nach Belgien bringen«, erklärt er einer PK im Gespräch.

Der zweite Neuzugang, Herr Richter, leidet seit drei Jahren an fortschreitender Demenz. Datiert ist seine Verfügung, ein ausgefüllter Vordruck, auf einen Zeitpunkt von vor zwei Jahren. Unterschrieben ist sie von dem Bewohner mit einer für Demente typischen zerfließenden Schrift und bezeugt von der Tochter, einer Fachanwältin für Betreuungsangelegenheiten.

Aufgaben

1. Stellen Sie die Vorgaben für die Erstellung einer Patientenverfügung dar. (AFB I)
2. Erläutern Sie die Unterschiede der rechtlichen Situation im Umgang mit Sterbenden in Belgien und Deutschland. (AFB II)
3. Nehmen Sie zur Wirksamkeit der Patientenverfügungen von Herrn Schütz und Herrn Richter mit Begründung Stellung. (AFB II)
4. Stellen Sie aus pflegerischer Sicht die Vor- und Nachteile der belgischen und deutschen Handhabe (s. o. Aufgabe 2) gegenüber. (AFB III)

Erwartete Bearbeitung:

Textarbeit:

- Zwei Bewohner mit Patientenverfügung; Schütz keine Hinweise auf geistige Erkrankungen; Richter leidet an fortschreitender Demenz; Angaben Schütz: notarielle Urkunde, fünf Monate alt, »sinnloses Leiden«; Angaben Richter: Vordruck, zwei Jahre alt, zerfließende Unterschrift, Gegenzeichnung der Tochter (Rechtsanwältin)

Falllösung:

Aufgabe 1)

Vergleiche die Angaben aus der Vokabelliste im Anhang (▶ Anlage 2, Teil 3)

Aufgabe 2)

Vergleiche die Angaben aus (▶ Kap. 6.2.3, Internationaler Exkurs)

Aufgabe 3)

Auch hier ist nur zu den Angaben aus dem Sachverhalt Stellung zu nehmen!
Schütz: notarielle Urkunde erfüllt Schriftformvorgabe; Aktualisierungsregelung unbekannt, Alter der Verfügung lässt Schluss auf Aktualität zu; Inhalt bzgl. konkreter Krankheitssituation und Maßnahmen zu unpräzise (Was ist »sinnloses Leiden«? (wertend, zu subjektiv)) → unwirksam, Arzt wird sie nicht berücksichtigen
Richter: Vordruck erfüllt Schriftformerfordernis; Aktualisierungsregelung überprüfen, ob nach zwei Jahren noch aktuell!?; Krankheitsangabe, Unterschriftsqualität und Gegenzeichnung der Tochter mit Hinweis auf Qualifikation lassen Zweifel an Einwilligungsfähigkeit von Herrn Richter aufkommen (Überprüfung nötig und ggfs. unwirksam!)

Aufgabe 4)

Kriterien für die Vor- und Nachteile: (nicht abschließend, ergänzbar)

a) Kosten bei schwerer Krankheit (Arztinteressen, Erbe?)
b) Erleben des Sinns von Leiden
c) religiöse Grenzen
d) Missbrauchsgefahr
e) Freiwilligkeit der Entscheidung?
f) Last für die Angehörigen
g) Verantwortung für letzten Schritt an Arzt abgeben
h) Kontrolle wirksam usw.

7.2.4 Aufenthaltsbestimmung/Freiheitsentzug oder -einschränkung

Durch die Regelung in § 1831 BGB, der eine wortgleiche Übernahme des § 1906 BGB ist, sind von Betreuern und Bevollmächtigten folgende Vorgaben zu beachten:

§ Gesetzestext

§ 1831 Genehmigung des Betreuungsgerichts bei freiheitsentziehender Unterbringung und bei freiheitsentziehenden Maßnahmen

»(1) Eine Unterbringung des Betreuten durch den Betreuer, die mit Freiheitsentziehung verbunden ist, ist nur zulässig, solange sie zum Wohl des Betreuten erforderlich ist, weil

1. aufgrund einer psychischen Krankheit oder geistigen oder seelischen Behinderung des Betreuten die Gefahr besteht, dass er sich selbst tötet oder erheblichen gesundheitlichen Schaden zufügt, oder
2. zur Abwendung eines drohenden erheblichen gesundheitlichen Schadens eine Untersuchung des Gesundheitszustands, eine Heilbehandlung oder ein ärztlicher Eingriff notwendig ist, die Maßnahme ohne die Unterbringung des Betreuten nicht durchgeführt werden kann und der Betreute aufgrund einer psychischen Krankheit oder geistigen oder seelischen Behinderung die Notwendigkeit der Unterbringung nicht erkennen oder nicht nach dieser Einsicht handeln kann.

(2) Die Unterbringung ist nur mit Genehmigung des Betreuungsgerichts zulässig. Ohne die Genehmigung ist die Unterbringung nur zulässig, wenn mit dem Aufschub Gefahr verbunden ist; die Genehmigung ist unverzüglich nachzuholen.«

Schema zu Entscheidungen nach § 1831 BGB

Wenn: krankheitsbedingt sich selbst gefährden (Gesundheitsschaden, Suizid) *oder* Ablehnung einer Maßnahme nach § 1829 aus krankheitsbedingter Uneinsichtigkeit
Dann:

a) Unterbringung (= Einsperren) *oder*
b) unterbringungsähnliche Maßnahmen: auf andere Weise die Freiheit entziehen (= wie Einsperren wirken)
   – im Heim oder sonstiger Einrichtung (z. B. professionelle ambulante Pflege)
   – dauerhaft oder regelmäßig wiederkehrend

Rechtmäßige Durchführung:

1. Betreuer entscheidet, wenn und soweit Betreuter einwilligungsunfähig ist
2. Genehmigung des BG
3. Gefahr im Verzug:
   – Betreuer entscheidet allein
   – BG muss nachträglich genehmigen

Die Aufhebung des Freiheitsentzugs/der -einschränkung liegt allein in der Hand von Betreuer/Bevollmächtigtem.

7 Für einen anderen Erwachsenen entscheiden – Betreuungsrecht

Vertiefungsfall

Herr L. lebt auf der offenen Dementenstation des Pflegeheims »Trautes Heim«. Er ist dement und seit einigen Wochen auch »nachtaktiv«. Von der Nachtwache wird er mehrfach entkleidet und einmal auch unterkühlt aufgefunden. Er entledigt sich dann auch seiner Inkontinenzeinlagen. Auf den Gängen sind dann Spuren seiner Exkremente vorzufinden. Die Nachtwache ist so mehrfach in der Nacht mit der Säuberung der Flure und mit dem Anziehen und ins Bettbringen von Herrn L. beschäftigt. Diese Maßnahmen müssen mehrfach in der Nacht erfolgen, da Herr L. oftmals nicht im Bett bleibt.

Aufgaben

1. Definieren Sie den Fachbegriff Freiheitsberaubung. (AFB I)
2. Erläutern Sie die Rechtmäßigkeitsbedingungen für eine freiheitsentziehende oder -beschränkende Maßnahme bei Herrn L. (AFB II)
3. Machen Sie *einen* Vorschlag zum weiteren Vorgehen mit Herrn L. und stellen Sie dessen Vor- und Nachteile gegenüber. (AFB III)

Erwartete Bearbeitung:

Textarbeit:

- *Dementenstation eines Pflegeheims; nächtliche Unruhe, Ausziehen; keine Akzeptanz der Inkontinenzversorgung; Exkremente; Unterkühlung; Herr L. ist dement* – Gefahrenpotential, Handlungsbedarf für Pflegekräfte

Falllösung:

Aufgabe 1)

Vergleiche Definition im Anhang (▶ Anlage 2, Teil 3) und (▶ Kap. 6.2.1, Freiheitsberaubung)

Aufgabe 2)

Um Herrn L. rechtmäßig die Freiheit einzuschränken, müsste er selbst einwilligen (Problem: Einwilligungsfähigkeit?) oder sein Betreuer (Verfahren nötig?) oder Bevollmächtigter (Vollmacht vorhanden?); dann wäre § 1831 BGB zu beachten (Bewohner ist in Einrichtung, Maßnahme kehrt regelmäßig wieder oder ist dauerhaft), Bedeutung: Betreuer/Bevollmächtigter entscheidet, BG muss genehmigen (Zusatz: akute Situation → Notstand)

133

Aufgabe 3)

Maßnahmen:

- Ganzkörperanzug
- Beschäftigung
- Schlafmittel
- Bettseitenteil
- Nachtcafé
- Sitzwache
- Klingelmatte usw.

Kriterien für Vor- und Nachteile:

- Bewegungsbedürfnis
- Gefährdungspotential durch Unterkühlung
- Sicherheit
- Ursachenforschung
- Nebenwirkung von Medikamenten
- Beziehung versus schnelle Lösung
- Personalknappheit
- Akzeptanz von Angeboten (Kleidung, Beschäftigung)
- Kosten
- rechtliche Vorgaben (§ 1831 BGB)

7.2.5 Zwang bei ärztlichen Maßnahmen

Durch die Regelung in § 1832 BGB, der eine wortgleiche Übernahme des § 1906a BGB ist, sind von Betreuern und Bevollmächtigten folgende Vorgaben zu beachten:

- **Zwangsanwendung nach § 1832 BGB:**
  (= Durchsetzung einer medizinischen Versorgungsmaßnahme gegen den natürlichen Willen des Betreuten/Vollmachtgebers; vgl. hierzu auch das Ablaufschema im Anhang (▶ Anlage 8)

Verweigerung bei Einwilligungs*un*fähigkeit – Vorgehen

§ Gesetzestext

§ 1832 Ärztliche Zwangsmaßnahmen (Auszug)
»(1) Widerspricht eine Untersuchung des Gesundheitszustands, eine Heilbehandlung oder ein
ärztlicher Eingriff dem natürlichen Willen des Betreuten (ärztliche Zwangsmaßnahme), so kann der Betreuer in die ärztliche Zwangsmaßnahme nur einwilligen, wenn

1. die ärztliche Zwangsmaßnahme notwendig ist, um einen drohenden erheblichen gesundheitlichen Schaden vom Betreuten abzuwenden,
2. der Betreute aufgrund einer psychischen Krankheit oder einer geistigen oder seelischen Behinderung die Notwendigkeit der ärztlichen Maßnahme nicht erkennen oder nicht nach dieser Einsicht handeln kann,

3. die ärztliche Zwangsmaßnahme dem nach § 1827 zu beachtenden Willen des Betreuten entspricht,
4. zuvor ernsthaft, mit dem nötigen Zeitaufwand und ohne Ausübung unzulässigen Drucks versucht wurde, den Betreuten von der Notwendigkeit der ärztlichen Maßnahme zu überzeugen,
5. der drohende erhebliche gesundheitliche Schaden durch keine andere den Betreuten weniger belastende Maßnahme abgewendet werden kann,
6. der zu erwartende Nutzen der ärztlichen Zwangsmaßnahme die zu erwartenden Beeinträchtigungen deutlich überwiegt und
7. die ärztliche Zwangsmaßnahme im Rahmen eines stationären Aufenthalts in einem Krankenhaus, in dem die gebotene medizinische Versorgung des Betreuten einschließlich einer erforderlichen Nachbehandlung sichergestellt ist, durchgeführt wird.

§ 1867 ist nur anwendbar, wenn der Betreuer an der Erfüllung seiner Pflichten verhindert ist.
(2) *Die Einwilligung in die ärztliche Zwangsmaßnahme bedarf der Genehmigung des Betreuungsgerichts.*« [Hervorhebung durch Autorin]

Betreuer/Bevollmächtigter prüfen bei fehlender Freiwilligkeit die sieben Voraussetzungen des § 1832 BGB.

Es folgt die Kurzfassung zum vorstehenden Gesetzestext:

Merke

1. ohne Zwang erheblicher Gesundheitsschaden
2. gesundheitsbedingte Uneinsichtigkeit des Betreuten
3. Behandlung entspricht Willen des Patienten (§ 1827 BGB)
4. ein *aufrichtiger* Überzeugungsversuch
5. Zwang nötig – letztes Mittel
6. Abwägung (Folgen ohne und mit Zwang)
7. Zwang erfolgt i. R. von stat. Krankenhausaufenthalt

Betreuer/Bevollmächtigter entscheidet mit Genehmigung des BG

Vertiefungsfall

In einer Pflegeeinrichtung fällt auf, dass einige Bewohnerinnen mit Alzheimerdiagnose häufiger verstört und verängstigt wirken. Dann wollen sie weder essen noch die Körperpflege durchführen lassen. Ein Zustand, der sich oft erst nach Stunden legt.

Eine eingehende Beobachtung durch die Mitarbeiter ergibt schließlich: Zwei Bewohner vergreifen sich gerne (sexuell) an den dementen Mitbewohnerinnen. Ein Bewohner ist schwer körperlich behindert, der andere ist im fortgeschrittenen Stadium einer Demenz. Beim dementiell veränderten Bewohner fällt auf, dass die Vorfälle in der Regel zu Zeiten geschehen, in denen der Patient seine Medikamente nicht einnehmen will.

Die Mitarbeiter wenden sich an die Leitung mit der Bitte um Rückendeckung für den Umgang mit dem körperlich behinderten Bewohner.

Aufgaben

1. Beschreiben Sie für beide Fälle, was die Mitarbeiter anlässlich eines akuten Übergriffs tun dürfen und dabei zu bedenken haben. (AFB I)
2. Erörtern Sie, was man langfristig mit dem an fortgeschrittener Demenz erkrankten Bewohner bzgl. der Verweigerung der Medikamenteneinnahme tun könnte/sollte. (AFB II)
3. Ihr Chef (Geschäftsleitung) ist mit dem körperlich behinderten Bewohner freundschaftlich verbunden und lässt Sie über die PDL wissen, dass »nicht alles so heiß gegessen werden muss, wie es gekocht wird«. Legen Sie mit Begründung Ihren Umgang mit der »Anweisung« der PDL dar. (AFB III)

Erwartete Bearbeitung:

Textarbeit:

Aufgabe 1)

- Bewohnerinnen verstört, verängstigt, keine Körperpflege – negative Empfindungen, Beziehungsängste
- sexuelle Übergriffe – Angriffe auf Bewohnerinnen
- körperliche Behinderung – schuldfähig
- fortgeschrittene Demenz – schuldunfähig

Aufgabe 2)

- Pflegeeinrichtung – ohne Zusatz offenes Haus (Zwang unzulässig!)
- Medikamentenverweigerung (zeitweise) – schwankende Situation, zieht sich schon eine Weile hin
- Vorfälle scheinen mit Verweigerungszeiten zusammenzufallen – Selbst- oder/und Fremdgefährdung?

Aufgabe 3)

- Anweisung »nicht so heiß…« – Anweisung, bei Übergriffen wegzuschauen (Direktionsrecht); keine Hilfe für die an Alzheimer Erkrankten (= unterlassene Hilfeleistung)

Falllösung:

Aufgabe 1)

Akuter Übergriff ist ein *Angriff*: Sexualstraftat, Körperverletzung, Nötigung

Nothilferecht besteht, um stattfindenden Angriff zu beenden

- körperlich Behinderter: mit dem mildesten aller geeigneten Mittel Angriff beenden
- dementiell Erkrankter ist schuldunfähig, Folge:
  Ausweichen
  Abwehr
  Gegenwehr

(ggfs. Vorschläge für konkretes Vorgehen, aber abhängig von Gegebenheiten des Einzelfalls!)

Aufgabe 2)

Zwangsanwendung nach § 1832 BGB: (= Durchsetzung einer medizinischen Versorgungsmaßnahme gegen den natürlichen Willen des Betreuten/Vollmachtgebers)

Verweigerung bei Einwilligungs*un*fähigkeit – Vorgehen:

- Dokumentation
- Hausrecht?
- Ursachenforschung; Motivation... (z. B.: Biographiearbeit) (s. u. Punkt 5 zu § 1832 BGB)
- Die bestehende Betreuerentscheidung kann bei Weigerung des Betreuten im ambulanten oder offenen stationären Bereich nicht zwangsweise durchgesetzt werden! Freiwillige Mitwirkung durch Überzeugungsarbeit!

Vorgaben nach § 1832 BGB: 7 Punkte (Kurzfassung):

- ohne Zwang erheblicher Gesundheitsschaden für Betreuten[53]
- gesundheitsbedingte Uneinsichtigkeit des Betreuten
- Behandlung entspricht Willen des Patienten (§ 1827)
- ein *aufrichtiger* Überzeugungsversuch
- Zwang nötig – letztes Mittel (s. o.)
- Abwägung (zw. Folgen *ohne* und *mit* Zwang)
- Zwang erfolgt i. R. von stat. Krankenhausaufenthalt

Betreuer entscheidet mit Genehmigung des BG

---

53 Hier: Fallangaben nicht eindeutig, aber Fremdgefährdung möglich, da dementer Bewohner scheinbar Straftaten an Alzheimerpatientinnen begeht, wenn er Medikamente nicht einnimmt. Folge nachgewiesener Fremdgefährdung: Anwendung des LandesPsychKGs (Arzt und BG entscheiden). Kriterien für Zwang weitgehend identisch; vgl. LandesPsychKG, z. B. § 21a NPsychKG

Aufgabe 3)

- anonyme Meldung bei MDK oder Heimaufsicht
- Anzeige bei der Polizei
- Gespräch mit Vorgesetztem, Arbeitgeber
- Verwandte, Arzt mit »ins Boot holen«
- Dokumentation
- Zeugen mit einbeziehen
- Arbeitsverweigerung, da AG sein Direktionsrecht überschreitet (Hier: »Anweisung« bedeutet strafbares Verhalten, da Unterlassene Hilfeleistung erwartet wird!) – ohne rechtliche Konsequenzen

7.2.6 Nachtrag zu diesem Abschnitt

Verhältnis von *BGB* und Gesetzen für psychisch Kranke der Länder (*PsychKGs*)[54]

Für die Frage der Unterbringung und ggfs. daran anschließenden Zwangsbehandlungen des Betreuten/Patienten sehen beide Gesetze Regelungen vor. Im Folgenden werden die Grundsätze benannt, die für die Frage der Anwendung im konkreten Fall von Bedeutung sind:

- BGB hat Vorrang vor den Landes PsychKGs
- BGB kommt zur Anwendung bei Menschen, die unter Betreuung stehen *und* eigengefährdet sind
- Bei Fremdgefährdung *oder* nicht bestehender Betreuung (mit Eigen- oder Fremdgefährdung) kommen die PsychKGs zur Anwendung

(*Anmerkung*: Bei Unterbringung eines bisher nicht unter Betreuung stehenden Menschen ist dabei vom Gericht auch immer die Frage zu klären, ob u. U. ein Betreuungsverfahren einzuleiten ist.)

> Siehe dazu beispielhaft für die Gesetze für psychisch Kranke aller 16 Bundesländer: *Niedersächsisches Gesetz über Hilfen und Schutzmaßnahmen für psychisch Kranke (NPsychKG)* §§ 21a, 21b, 21c. In: Niedersächsisches Vorschrifteninformationssystem (NI-VORIS). Zugriff am 11.07.2023

---

54 Gesetzestexte abrufbar unter: DGPPN (Hrsg.) (2023): *Übersicht PsychKGs nach Bundesland*. Zugriff am 20.02.2023 unter: https://www.dgppn.de/schwerpunkte/menschenrechte/uebersicht-psychKGs/uebersicht-nach-bundesland.html
Kellerkinder e. V. (Hrsg.) (o. J.): *Zusammenstellung PsychKGs aller Bundesländer*. Zugriff am 20.02.2023 unter: https://landschaftstrialog.de/zusammenstellung-psychkgs-aller-bundeslaender/
Verlag C.H. Beck (Hrsg.) (o. J.): *Normen. Rechtsvorschriften*. In: beck-online. Zugriff am 20.02.2023 unter: https://beck-online.beck.de/Normen/29337

> unter: https://voris.wolterskluwer-online.de/browse/document/1160
> c766-2b60-3516-b30f-6a8bf038f8fc
> Fundstelle zu den anderen 16 Landesgesetzen: DGPPN (Hrsg.) (2023): *Gesetzestexte der Bundesländer. Die Psychisch-Kranken-Hilfe-Gesetze im Internet.* Zugriff am 11.07.2023 unter: https://www.dgppn.de/schwerpunkte/menschenrechte/uebersicht-psychKGs/landesgesetze.html

Umgang mit den Begriffen »*Betreuung*« und »*Einwilligung*«

Im deutschen Recht werden immer wieder Begriffe in unterschiedlichen Kontexten verwendet. Je nach betroffenem Rechtsgebiet hat der Begriff dann eine unterschiedliche Bedeutung. Darum ist auf den Sachzusammenhang, in dem der Begriff benutzt wird, dringend zu achten, um Missverständnisse zu vermeiden. Zur näheren Erläuterung folgen zwei typische Beispiele.

Betreuung

1. *Betreuungsrecht*:
   Bezeichnung für die Beziehung zwischen Betreuer und Betreutem wie in vorstehendem Kapitel beschrieben
2. *Heimrecht*:
   Bezeichnung für alle Dienstleistungen, die der Heimträger dem Kunden zur Verfügung stellen muss, also Behandlungs-, Grundpflege, Hauswirtschaft und Beschäftigung
3. *Sozialrecht*:
   Begriff im SGB XI für den besonderen, tagesstrukturierenden Hilfebedarf bei psychisch veränderten Pflegebedürftigen (z. B. dementiell Erkrankten). Man spricht in diesem Kontext auch von Betreuungskräften, die für die Erbringung dieses Hilfebedarfs stehen.

Einwilligung

1. *Haftungsrecht:*
   Bezeichnung für den Rechtfertigungsgrund (▶ Kap. 6.2.2, Einwilligung), der im Rahmen pflegerischer Versorgung am häufigsten zur Anwendung kommt. Er ist Ausdruck des Selbstbestimmungsrechts und als solcher notwendig für die Rechtfertigung einer die Rechte des Kunden beeinträchtigenden Maßnahme.
2. *Haftungsrecht:*
   Im Vertragsrecht Begriff für die Notwendigkeit der Zustimmung der Erziehungsberechtigten zu Vertragsabschlüssen der eingeschränkt geschäftsfähigen Minderjährigen (nachträgliche Zustimmung ist eine Genehmigung).

3. *Betreuungsrecht:*
*Einwilligungs*vorbehalt, z. B. im Aufgabenkreis Vermögenssorge, steht für eine dem Vertragsrecht nachempfundene Beziehung zwischen Betreuer und Betreutem: Der wirksame Abschluss eines Vertrages durch den Betreuten steht unter dem Vorbehalt der Einwilligung durch den Betreuer, vgl. § 1825 Abs. 1 BGB (▶ Kap. 7.2.2). Also erst die Zustimmung vom Betreuer einholen, dann kann Betreuter eigenständig handeln.

7.3 Exkurs: CE 10 – Rechte Minderjähriger in der medizinischen Versorgung

Die folgenden Fallübungen zum Umgang mit minderjährigen Patienten fokussieren sich auf die für die medizinische und pflegerische Versorgung erforderlichen Entscheidungen für bzw. von den Patienten.

> Die Lektüre der Deklaration von Ottawa zum Recht des Kindes über gesundheitliche Versorgung des Weltärztebundes gibt erste Orientierung zum Thema. Sie finden Sie unter: Bundesärztekammer (Hrsg.) (o. J.): *Deklaration von Ottawa zum Recht des Kindes auf gesundheitliche Versorgung.* Zugriff am 27.12.2022 unter: https://www.bundesaerztekammer.de/themen/patienten/patientenrechte/recht-des-kindes

Diese Grundsätze des Weltärztebundes müssen allerdings in staatliches Recht umgesetzt werden. Einen Überblick bieten verschiedenste Quellen. Exemplarisch für viele andere seien im Folgenden einige Internetseiten benannt, die Orientierung zur in Deutschland bestehenden Rechtslage bieten:

- socialnet GmbH (Hrsg.) (2023): *socialnet Lexikon.* Zugriff am 14.11.2022 unter: https://www.socialnet.de/lexikon/
- Schelling, Philip & Gaibler, Tonja (2012): *Aufklärungspflicht und Einwilligungsfähigkeit: Regeln für diffizile Konstellationen.* Dtsch Arztebl, 109(10), A476–A478. Zugriff am 16.11.2022 unter: https://www.aerzteblatt.de/archiv/123624/Aufklaerungspflicht-und-Einwilligungsfaehigkeit-Regeln-fuer-diffizile-Konstellationen
- Virchowbund (Hrsg.) (2019): *Minderjährige Patienten behandeln: So sichern Sie sich als Arzt ab.* Zugriff am 16.11.2022 unter: https://www.virchowbund.de/praxisaerzte-blog/minderjaehrige-patienten-behandeln-so-sichern-sie-sich-als-arzt-ab
- Pauls, Jana (2017): *Medizinrecht: Rechtsprobleme bei der Behandlung Minderjähriger.* Zugriff am 16.11.2022 unter: https://www.rnsp.de/aktuelles/rechtsprobleme-bei-der-behandlung-minderjaehriger/

Rechtliche Regelungen sind insbesondere im *BGB*, Verwandtschaft, Unterhalt, Umgang und Sorgerecht betreffend, im *FamFG*, Verfahrensfragen betreffend, im *KErzG*, den Umgang mit der Religionsfreiheit betreffend, sowie im *SGB VIII*, Leistungen für Kinder, Jugendliche und junge Erwachsene betreffend, zu finden.

7.3.1 Einstieg: Rechtliche Folgerungen aus dem Alter

Die Einwilligungsfähigkeit eines Minderjährigen hängt von dessen geistlicher und sittlicher Reife ab. Daraus ist abzuleiten, ob die Aufklärung über eine medizinische Maßnahme verstanden wird und der minderjährige Patient eine eigene Entscheidung treffen kann.

Die Einstiegsaufgabe widmet sich den rechtlichen Vorgaben für die Selbstbestimmung in verschiedenen Lebensbereichen aus rechtlicher Sicht:

> **Aufgabe**
>
> Ordnen Sie die vorgegebenen Ereignisse/Umstände den Lebensjahren auf einer Zeitskala zu. Beachten Sie dabei, dass es sich auch um Zeiträume handeln kann. Diese wären dann mit Beginn und Ende anzugeben (AFB II). (Bedenken Sie die Angaben im Anschluss an die Liste! Beispiel für Verständnis der Zeitangaben: »ab 14« = ab 14. Geburtstag; »bis 14« = bis Ablauf des Tages vor dem 14. Geburtstag)

Ereignisse/Umstände:

- aktives Wahlrecht: Bundestag
- aktives Wahlrecht: Landtag Baden-Württemberg (BW)
- aktives Wahlrecht: Landtag Niedersachsen (Nds)
- allgemeine Altersrente nach SGB VI
- Arbeitsrecht: Erwachsener
- Arbeitsrecht: Jugendlicher
- Arbeitsrecht: Kind
- Bundespräsident (Mindestalter für Kandidatur)
- Bürgermeister (Mindestalter für Kandidatur in Baden-Württemberg (BW))
- Bürgermeister (Mindestalter für Kandidatur in Niedersachsen (Nds))
- Deliktsfähigkeit
- Deliktsfähigkeit eingeschränkt
- Deliktsunfähigkeit
- Ehefähigkeit
- Erbfähigkeit
- Geschäftsfähigkeit
- Geschäftsfähigkeit eingeschränkt
- Geschäftsunfähigkeit

- Personalausweis: Pflicht zum Besitz
- Rechtsfähigkeit
- Religionsmündigkeit
- Schöffenamt (Höchstalter)
- Strafrecht: Erwachsener
- Strafrecht: Heranwachsender
- Strafrecht: Jugendlicher
- Testierfähigkeit
- Testierfähigkeit eingeschränkt
- Testierunfähigkeit
- unbeschränktes Unterhaltsrecht – Ende

Tab. 12: Hilfestellung zu Ereignissen (eigene Zusammenstellung)

Begriff	Erklärung
Erbfähigkeit	erben können
Rechtsfähigkeit	Rechte und Pflichten haben können
Einwilligungsfähigkeit	Zustimmung zu Maßnahmen, die in eigene Rechte eingreifen, geben können
Deliktsfähigkeit	Verantwortung für Schadensverursachung übernehmen (Zivilrecht)
Geschäftsfähigkeit	wirtschaftlich tätig werden können, Verträge abschließen etc.
Testierfähigkeit	wirksame Testamente machen können
Wahlrecht aktiv	als Wähler an einer Wahl teilnehmen
Wahlrecht passiv	sich bei einer Wahl als Kandidat aufstellen lassen können
Schuldfähigkeit	Verantwortung für begangene Straftaten übernehmen müssen

Tab. 13: Antwort zur Einstiegsaufgabe (eigene Zusammenstellung, Lösungen im Anhang, ▶ Anlage 12)

Skala	Ereignis
ab nachgewiesener Zeugung (bis zum Tod)	
Vollendung der Geburt (bis zum Tod)	
Geburt bis 7. Geburtstag	
Geburt bis 15 Jahre	
ab 7. Geburtstag (bis zum 18. Geburtstag)	

Skala	Ereignis
ab 14 Jahre	
ab 14 Jahre bis 18 Jahre	
ab 15 Jahre bis 18 Jahre	
ab 16 Jahre	
ab 16 Jahre bis 18 Jahre	
ab 18 Jahre	
ab 18 Jahre bis 21 Jahre	
ab 21 Jahre	
ab 23 Jahre bis 67 Jahre	
ab 25 Jahre bis 68 Jahre	
ab 40 Jahre	
ab 67 Jahre	
bis 70 Jahre	

Tab. 13:
Antwort zur Einstiegsaufgabe (eigene Zusammenstellung, Lösungen im Anhang, ▶ Anlage 12) – Fortsetzung

7.3.2 Fälle und Gesetzesauszüge – Einführung

Die Einwilligungsfähigkeit betrifft Entscheidungen über Eingriffe in die Rechte eines Menschen. Ist der Minderjährige einwilligungsunfähig, entscheiden seine Eltern gemeinsam. Dabei können sich die Eltern im Rahmen der *Dreistufentheorie des BGH*[55] vertreten:

Merke

---

55 BGH in NJW 1988, S. 2946 ff.

- *Stufe 1:*
  Leichte Eingriffe – Vertrauensgrundsatz; Arzt darf vom Vertretungsrecht des anwesenden Elternteils ohne Nachfrage ausgehen, solange er keine Kenntnis vom Gegenteil hat
- *Stufe 2:*
  Mittlere Eingriffe – Arzt hat anwesenden Elternteil über Vertretungsrecht zu befragen und Antwort zu dokumentieren
- *Stufe 3:*
  Schwere Eingriffe – Arzt holt von beiden Elternteilen persönlich die Einwilligung ein (mindestens telefonisch)

Ausnahmesituationen: Bei Gefahr im Verzug entscheidet der Arzt und bei pflichtwidriger Ablehnung der Behandlung durch die Eltern entscheidet das Familiengericht nach § 1666 BGB. Treffen beide Ausnahmen zusammen (Zeitdruck bei pflichtwidriger Ablehnung durch die Eltern), entscheidet der Arzt.

7.3.3 Fälle und Gesetzesauszüge – Anwendungsfälle

Fall 1

Im Rahmen einer Untersuchung des minderjährigen Patienten muss der Arzt die Lunge abhören, in den Rachen schauen, Blut abnehmen und einen Nasenabstrich durchführen. Nach gestellter Diagnose empfiehlt der Arzt eine Impfung. Diese wird durchgeführt. Die Mutter hat ihr Kind zum Arzt begleitet.[56]

Aufgabe

Leiten Sie aus den vorstehenden Angaben die Bedingungen für die Rechtmäßigkeit der medizinischen Maßnahmen ab. Gehen davon aus, dass der Patient

a) 5 Jahre alt,
b) 14 Jahre alt oder
c) 17 Jahre und 8 Monate alt ist (AFB II).

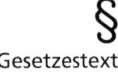

Gesetzestext

§ 1627 BGB Ausübung der elterlichen Sorge
»Die Eltern haben die elterliche Sorge in eigener Verantwortung und in gegenseitigem Einvernehmen zum Wohl des Kindes auszuüben. Bei Meinungsverschiedenheiten müssen sie versuchen, sich zu einigen.«

---

56 Vertiefung: Prayon-Blum & Fegert (2022): *Gemeinsam getrennt erziehen*. In: Kindschaftsrecht und Jugendhilfe, 01/22, S. 3–5

§ 1629 BGB Vertretung des Kindes (Auszug)
»(1) Die elterliche Sorge umfasst die Vertretung des Kindes. Die Eltern vertreten das Kind gemeinschaftlich; ist eine Willenserklärung gegenüber dem Kind abzugeben, so genügt die Abgabe gegenüber einem Elternteil. Ein Elternteil vertritt das Kind allein, soweit er die elterliche Sorge allein ausübt oder ihm die Entscheidung nach § 1628 übertragen ist. Bei Gefahr im Verzug ist jeder Elternteil dazu berechtigt, alle Rechtshandlungen vorzunehmen, die zum Wohl des Kindes notwendig sind; der andere Elternteil ist unverzüglich zu unterrichten.«

§ Gesetzestext

§ 5 KErzG
»Nach der Vollendung des vierzehnten Lebensjahrs steht dem Kinde die Entscheidung darüber zu, zu welchem religiösen Bekenntnis es sich halten will. Hat das Kind das zwölfte Lebensjahr vollendet, so kann es nicht gegen seinen Willen in einem anderen Bekenntnis als bisher erzogen werden.«

§ Gesetzestext

Erwartete Bearbeitung:

Textarbeit: Verknüpfung von Fallinformationen und Rechtswissen
Vier alltägliche Untersuchungshandlungen

- *Behandlung* = Impfung
- *nur ein Elternteil anwesend* – Einbindung des zweiten Elternteils?
- *unterschiedliches Alter der Kinder* – Reife, Einwilligungsfähigkeit

Falllösung:

- *Problem:*
  Einwilligungsfähigkeit des minderjährigen Patienten gegeben?
- *Maßstab:*
  Alter, individuelle Reife, Risiken (Durchführung oder Unterlassen), Maß der Beeinträchtigung des Persönlichkeitsrechts des minderjährigen Patienten
  Aufklärung vor Durchführung (§ 630e BGB)
- *Folgerung allgemein:*
  keine Altersvorgabe für derartige Fälle; einzige Vorgabe: Religionsmündigkeit; BGH fordert Prüfung der Einwilligungsfähigkeit im Einzelfall[57]

Kriterien des Einzelfalls:[58]

- Reife (geistig und sittlich)
- Erfassung von Bedeutung und Tragweite der Maßnahme sowie von deren Erlaubnis (d. h.: Abwägung betroffener Rechtsgüter; Einbezug psychischer Belastungen)
- kann entsprechend der gewonnenen Einsicht handeln

---

57 BGHZ 29, 33 (36–38)
58 Siehe Fußnote 57

Übertragung auf a) bis c):

Zu a) Einwilligung der anwesenden Mutter ausreichend. Arzt darf von Bevollmächtigung durch den Vater ausgehen, da kleinere Maßnahmen
Zu b) Patient zwar religionsmündig, Einwilligungsfähigkeit bleibt Frage des Einzelfalls. Entweder wie a) oder wie c)
Zu c) Patient ist kurz vor der Volljährigkeit (vier Monate!); Wahrscheinlichkeit für bestehende Einwilligungsfähigkeit für diese Routinemaßnahmen sehr hoch, Folge: Patient entscheidet selbst

Fall 2

Der minderjährige Patient (12) hat einen schweren Herzfehler und benötigt ein Spenderherz. Als die positive Nachricht für die Transplantation kommt, ist die Mutter – eine Anwältin für Menschenrechtsfragen – in Übersee und nicht zu erreichen. Vater und Sohn wollen die Operation durchführen lassen.

Aufgabe

Erläutern Sie das weitere Vorgehen des Arztes. (AFB II) Gesetzesvorgaben: siehe Fall 1

Erwartete Bearbeitung:

Textarbeit: Verknüpfung von Fallinformationen und Rechtswissen

- *Herzoperation* – schwerwiegender Eingriff
- *Mutter nicht erreichbar* – Einwilligung beider Eltern notwendig
- *Patient 12 Jahre alt* – Einwilligungsfähigkeit des Kindes aufgrund des Alters eher unwahrscheinlich, aber: Krankheitserfahrung, reines Anhörungsrecht?

Falllösung:
Arzt braucht Einwilligung beider Elternteile, sonst strafbare Körperverletzung
Ausnahme: die Verzögerung der OP ist für den minderjährigen Patienten gefährlich, wenn gegeben, dann reicht Zustimmung des Vaters aus

Fall 3

Julia Walter hat per Kaiserschnitt einen gesunden Jungen entbunden. Nach der Entbindung muss sie wegen Komplikationen noch zehn Tage im Krankenhaus bleiben. Sie bittet den Arzt, den Jungen am achten Tag im Krankenhaus zu beschneiden. Der Vater des Kindes – ihr Ehemann –

sei jüdischen Glaubens und sie hätten sich im Vorfeld der Entbindung auf dieses Vorgehen geeinigt. Auf telefonische Nachfrage hin bestätigt der Vater die Darstellung seiner Ehefrau und stimmt dem Eingriff bei seinem Sohn zu. Der Arzt ist unsicher und würde die Familie lieber an einen speziell dafür ausgebildeten Mohel verweisen.

Aufgabe

Erklären Sie das (mögliche) weitere Vorgehen in der Klinik aus rechtlicher Sicht (AFB II).

§ 1631d BGB Beschneidung des männlichen Kindes
»(1) Die Personensorge umfasst auch das Recht, in eine medizinisch nicht erforderliche Beschneidung des nicht einsichts- und urteilsfähigen männlichen Kindes einzuwilligen, wenn diese nach den Regeln der ärztlichen Kunst durchgeführt werden soll. Dies gilt nicht, wenn durch die Beschneidung auch unter Berücksichtigung ihres Zwecks das Kindeswohl gefährdet wird.

(2) In den ersten sechs Monaten nach der Geburt des Kindes dürfen auch von einer Religionsgesellschaft dazu vorgesehene Personen Beschneidungen gemäß Absatz 1 durchführen, wenn sie dafür besonders ausgebildet und, ohne Arzt zu sein, für die Durchführung der Beschneidung vergleichbar befähigt sind.«

Gesetzestext

Erwartete Bearbeitung:

Textarbeit: Verknüpfung von Fallinformationen und Rechtswissen

- *Beschneidung* ist religiös begründet und nicht medizinisch indiziert
- Kind noch nicht religionsmündig
- *Eltern sind sich einig*; beide Arzt ggü. erklärt
- *Durchführung im Krankenhaus durch Arzt gewünscht*

Falllösung:
Entscheidung von Personensorge der Eltern erfasst; beide Eltern stimmen zu; Folgen: solange Arzt nach den Regeln ärztlicher Kunst[59] vorgeht, ist den Vorgaben des Sorgerechts genügt. Die Besorgnis des Arztes ist von rechtlicher Seite insoweit unbegründet.

Fall 4

Yannick Kluge (15) ist nach Einschätzung seiner Eltern auf vielfältige Weise internetabhängig. Insbesondere befürchten sie eine Spielsucht bei ihrem Sohn. Als seine schulischen Leistungen immer mehr nachlassen,

---

[59] Besonders: Schmerztherapie gewährleisten; nicht gegen natürlichen Willen des Kindes handeln

entziehen sie ihm Smartphone und Notebook. Daraufhin droht Yannick, sich oder seinen Eltern etwas anzutun, wenn er die Geräte nicht zurückbekommt. Die Eltern sehen eine latente Gefahr durch ihren Sohn gegeben.

In der Folge wollen die Eltern Yannick in ein geschlossenes psychiatrisches Krankenhaus einweisen. Dort soll er bei vergleichbarem Verhalten auch fixiert werden dürfen. Yannick selbst hält sich nicht für therapiebedürftig. »Ich brauche nur mein Smartphone und mein Notebook zurück. Dann ist alles super!«, meint er.

Aufgabe

Leiten Sie aus § 1631b BGB für einen Fall wie dem von Yannick die rechtlichen Vorgaben für die elterlichen Maßnahmen ab.[60] (AFB II)

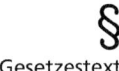
Gesetzestext

§ 1631b BGB Freiheitsentziehende Unterbringung und freiheitsentziehende Maßnahmen

»(1) Eine Unterbringung des Kindes, die mit Freiheitsentziehung verbunden ist, bedarf der Genehmigung des Familiengerichts. Die Unterbringung ist zulässig, solange sie zum Wohl des Kindes, insbesondere zur Abwendung einer erheblichen Selbst- oder Fremdgefährdung, erforderlich ist und der Gefahr nicht auf andere Weise, auch nicht durch andere öffentliche Hilfen, begegnet werden kann. Ohne die Genehmigung ist die Unterbringung nur zulässig, wenn mit dem Aufschub Gefahr verbunden ist; die Genehmigung ist unverzüglich nachzuholen.

(2) Die Genehmigung des Familiengerichts ist auch erforderlich, wenn dem Kind, das sich in einem Krankenhaus, einem Heim oder einer sonstigen Einrichtung aufhält, durch mechanische Vorrichtungen, Medikamente oder auf andere Weise über einen längeren Zeitraum oder regelmäßig in nicht altersgerechter Weise die Freiheit entzogen werden soll. Absatz 1 Satz 2 und 3 gilt entsprechend.«

Erwartete Bearbeitung:

Textarbeit: Verknüpfung von Fallinformationen und Rechtswissen

- *Minderjähriger ist internetabhängig, spielsüchtig* (Elterneinschätzung)
- *Drohung bzgl. eigener Person oder Eltern* – Eigen- und Fremdgefährdung
- *geschlossene Psychiatrie* – Unterbringung mit Freiheitsentzug
- *Fixierungen* – Maßnahmen, die wie Einsperren wirken
- *Yannicks Uneinsichtigkeit bzgl. Behandlungsbedarf* – Zwang?

---

60 Vertiefung: Vogel, Harald (2022): *Freiheitsentziehende Unterbringung und freiheitsentziehende Maßnahmen nach § 1631b Abs. 1 und 2 BGB aus der Sicht der Jugendlichen*. In: Kindschaftsrecht und Jugendhilfe, 07/22, S. 253–258

Falllösung: Yannicks Eltern haben nach § 1631 BGB[61] Folgendes zu beachten:

- *Unterbringung* – Verbringung in geschlossene Psychiatrie
  1. zum Wohl des Kindes (zur Abwendung erheblicher Selbst- oder Fremdgefährdung erforderlich) – Drohung nach Entzug der digitalen Endgeräte
  2. nicht auf andere Weise, z. B.: öffentliche Hilfe, auffangbar – Einschätzung der Gefährlichkeit nötig (Ernsthaftigkeit der Drohung von Yannick; evtl. Beziehungstat mgl.?)
  3. Eltern brauchen Genehmigung des Familiengerichts
- andere freiheitsentziehende Maßnahme – *Fixierung*
  1. Aufenthalt im Krankenhaus – geschlossene Psychiatrie
  2. durch Einsatz mechanischer Mittel – Fixierung
  3. über einen längeren Zeitraum oder regelmäßig die Freiheit entziehen – nach der Rechtsprechung im Krankenhaus bei Notstand max. 30 Min. ohne Gericht
  4. erhebliche Selbstgefährdung – droht mit Selbstverletzung (Ausmaß)
  5. keine andere Möglichkeit – Eltern müssten abwägen, ob es mildere Maßnahmen gibt (Medikamente?)
  6. Freiheitsentzug auf nicht altersgerechte Weise[62]
  7. Genehmigung des Familiengerichts notwendig; nachzuholen, wenn bei Gefahr im Verzug Eltern zunächst allein entscheiden
- Uneinsichtigkeit in Behandlungsbedarf – *Zwang?*[63]
  1. keine gesetzlichen Vorgaben – verhältnismäßig (entsprechend Betreuungsrecht)?
     - drohender erheblicher Gesundheitsschaden
     - Behandlung führt zu gewünschtem Behandlungserfolg
     - Behandlung mit Minderjährigem besprechen, Einigung anstreben (kein Erfolg!) (Grenze: Bei Einsichtsfähigkeit des Minderjährigen hat er ein Vetorecht!)
     - Abwägung zwischen Folgen des Zwangs und Folgen der Nichtbehandlung
  2. Genehmigung des Familiengerichts im laufenden Freiheitsentzug erforderlich

Beachte: *Alle* Maßnahmen zurücknehmen, sobald das Kindeswohl diese nicht mehr erfordert.

---

61 §§ 151, 167 iVm. 312 ff. FamFG: Anhörung des Kindes; Sachverständige hinzuziehen; Verfahrensbeistand bestellen, Höchstdauer: sechs Monate bis zu einem Jahr; Entscheidung ist zu begründen usw.
62 Nicht: Altersgerechte Weise: z. B.: Hochstühle für Kleinkinder in KiTas (BT-Drs 18/11278, 14 (17))
63 Dem natürlichen Willen widersprechende Behandlung

7.4 Fallübung zu CE 06, 08, 11 (02)

Fall

Bei einem ambulanten Pflegedienst geht der Anruf des Sohnes einer Kundin ein. Der Sohn hat eine Vorsorgevollmacht seiner Mutter für alle Angelegenheiten. Er verlangt, bei seiner dementen, alleinlebenden Mutter solle ab sofort nach der letzten abendlichen Versorgung die Wohnungstür vom Mitarbeiter des ambulanten Dienstes verschlossen werden. Der Mitarbeiter äußert am Telefon seine Bedenken: Die alte Dame sei dement und könne mit einem Wohnungstürschlüssel nicht mehr umgehen, beschreibt er seine Wahrnehmungen. Der Sohn reagiert ungehalten und aggressiv. Er besteht darauf, seine »Anweisung« auszuführen, und verweist auf seine Position als Bevollmächtigter.

Aufgaben

1. Unterbringung und unterbringungsähnliche Maßnahmen – beschreiben Sie die Bedeutung dieser beiden Fachbegriffe aus dem Betreuungsrecht. (AFB I)
2. Leiten Sie von den gesetzlichen Vorgaben des § 1831 BGB mögliche Argumente für den ambulanten Dienst ab. (AFB II)
3. Nennen Sie Probleme im Umgang mit Angehörigen als Betreuer/Bevollmächtigte in der Pflege und diskutieren Sie deren Ursachen/Wirkungen. (AFB III)

Informationen aus dem Fall mit Rechtswissen verknüpfen

Textarbeit/gedankliche Vorbereitung der Antworten:

Aufgabe 1)

Reine Vokabelaufgabe, vgl. Angaben im Anhang (▶ Anlage 2, Teil 2)

Aufgabe 2)

- *Tür abschließen* – einsperren?
- *Patientin kann nicht aufschließen* – einsperren ist gegeben
- *Sohn entscheidet allein* – Freiheitsentzug steht unter Richtervorbehalt
- *plötzliche Änderung in der Versorgung* – Anhaltspunkte für Gefahr im Verzug nicht erkennbar

Aufgabe 3)

Probleme:

- Nähebeziehungen
- Kräfteverhältnis
- Verarbeitung von Verletzungen

Ursachen/Wirkungen:

- Wertvorstellungen
- Rechtsvorgaben
- Einstellung

Antworten:

Aufgabe 1)

Unterbringung:

- betreuungsrechtlicher Begriff für das Einsperren des Betreuten
- »Raum, Gelände« nicht verlassen können
- Ausgang nicht eigenständig und selbstbestimmt nutzbar
- geregelt in § 1831 BGB

unterbringungsähnliche Maßnahme:

- betreuungsrechtlicher Begriff für Maßnahmen, die wie Einsperren wirken
- Beispiele nennen: mechanische, chemische Mittel, Gewalt, Drohung, List
- geregelt in § 1831 BGB

Beide: gilt auch für Bevollmächtigte!

Aufgabe 2)

§ 1831 BGB ist *anzuwenden* von Bevollmächtigtem oder Betreuer
Bei Entscheidungen über

- Unterbringung
- unterbringungsähnliche Maßnahmen (unterbringungsähnliche Maßnahmen, die
  - im Heim oder sonstiger Einrichtung[64] ausgeführt werden und
  - dauerhaft oder regelmäßig wiederkehrend ausgeführt werden)

---

64 Auch professionelle ambulante Pflege betroffen

Entscheidung treffen:

- Regel: Bevollmächtigter/Betreuer entscheiden und BG genehmigt (= Beschluss)
- Ausnahme: Gefahr im Verzug
  - *Folge*: Bevollmächtigter/Betreuer entscheidet allein und BG genehmigt im Nachhinein
  - PK kann handeln, wenn Gefahr besteht und Betreuer entschieden hat

Argumente:

1. Patientin ist bewegungsfähig; Tür abgeschlossen; trotz Schlüssel nicht von ihr allein zu öffnen; Folge: Unterbringung, unterbringungsähnliche Maßnahme (Argumentation notwendig)
2. § 1831 BGB Regelfall: bevollmächtigter Sohn braucht Beschluss des BG
3. auf Anweisung des Sohnes hin nur bei konkreter, akuter Gefahr (Angaben, Nachweis dafür vorhanden?) mit Nachholung der Genehmigung des BG

Aufgabe 3)

(nicht abschließend, ergänzbar)

- Probleme:
  - Entscheidungen über den Kopf hinweg
  - keine Kommunikation oder unzureichend
  - gelebte Entmündigung
  - Sicherheitsbedürfnis des Angehörigen
  - Betroffene wehren sich nicht
- Ursachen/Wirkungen:
  - Erbschaft retten
  - Familiensituation (Verletzungen)
  - Überforderung mit Entscheidungen, zu dicht dran
  - Wahrnehmung alter Menschen
  - Verkennung der Grundrechte im Alter (Recht auf Sturz!)
  - Angst vor Verlassen werden (z. B. von den Kindern)
  - gesellschaftlicher Wert von Alten, Kranken, Pflegebedürftigen

7.5 Fallübung zu CE 08

Eine Bewohnerin der Pflegeeinrichtung »Auf das Leben«, Annegret Simon, ist an Bauchspeicheldrüsenkrebs in weit fortgeschrittenem Stadium erkrankt. Inzwischen halten die Ärzte eine Fortsetzung der Chemotherapie für aussichtslos. Annegret Simon wird eine Schmerztherapie mit Morphium empfohlen. Frau Simon überlegt: »Auf gar keinen Fall möchte ich künstlich am Leben erhalten werden. Eigentlich wäre es am besten, einen Fachmann an der Seite zu haben, der meinen Willen umsetzt.« Annegret Simon überlegt, eine ihr sehr vertrauenswürdig erscheinende PFK aus dem Stammteam anzusprechen.

Aufgaben

1. Persönliche Voraussetzung für Vorsorgeentscheidungen sind Geschäfts- und Einwilligungsfähigkeit. Beschreiben Sie diese Fähigkeiten umfassend und stellen Sie einen Bezug zu je einem möglichen Vorsorgeschriftstück her. (AFB I)
2. Stellen Sie die zwei in Deutschland rechtlich zulässigen Möglichkeiten dar, das Leben selbstbestimmt von Dritten beenden zu lassen. Gehen Sie dabei auch auf die Vorstellung von Frau Simon bzgl. einer möglichen Vertretung ihrer Interessen durch die ihr vertrauenswürdig erscheinende PFK ein. (AFB II)
3. Erörtern Sie die Vor- und Nachteile von Betreuung und Bevollmächtigung. (AFB III)

Informationen aus dem Fall mit Rechtswissen verknüpfen

Textarbeit/gedankliche Vorbereitung der Antworten:

Aufgabe 1)

- *Geschäftsfähigkeit* – Vorsorgevollmacht, Vokabelwissen im Anhang (▸ Anlage 3, ▸ Anlage 8 und ▸ Anlage 9)
- *Einwilligungsfähigkeit* – Patientenverfügung, Vokabelwissen im Anhang (▸ Anlage 3, ▸ Anlage 8 und ▸ Anlage 9)

Aufgabe 2)

- *unheilbare Krebserkrankung, Therapie aussichtslos, Morphium empfohlen, kein künstliches Am-Leben-Erhalten* – keine lebensverlängernden Maßnahmen, Schmerztherapie mit Risiko Lebensverkürzung
- *Willen durch Mitarbeiter umsetzen* – gesetzliches Verbot

Aufgabe 3)

- Einsetzung, Inhalt, Kontrolle, zu beachtende Gesetze

Antworten:

Aufgabe 1)

- Geschäftsfähigkeit:
    - Selbstbestimmung des Lebens im wirtschaftlichen Bereich; hauptsächlich: Verträge
    - bis 7 Jahre unfähig; bis 18 Jahre eingeschränkt; ab 18 Jahre geschäftsfähig
    - bei Entscheidungen, die Lebensunterhalt gefährden: eingeschränkt
    - bei krankhafter Störung der Geistestätigkeit: geschäfts*un*fähig

Bezug: Vorsorgevollmacht; eigene Entscheidung über Person und Zuständigkeit

- Einwilligungsfähigkeit:
    - Selbstbestimmung des Lebens – Maßnahmen, die in Rechte eingreifen
    - Beispiele nennen: OP, Medikamentengabe, Rasur, Bettseitenteil, Herausgabe von Daten…
    - Verständnis für die Aufklärung über die Maßnahme (Komplexität?)
    - *Problem*: Maßnahme bezogen festzustellen; Einzelfall; keine konkrete gesetzliche Vorgabe

Bezug: Patientenverfügung; wann, was gewünscht/abgelehnt (konkret!)

Aufgabe 2)

In Deutschland zulässig:

- indirekte aktive Sterbehilfe
    - lebensverkürzende Schmerztherapie
    - rechtlich zulässig, wenn Einwilligung des Patienten gegeben
    - Betreuer/Bevollmächtigter: § 1829 BGB beachten
    - *hier*: Heilbehandlung, Betreuer entscheidet allein
- passive Sterbehilfe:
    - lebenserhaltende Maßnahmen werden nicht angefangen oder abgebrochen
    - rechtlich zulässig, wenn Patientenwille gegeben:
        - ausdrücklich (gesagt, Patientenverfügung)
        - mutmaßlich (frühere Äußerungen, Wertvorstellungen, Ethik, Krankheitssituation…)
        - ohne Anhaltspunkte: »im Zweifel für das Leben«
    - Betreuer/Bevollmächtigte: § 1829 BGB ist hier zu beachten
        - Betreuer und Arzt einstimmig
        - Betreuer allein mit Genehmigung des BG

- bei abweichend wahrgenommenem Patientenwillen können Dritte das BG anrufen
- Problem: PFK als Entscheider in engen Grenzen zulässig, wenn...

§ 1816 Abs. 6 BGB
»Eine Person, die zu einem Träger von Einrichtungen oder Diensten, der in der Versorgung des Volljährigen tätig ist, in einem Abhängigkeitsverhältnis oder in einer anderen engen Beziehung steht, darf nicht zum Betreuer bestellt werden. Dies gilt nicht, wenn im Einzelfall die konkrete Gefahr einer Interessenkollision nicht besteht.«

§ Gesetzestext

Vorgabe wird von der Rechtsprechung auch bei einer Vorsorgevollmacht angewandt. Zweck dieses gesetzlichen Verbots ist der Schutz des Mitarbeiters vor einem Rollenkonflikt (Arbeitnehmer auf der einen und Betreuer/Bevollmächtigter auf der anderen Seite). Jetzt ist es möglich, im Einzelfall nachzuweisen, dass ein Interessenkonflikt nicht besteht. Dann steht einer möglichen Vertretung des Betroffenen nichts im Weg.

Aufgabe 3)

Vorsorgevollmacht:

- festlegen, *wer was** für ihn bestimmen darf (*was = Aufgabenkreise)
- verbindliche Regelung, vorrangig vor Betreuung
- ab *wann* Vollmacht gilt
- Aussteller ist geschäftsfähig (Ausstellung, Änderung, Widerruf)
- (unter Umständen *wie* entschieden werden soll)
- hohe Eigenverantwortung, alles selbst festlegen (z. B.: Informationsrechte)
- Kontrollbetreuer und BG dürfen Vorsorgevollmacht außer Kraft setzen bei Gefährdung des Betroffenen (§ 1820 Abs. 3–5 BGB)
- §§ 1829, 1831 und 1832 BGB sind zu beachten

Betreuung:

- Betreuungsverfügung möglich (Aufgabenkreise und Person/en für Betreuung oder deren Ablehnung)
- Wunsch, den BG erfüllen muss, es sei denn § 1816 BGB lässt Ablehnung zu
- Betroffener hat natürliches Verständnis für den Sinn von Betreuung (Verfügung und Äußerung im Betreuungsverfahren möglich)
- BG setzt Betreuer ein
- Gericht kontrolliert eingesetzte Betreuer
- Beziehung auf Zeit (max. sieben Jahre)
- gesetzliche Regelungen (z. B. § 1815 Abs. 2 BGB, Informationsrechte)

7.6 Fallübung zu CE 02, 11

Fall

In einer offenen Gerontopsychiatrie treten zwei Probleme auf: Herbert Hinz ist vor einer Woche in die Einrichtung eingezogen. Sein Sohn, sein zuständiger Betreuer, hatte für ihn die Aufnahme in der Einrichtung und den Vertrag verhandelt. Jetzt ist Herr Hinz tot auf dem Hof hinter dem Pflegeheim aufgefunden worden. Nachforschungen ergeben, dass er aus seinem Zimmerfenster gestürzt ist. Nun räumt der Sohn ein, sein Vater habe schon eine ganze Weile Fenster mit Türen verwechselt, ohne zu realisieren, auf welcher Etage eines Hauses er sich befinde. Bei Einzug des Vaters in die Einrichtung habe er diese Information nicht weitergegeben, da er befürchtet habe, man werde seinen Vater dann nicht aufnehmen.

Konstanze Kunz ist eine bewegungsfreudige, aber zunehmend gang- und standunsichere Bewohnerin. Ihren Rollstuhl akzeptiert sie nicht. Immer wieder versucht sie aufzustehen und droht zu stürzen. Glücklicherweise ist sie bisher durch ihre Stürze noch nicht ernsthaft verletzt worden.

Aufgaben

1. Definieren Sie Freiheitsberaubung und Aufsichtspflichtverletzung. (AFB I)
2. Legen Sie mit Begründung dar, ob im Fall von Herbert Hinz der Pflegeeinrichtung eine Aufsichtspflichtverletzung vorgeworfen werden kann. (AFB II)
3. Machen Sie einen Vorschlag zum weiteren Vorgehen mit Konstanze Kunz und bewerten Sie diesen Vorschlag aus pflegerischer Sicht. Gehen Sie dabei auf Ihren Umgang mit Frau Kunz bzgl. Ihres Vorschlags ein. (AFB III)

Informationen aus dem Fall mit Rechtswissen verknüpfen

Textarbeit/gedankliche Vorbereitung der Antworten:

Aufgabe 1)

Reine Vokabelaufgabe, vgl. Angaben im Anhang (▶ Anlage 2, Teil 3)

Aufgabe 2)

Herbert Hinz:

- *lebt in offener Gerontopsychiatrie seit kurzer Zeit* – wenig eigene Wahrnehmung durch Personal
- *verwechselt Fenster mit Türen ohne Wahrnehmen der Etage* – Gefahrenpotential (Gesundheit, Leben)
- *Sohn hat verschwiegen* – Unkenntnis des Pflegepersonals
- *Befürchtungen* – Herbert Hinz für offenes Haus ungeeignet?

Aufgabe 3)

Konstanze Kunz:

- *Bewohnerin der Psychiatrie* – Krankheitsbild, Betreuung
- *bewegungsfreudig, gang- und standunsicher, Rollstuhl nicht akzeptiert* – Gefahrenpotential
- *bislang Stürze ohne schwere Folgen* – Schadensereignisse (Folgen bislang noch überschaubar)

Antworten:

Aufgabe 1)

Freiheitsberaubung:

- Opfer ist *körperlich* eigenständig bewegungsfähig,
- auch mit Hilfsmitteln (z. B. Rollstuhl); braucht keine menschliche Hilfe
- Bewegungsfähigkeit wird genommen oder eingeschränkt
- durch *Einsperren* (= Raum nicht verlassen können; Ausgang nicht nutzbar)
- oder alle *Maßnahmen, die so wirken* (Gewalt, Drohung, List, mechan. oder chem. Mittel)

Aufsichtspflichtverletzung:

1. betroffene Person kann in konkreter Situation die Gefahren, die für sie bestehen, nicht mehr erkennen oder angemessen mit ihnen umgehen
2. Worin besteht die *konkrete* Gefahr für die betroffene Person?
3. Welche Maßnahmen sind unter Berücksichtigung der *Ressourcen* des Betroffenen zu erwägen, um die Gefahr abzustellen?
4. Abwägung des Für und Wider unter besonderer Berücksichtigung
   a) der *Sicherheits*interessen der Einrichtung und
   b) der Gewährleistung einer *freien*, selbstbestimmten Lebensführung der betroffenen Person

Aufgabe 2)

Herbert Hinz kann aufgrund der Demenz Türen und Fenster und das Stockwerk des Gebäudes nicht mehr angemessen wahrnehmen und sich entsprechend verhalten. Die konkrete Gefahr besteht durch Fenstersturz (Verletzung oder Tod). Maßnahmen und Abwägungen sind nur möglich, wenn für die Einrichtung das Problem erkennbar ist.

- hier: Sohn hat bewusst nichts gesagt
- Problem: War Einrichtung Problem aus eigener Wahrnehmung von Herbert Hinz erkennbar?
- Entlastungsbeweis nötig (eine Woche Aufenthalt in Pflegeeinrichtung, eigene Wahrnehmung des Pflegepersonals gegeben, nichts aufgefallen)
- wenn gegeben, keine Haftung (andernfalls: ja!)

Aufgabe 3)

Umgang mit Frau Kunz:

- Problem: Ist die Bewohnerin einwilligungsfähig? Hat sie ein Recht auf Eigengefährdung?
- Wenn ja: Vorschlag kann nur im Rahmen einer Beratung nahe gebracht werden. Je nach Schwere der zu erwartenden Folgen eines Sturzes sollte über schriftliche Erfassung der Beratung hinaus auch eine Unterschrift von Frau Kunz eingeholt werden, um die Eigenverantwortung klarzustellen (Parallele: Entlassen aus dem Krankenhaus auf eigenes Risiko!)
- Wenn nein: Absprache mit Betreuer/Bevollmächtigtem nötig; ggfs. § 1831 BGB beachten
- Nein ist wahrscheinlicher, da Frau Kunz Patientin in einer Gerontopsychiatrie ist

Tab. 14: Vorschlag für Frau Kunz (eigene Zusammenstellung)

Möglichkeiten	Bewertungskriterien
- Sturzprotektorenkleidung	- Akzeptanz
- Medikamente	- Freiheitsentzug
- Gurt	- Folgeprobleme (Dekubitus?)
- nicht mehr in Rollstuhl, Training	- Kosten
- Ursachen für Stürze ermitteln, ggfs. ausräumen	- Personaleinbindung
- begleitete Bewegung	- Risikobereitschaft von Personal, Angehörigen?
- Zusatzprogramm (»Sport«)	- genug Ausgleich für Bewegungsdrang schaffen

8 Finanzierung der Pflege – Sozialrecht

In diesem Kapitel geht es um die Finanzierung der Pflege über Leistungen, die durch die Solidargemeinschaft auf der Grundlage des SGB finanziert werden. Auch diese Darstellung setzt Schwerpunkte. Ausschlaggebend für die getroffene Auswahl sind neben Fragen zur Finanzierung des Arbeitsplatzes »Pflege«, soweit sie aus der Praxis an die Autorin herangetragen wurden, auch die Vorgaben des Rahmenlehrplans nach § 53 PflBG. Zusätzlich werden Probleme aus der veröffentlichten Rechtsprechung zu einzelnen Themen aufgegriffen.

> **Inhalte**
>
> Erster Abschnitt:
>
> - Bücher des SGB
> - System der sozialen Sicherung
> - Themenauswahl
>
> Zweiter Abschnitt:
>
> - Leistungsträger Rehabilitation
> - GKV – Prävention
> - GPV – Pflegebedürftigkeitsbegriff u. a.
> - Exkurs zur CE 11
>
> Drei abschließende Fallübungen

8.1 Erster Abschnitt: Einleitung

8.1.1 Wichtige Bücher des SGB[65]

- I Allgemeiner Teil
- V Gesetzliche Krankenversicherung
- VI Gesetzliche Rentenversicherung
- VII Gesetzliche Unfallversicherung
- XI Soziale Pflegeversicherung
- XII Sozialhilfe

8.1.2 Soziale Sicherung

Tab. 15: Überblick: Das System der sozialen Sicherung (3-Säulen) (eigene Zusammenstellung)[66]

Sozialversicherung	Soziale Versorgung	Soziale Fürsorge

• Risikogemeinschaft
  – Mitgliedschaft
  – Beiträge
  – Versicherungsfall
  – Leistungen
• keine Bedürftigkeitsprüfung
• Vorversicherungszeit
	• Steuergelder
	• besondere Verantwortung des Staates, z. B.:
	  – Opfer von Straftaten
	  – Kriegsopfer
	  – Impfschäden
	• keine Bedürftigkeitsprüfung
		• Steuergelder
		• Bedürftigkeitsprüfung
		  – eigenes Einkommen
		  – eigenes Vermögen
		  – Unterhaltsansprüche
		  – andere Leistungsträger
		• Subsidiarität

8.1.3 Themenauswahl

In der anschließenden wiederholenden Kurzdarstellung werden folgende Themen aufgegriffen und mit Übungen und Fällen vertieft:

Sozialversicherungen

CE 07

1. *Unfallversicherung*, da Pflegepersonen, Pflegekräfte hier versichert sind. In dieser Versicherung besteht das umfassendste Leistungspaket, an dem die Struktur des sozialrechtlichen Leistungsdenkens – gerade in Bezug auf Rehabilitation – ablesbar ist. Zudem ist sie allen anderen Trägern gegenüber vorrangig und so für eine exemplarische Darstellung hervorragend geeignet.

---

65 Bezeichnungen: SGB plus römische Ziffer (I = 1/V = 5/X = 10); Wert kleinerer Ziffer rechts von größerer Ziffer addieren; Wert kleinerer Ziffer links von größerer Ziffer subtrahieren.
66 Für Details vergleiche Angaben in diversen Lehrbüchern oder auch unter: beta Institut gemeinnützige GmbH (2003–2023). *Willkommen bei betanet.de*. Zugriff am 23.06.2023 unter: www.betanet.de

2. *Krankenversicherung*, da Leistungen unmittelbar für die Pflege gezahlt werden, die Hinweispflicht aus § 630c Abs. 3 BGB[67] besteht und Konkurrenz zur Pflegeversicherung häufig Probleme verursacht. Hierbei wird auf die Bedeutung der Prävention eingegangen.
CE 04
3. *Pflegeversicherung*, Vorgaben für Versicherungsfall und Leistungen sind Ausgangspunkt für Bestimmung von Pflegebedürftigkeit und Leistungskatalog für das gesamte SGB. Zudem gibt der Pflegebedürftigkeitsbegriff der praktischen Ausbildung Struktur[68] und ist fester Gegenstand der staatlichen Abschlussprüfungen.

Soziale Versorgung

Wird auf den Hinweis beschränkt, dass die Kriegsopferfürsorge zum Kanon der Rehabilitationsträger gehört. Da in der Pflege relevante Fälle selten auftreten, wird an dieser Stelle auf detailliertere Darstellungen in Lehrbüchern oder auch unter www.betanet.de verwiesen.

Soziale Fürsorge

Die Leistungen der sozialen Fürsorge sind in ihrer Anspruchsbegründung – Bedürftigkeitsprüfung – und in ihren Leistungen – Ergänzungen zu vorrangigen Ansprüchen – besonders.[69] Am Beispiel der Sozialhilfe konkretisiert bedeutet das:

1. Sozialhilfe – Ansprüche bestehen nur bei erfolgreicher Bedürftigkeitsprüfung
2. Sozialhilfe – Leistungen zum Lebensunterhalt (Bürgergeld, Grundsicherung, Taschengeld)
3. Sozialhilfe – Leistungen in besonderen Lebenslagen (z. B. Hilfe zur Pflege, Eingliederungshilfe)

In diesem Kapitel wird in einem abschließenden Exkurs ein Überblick zu Sozialleistungen für psychisch Erkrankte gegeben, der die Verzahnung von Versicherungsleistungen und denen der sozialen Fürsorge veranschaulicht.
CE 11

---

67 Informationspflicht, wenn Kostenübernahme nicht in voller Höhe von einem Dritten (z. B. GKV) gesichert ist
68 Vgl. Fachkommission nach § 53 Pflegeberufegesetz (Hrsg.) (2020): *Rahmenpläne der Fachkommission nach § 53 PflBG*. 2. Aufl., Zugriff am 10.02.2022 unter: https://www.bibb.de/dienst/veroeffentlichungen/de/publication/show/16560, S. 16, Tab. 2
69 Statt weitergehende Erläuterungen wird an dieser Stelle die Lektüre eines Lehrbuchs oder www.betanet.de (s. o. Fußnote 66) empfohlen.

8.2 Zweiter Abschnitt: Exemplarische Darstellung zu Einzelthemen

8.2.1 Leistungsträger der Rehabilitation – Beispiel SGB VII

Inhalte

Leistungsträger der Rehabilitation:

1. Formen der Rehabilitation
2. Beispiel Unfallversicherung, SGB VII
   a) Grundlagen
   b) Versicherungsfälle
   c) Leistungen und Bezug zur Rehabilitation

Zwei Fallübungen

Formen der Rehabilitation und Zuständigkeit der Träger

Tab. 16: Die vier Bereiche der Rehabilitation (eigene Zusammenstellung)

Medizinische Rehabilitation	Berufliche Rehabilitation	Ergänzende Leistungen	Soziale Rehabilitation
Ausheilung einer Krankheit und Wiederherstellung der Gesundheit	Erwerbsfähigkeit erhalten, verbessern, (wieder-)herstellen, und möglichst dauerhaft sichern	dienen dazu, das Ziel der Rehamaßnahmen zu erreichen und zu sichern	Menschen mit Behinderung die Chance auf Teilhabe am gesellschaftlichen Leben eröffnen

Für die Leistungserbringung gilt der Grundsatz »*Rehabilitation vor Rente*«, d. h. durch Rehamaßnahmen den Renteneintritt möglichst verhindern oder verzögern.

Für die Frage, welcher Träger im Einzelfall zuständig ist, gilt:

- Zuständigkeit und Voraussetzungen richten sich allein nach den für den jeweiligen Träger geltenden Vorschriften.
  - GKV – SGB V
  - GRV – SGB VI
  - GUV – SGB VII
  - Kriegsopferversorgung/-fürsorge SGB XIV
  - Kinder- und Jugendhilfe – SGB VIII
  - Sozialhilfe – SGB XII

- Vorgaben des SGB IX sind nachrangig, d. h. sie kommen nur zur Anwendung, wenn und soweit die Spezialgesetze keine Regelungen enthalten.

Unfallversicherung, SGB VII

Beispiel für den Absicherungsmechanismus bei den Sozialversicherungen, *hier:* beste, da umfassendste Leistungen im Sozialsystem. Vorrangig zuständiger Rehabilitationsträger, der alle Rehabilitationsformen in seinem Leistungspaket abdeckt.

Grundlagen

- Versicherungsträger sind die Berufsgenossenschaften
- BGW und Kommunen
- Versicherungsbeitrag bringt zu 100 % der AG auf
- Versicherungsschutz beginnt mit Aufnahme der Tätigkeit, unabhängig von Beitragszahlung des AG
- Berufsgenossenschaften arbeiten präventiv über UVV* (Bekanntgabe in den Betrieben) (*UVV = Unfallverhütungsvorschriften)

Versicherungsfälle nach SGB VII

Jeder Träger von Sozialleistungen ist für die Risiken eines bestimmten Lebensbereichs zuständig. Bei einer Versicherung sprechen wir in diesem Zusammenhang vom Versicherungsfall. Nur bei dessen Vorlage ist die (Sozial-)Versicherung zur Zahlung von Leistungen verpflichtet.

Arbeitsunfall:

- Kurzdefinition: Ausführung von Arbeitstätigkeit → Unfall → Körperschaden
- Problemfall: Gang zur Toilette während der Arbeitszeit am Arbeitsplatz (Sozialgerichte vertreten unterschiedliche Auffassungen):
  a) Gang zur Toilette ist keine Arbeitstätigkeit, daher kein Unfallversicherungsschutz
  b) Gang zur Toilette dient der Wiederherstellung der Arbeitsfähigkeit → Unfallversicherungsschutz ist gegeben.
  c) Unfallversicherungsschutz endet bzw. beginnt an der Toilettentür

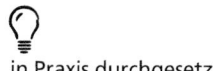
in Praxis durchgesetzt

Wegeunfall:

- Kurzdefinition: direkter Weg zwischen Wohnung und Arbeitsstelle → Unfall → Körperschaden
- Problemfälle:

- direkter Weg beginnt/endet an der Haustür
- Garage am Haus = Einheit; Garage entfernt vom Haus, s. o.
- direkter Weg ist eine Mischung aus Geschwindigkeit und Kürze
- Wahl des Verkehrsmittels obliegt dem Versicherten
- gesetzlich anerkannte Ausnahmen vom direkten Weg: Fahrgemeinschaften, Aufsichtspflicht genügen (Hort, Kita ...), § 8 SGB VII
- private Unterbrechungen (kein Versicherungsschutz); Ausnahme: drei Min. am Wege (Bäcker usw.)
- Fortsetzung des direkten Weges innerhalb von zwei Stunden → Versicherungsschutz lebt wieder auf
- verbotswidriges oder leichtfertiges Verhalten schließt Versicherungsschutz nur aus, wenn *allein* die *wesentliche Ursache* für den Unfall

Berufskrankheit: Definition: »korrekte« Ausführung der Berufstätigkeit führt zur Krankheit → medizinischer Zusammenhang besteht → Anerkennung durch Aufnahme in die BKVO*
(*BKVO = Berufskrankheiten-Verordnung)

Leistungen im Überblick

Die Leistungen nach SGB VII sind die umfassendsten und höchsten aller Sozialversicherungen. Das liegt insbesondere daran, dass sich die Geldleistungen auf den letzten Jahresarbeitsverdienst* des Versicherten beziehen, also unabhängig sind von Beitragshöhe und Dauer der Mitgliedschaft. (*JAV = Jahresarbeitsverdienst [brutto])

Tab. 17: Leistungen der GUV im Überblick (eigene Zusammenstellung)

Folge	Leistungen	Welche Versicherung[70] dann?
Körperschaden §§ 27 ff. SGB VII	Heilbehandlung ohne Zuzahlungen des Versicherten (= *medizinische Rehabilitation*)	GKV
Pflegebedürftigkeit § 44 SGB VII	• Pflegegeld (für jeden Zeitraum) • (West/Ost: 408/395 € bis 1.624/1.525 €) • prof. Pflege nur auf Antrag • Pflegegeld ist dabei angemessen (je nach Bedarf?) zu erhöhen	SPV
Arbeitsunfähigkeit §§ 45 ff. SGB VII	• Verletztengeld (max. Netto-Gehalt) • (ab 7. Woche für max. 1,5 Jahre)	GKV
Berufsunfähigkeit §§ 35, 49 SGB VII	• Berufshilfe (Umschulung, Ausbildung, Fort- und Weiterbildung etc.)	Arbeitslosenversicherung

---

70 Darstellung beschränkt auf Sozialversicherungen

Folge	Leistungen	Welche Versicherung dann?
	• Übergangsgeld (68 % des Verletztengeldes) (= berufliche oder soziale Rehabilitation sowie ergänzende Leistungen)	
Erwerbsunfähigkeit § 56 SGB VII	Verletztenrente (2/3 des letzten Jahresarbeitsverdienstes) bis zur Altersrentenberechtigung	DRV-Bund
Tod des Versicherten §§ 65–68 SGB VII	Witwen-/Witwerrente*: • groß: 40 % des JAV, wenn über 46 Jahre, erwerbs- oder berufsunfähig; ein waisenrentenberechtigtes Kind erziehen[71] • klein: 30 % des JAV (für 24 Monate) Waisenrente*: • HWR: 20 % des JAV • VWR: 30 % des JAV Dauer für beide: • bis 18 (bis 27, wenn Ausbildung ohne Vergütung, schwerbehindert., FSozJ o. ä.) *Summe: max. 80 % des JAV	DRV-Bund
Sterbegeld § 64 SGB VII Überführungskosten	• (West/Ost) 5.820/5.640 € an den, der Bestattung bezahlt • vom Unfallort zum Beisetzungsort (wenn Unfallort nicht ständiger Wohnsitz)	

Tab. 17: Leistungen der GUV im Überblick (eigene Zusammenstellung) – Fortsetzung

Medizinische Rehabilitation:
Voraussetzungen für jeden Träger med. Reha:

- Reha-Maßnahme aus med. Gründen erforderlich
- Reha-Maßnahme vom Arzt verordnet
- Reha-Maßnahme vom Kostenträger *vorher* genehmigt

Berufliche Rehabilitation (Leistungen zur Teilhabe am Arbeitsleben):

---

[71] Einer der drei Gründe muss gegeben sein, um Anspruch auf große Rente zu begründen.

- berufliche Eingliederung: Dauer = bis zur Erreichung des angestrebten Berufsziels (vorgeschriebene allgemeine Ausbildungsdauer)
- Weiterbildung: in der Regel zwei Jahre bei ganztägigem Unterricht; Teilförderung (ein Abschnitt einer Gesamtmaßnahme) möglich; Ausnahme ist die Altenpflege (Förderung bis zu drei Jahren); Verlängerungen möglich
- Übernahme von Sozialversicherungsbeiträgen während Teilnahme an beruflicher Reha

Soziale Rehabilitation (Teilhabe am Leben in der Gemeinschaft):

- Ziel ist es, Menschen mit Behinderungen eine gleichberechtigte Teilhabe am Leben in der Gemeinschaft zu ermöglichen oder zu erleichtern. Die Ermöglichung selbstbestimmter und eigenverantwortlicher Lebensführung, z. B. in einer eigenen Wohnung und im eigenen Lebensumfeld, ist ebenfalls ein Ziel. Man spricht vom Sozialraum (Begriff aus der Sozialarbeit). Gemeint sind damit Orte, an denen man die Freizeit verbringt, sich mit anderen trifft, arbeitet, einkauft oder auch Behördenangelegenheiten erledigt.

Voraussetzungen:

- Durch andere Leistungen ist der Unterstützungsbedarf noch nicht gedeckt.
- Die Ziele der sozialen Teilhabe können mit Hilfe der Leistungen erreicht werden.

Welche Leistungen in welchem Umfang konkret gewährt werden, ist nicht gesetzlich geregelt. Vielmehr wird das in jedem Einzelfall im Teilhabeplanverfahren bzw. Gesamtplanverfahren bestimmt.

Fallübung mit Bezug zu CE 04 und 07

Fall

Altenpflegerin Claudia Herbst ist mit ihrem Mann auf dem Weg zur Arbeit. Wie jeden Morgen setzt sie zunächst ihren Mann auf dem Umweg zu seinem Betrieb ab, bevor sie dann weiter zum ambulanten Dienst fährt, bei dem sie arbeitet. Nachdem sie ihren Mann abgesetzt hat, nimmt ihr ein Autofahrer die Vorfahrt. Der Wagen erleidet Totalschaden. Claudia Herbst fährt mit dem Taxi weiter zur Arbeit.

Dort ankommen, erhält sie ihren Einsatzplan für den Tag. Sie macht sich mit einem Dienstfahrzeug auf den Weg. Als Erstes muss sie zu einem Patienten, den ambulanter Dienst und Ehefrau seit elf Monaten arbeitsteilig versorgen. Dieser Patient (52 Jahre) ist nach einem Unfall körperlich stark behindert. Von allen Mitarbeitern wird er als unangenehm empfunden, da er zu spontanen körperlichen Übergriffen neigt.

Aufgaben

1. Nennen Sie die Kurzdefinitionen zu Arbeits- und Wegeunfall. (AFB I)
2. Untersuchen Sie, ob Claudia Herbst einen Arbeits- oder Wegeunfall gehabt hat. (AFB II)
3. Erläutern Sie die besondere pflegerische Versorgungsweise im ambulanten Bereich, die bei diesem Patienten nach SGB XI erfolgt. (AFB II)

Variante

Claudia Herbst wird an diesem Tag während der Grundpflege von dem Patienten (s. o. Fall) an den Haaren festgehalten und sehr schmerzhaft in die Brust gekniffen.

Aufgaben

1. Beschreiben Sie die Rahmenvorgaben des Notwehrrechts, die Claudia Herbst gegenüber dem Patienten zu beachten hätte. (AFB I)
2. Diskutieren Sie mögliche Notwehrmaßnahmen, die in der Situation von Claudia Herbst zu empfehlen wären. (AFB III)

Informationen aus dem Fall mit Rechtswissen verknüpfen

Textarbeit/gedankliche Vorbereitung der Antworten:

Aufgabe 1)

- Vokabelwissen, siehe im Anhang (▶ Anlage 2, Teil 4)

Aufgabe 2)

- *mit ihrem Mann auf dem Weg zur Arbeit, unterschiedliche Arbeitsstellen, Umweg* – Fahrgemeinschaft, gesetzlich anerkannte Ausnahme vom direkten Weg
- *Unfall, Wagen mit Totalschaden* – Wegeunfall nicht gegeben, kein Körperschaden

Aufgabe 3)

- *Patient wird von Ehefrau und ambulantem Dienst arbeitsteilig versorgt* – Kombinationspflege

Variante:

Aufgabe 1)

- *Patient körperlich stark behindert* – schuldfähig; Notwehrrecht ohne Einschränkungen darstellen

Aufgabe 2)

- *Haare festhalten, in die Brust kneifen* – akuter Angriff (geeignete Maßnahmen und mildeste davon darlegen)

 Antworten:
Fall:

Aufgabe 1)

- *Arbeitsunfall:* Ausführung der Arbeitstätigkeit → Unfall → Körperschaden
- *Wegeunfall:* direkter Weg zw. Wohnung und Arbeitsstelle → Unfall → Körperschaden

Aufgabe 2)

- Wegeunfall (-), zwar versicherte Abweichung vom direkten Weg, da *Fahrgemeinschaft* mit Ehemann, aber *ausschließlich Sachschäden* entstanden (Praxis: sicherheitshalber beim Durchgangsarzt melden wegen möglicher späterer Folgen)

Aufgabe 3)

- Ehefrau – Pflegegeld; ambulanter Dienst – Pflegesachleistung; *Folge*: Kombinationspflege:
  - Patient hat Anspruch auf 100 % Leistung seines Pflegegrades
  - ambulanter Dienst rechnet zuerst ab (€-Betrag von Pflegesachleistung = %)
  - Rest-% → Übertragung auf und Auszahlung als Teilbetrag des Pflegegeldes

Variante:

Aufgabe 1)

Notwehr gegen *schuldfähigen* Patienten:

- Angriff eines Menschen auf einen anderen
- Angriff dauert an

- erforderliche Verteidigung zulässig:
  - geeignetes Mittel
  - mildestes Mittel

Aufgabe 2)

(nicht abschließend, ergänzbar)
Maßnahmen:

- Hand festhalten, gewaltsam lösen
- Ohrfeige
- verbal massiv abgrenzen u. a. (?)

Diskussionsansätze:

- ausweichen wird nicht verlangt
- Patient ist voll verantwortlich für sein Tun
- ernstnehmen, Ausdruck der Menschenwürde im Negativen
- Problem: mildestes Mittel?
- Würde der Pflegekraft
- wechselseitiger respektvoller Umgang notwendig

8.2.2 Die Leistungen der Krankenversicherung nach SGB V[72]

Inhalte

Gesetzliche Krankenversicherung, SGB V:

- Prävention
- Ersatzverfahren (Abrechnung ohne eGK)
- Zuzahlungen zu Leistungen
- Fallübungen

Die Diagnosen für Krankheiten, Unfallfolgen oder Behinderungen bedürfen der Untersuchungen. Die daran anschließenden Heilbehandlungen oder ärztlichen Eingriffe erfolgen auf ärztliche Verordnung.

---

[72] Quellen: SGB V und Bundesministerium für Arbeit und Soziales (Hrsg.) (2021): *Soziale Sicherung im Überblick*. Zugriff am 06.12.2022 unter https://www.bmas.de/DE/Service/Publikationen/Broschueren/a721-soziale-sicherung-ueberblick.html

Prävention

Aber auch *Prävention* (Vorbeugung) ist im SGB vorgesehen: Die Krankenkassen werden verpflichtet, in ihren Satzungen Leistungen zur Primärprävention vorzusehen. Ziele sind die Verbesserung des allgemeinen Gesundheitszustandes und Verminderung sozial bedingter Ungleichheit von Gesundheitschancen.[73]

Im SGB V heißt es zu vorbeugendem und mitwirkendem Verhalten:

Gesetzestext

§ 1 SGB V Solidarität und Eigenverantwortung

»Die Krankenversicherung als Solidargemeinschaft hat die Aufgabe, die Gesundheit der Versicherten zu erhalten, wiederherzustellen oder ihren Gesundheitszustand zu bessern. Das umfasst auch die Förderung der gesundheitlichen Eigenkompetenz und Eigenverantwortung der Versicherten.

Die **Versicherten** sind für ihre Gesundheit mitverantwortlich; sie *sollen* durch eine gesundheitsbewusste Lebensführung, durch frühzeitige Beteiligung an gesundheitlichen Vorsorgemaßnahmen sowie durch aktive Mitwirkung an Krankenbehandlung und Rehabilitation dazu beitragen, den Eintritt von Krankheit und Behinderung zu vermeiden oder ihre Folgen zu überwinden.

Die **Krankenkassen** *haben* den Versicherten dabei durch Aufklärung, Beratung und Leistungen zu helfen und unter Berücksichtigung von geschlechts-, alters- und behinderungsspezifischen Besonderheiten auf gesunde Lebensverhältnisse hinzuwirken.« [Hervorhebungen durch die Autorin]

Aufgaben zum Gesetzesauszug

1. Stellen Sie die Pflichten der Versicherten und der Krankenkassen zusammen.
2. Leiten Sie aus dem Gesetzestext ab, ob für die beiden Benannten eine Pflicht besteht, sich in der beschriebenen Weise zu verhalten.

Antworten:

Aufgabe 1)

Pflichten des Versicherten:

- gesundheitsbewusste Lebensführung
- frühzeitige Beteiligung and Gesundheitsvorsorge
- an Krankenbehandlung und Rehabilitation aktiv mitwirken

---

[73] Zum Präventionsgesetz und zur Präventionsstrategie vgl. u. a. die Ausführungen unter AOK-Bundesverband (Hrsg.) (2023): *Präventionsgesetz*. Zugriff am 19.12.2022 unter: https://aok-bv.de/lexikon/p/index_14134.html

Pflichten der Krankenversicherung:

- Gesundheit erhalten, wiederherstellen, bessern
- Eigenkompetenz und Eigenverantwortung der Versicherten fördern
- Hilfe durch Aufklärung, Beratung, Leistungen
- Hinwirken auf gesunde Lebensverhältnisse unter Berücksichtigung der Umstände des Einzelfalls

Aufgabe 2)

- Die Versicherten »*sollen*« einen Beitrag zur Prävention leisten. Dieses Hilfsverb steht für eine Empfehlung. Die Letztverantwortung bliebt beim Versicherten.
- Die Krankenkassen »*haben*« die benannten Aufgaben. Für sie ist die Prävention eine Pflicht, vgl. §§ 20 ff. SGB V.

Ersatzverfahren (Behandlung ohne elektronische Gesundheitskarte (eGK))

a) Abrechnungs- /Krankenvertretungsschein mit Unterschrift des Versicherten
   - Patient kann bei GKV Bestätigung seiner Mitgliedschaft einfordern
   - ggfs. Datenabgleich mit Personalausweis vornehmen
b) Formular »Bestätigung über Inanspruchnahme der vertragsärztlichen Behandlung« zusätzlich unterschreiben lassen
   - binnen zehn Tagen muss Patient eGK oder Mitgliedsbestätigung vorlegen
c) nach Ablauf der zehn Tage: Privatvergütung durch Patienten
d) bei Vorlage bis Quartalsende (wenn zehn Tage überschritten!)
   - Rückerstattung der Privatvergütung
   - Abrechnung im Folgequartal als Vorquartalsfall

Leistungen nach SGB V und ihre Zuzahlungen

CE 05

Tab. 18: Zuzahlungen nach SGB V (eigene Zusammenstellung)

Leistungen	Zuzahlungen
Krankenhaus, § 39 SGB V	10 €/Tag für 28 Tage/Kalenderjahr
Rehabilitation, § 40 SGB V	10 €/Tag
Anschlussrehabilitation, § 40 Abs. 6 SGB V	10 €/Tag für 28 Tage/Kalenderjahr (Krankenhaus plus Reha)
Arznei- und Verbandmittel, § 31 SGB V	• 10 % des Abgabepreises • mind. 5 € bis max. 10 € • nicht mehr als das Mittel kostet

Tab. 18:
Zuzahlungen nach SGB V (eigene Zusammenstellung) – Fortsetzung

Leistungen	Zuzahlungen
Heilmittel, § 32 SGB V	• 10 €/Rezept • 10 % der Behandlungskosten
Hilfsmittel, § 33 SGB V	• Übernahme der Kosten • Zuzahlung: 10 % der Kosten des Hilfsmittels, mindestens 5 € und höchstens 10 €, aber nie mehr als das Hilfsmittel kostet
zum Verbrauch bestimmte Hilfsmittel	• Übernahme der Kosten • Zuzahlung: 10 % der Kosten, maximal 10 € pro Monat
Häusliche Krankenpflege, § 37 SGB V[74]	• s. o. Heilmittel (für max. 28 Tage im Jahr) • Verordnungsdauer abhängig von Sicherungspflege oder Vermeidungspflege
Kurzzeitpflege, § 39c SGB V (stationär)	• maximal vier Wochen pro Jahr • Übernahme der Kosten bis zum Höchstbetrag von 1.774 €/Jahr (Häusliche Krankenpflege unzureichend; kein Pflegegrad erforderlich)
Soziotherapie[75] § 37a SGB V	• 120 Stunden à 60 Minuten innerhalb von drei Jahren je Krankheitsfall • Pro Verordnung dürfen maximal 30 Einheiten ausgestellt werden. • Versicherte müssen eine Zuzahlung von 10 % der kalendertäglichen Kosten der Soziotherapie leisten, jedoch mindestens 5 €, maximal 10 € pro Tag.
Fahrtkosten, § 60 SGB V	s. o. Arznei …

Zahnersatz, § 28 Abs. 2 SGB V	• Regel: 60 % der »Vertragskosten« (Kontrolle?)
	• Ausnahmen:
	  – + 20 % (letzte fünf Jahre einmal/Jahr)
	  – + 10 % (letzte zehn Jahre einmal/Jahr)

Alle Zuzahlungen müssen nur bis zur individuellen Belastungsgrenze (2 % oder bei anerkannt chronisch Kranken 1 % des jährlichen Haushaltseinkommens) gezahlt werden.

Fallübung

Frau Schneider (75 Jahre) ist Diabetikerin. Nach einem Apoplex ist sie auf ständige Hilfe angewiesen (Pflegegrad 3). Sie zieht zu ihrer Enkelin Susanne (33 Jahre). Susannes Mann Peter ist vor einem Jahr auf dem Weg zur Arbeit mit dem Wagen tödlich verunglückt. Ihre gemeinsamen Kinder (acht, sechs und vier Jahre) leben mit im Haushalt.

---

74 Zu den Formen der häuslichen Krankenpflege vgl. im Anhang (▶ Anlage 10)
75 Quellen: SGB V und *Soziale Sicherung im Überblick* (s. o. Fußnote 72)

Frau Schneider wird grundpflegerisch von Susanne versorgt. Auf ärztliche Verordnung hin bekommt sie Inkontinenzmaterial, Medikamente und Ergotherapie. Die Medikamente – u. a. ihr Insulin – sind apothekenpflichtig und kosten 3,65 €, 48,- € und 93,10 €. Das Insulin wird täglich von den Mitarbeitern eines ambulanten Dienstes verabreicht, die auch die BZ-Kontrolle durchführen und Frau Schneider ihre Kompressionsstrümpfe anziehen.

Ein Kind von Susanne leidet an einer schweren Behinderung. Es kann nur mit Hilfe eines speziell angepassten PCs kommunizieren. Susannes GKV, über die der betroffene Sohn familienversichert ist, verweigert die Bezahlung.

Aufgaben

1. Leiten Sie aus den Angaben des Falls die von Frau Schneider an ihre GKV zu leistenden Zuzahlungen ab.
2. Nennen Sie die Voraussetzungen für Hilfsmittel.
3. Erläutern Sie, ob die GKV der Enkelin den PC bezahlen muss.

Erwartete Bearbeitung:

Aufgabe 1)

Zuzahlungen von Frau Schneider:

- Inkontinenzmaterial ist Verbrauchsmaterial – Zuzahlung = 10 % der Kosten, max. 10,-€/Monat;
- Medikamentenzuzahlungen sind einzeln pro Medikament zu ermitteln und zu addieren: Medikament: 3,65 €, dann Zuzahlung: 3,65 € (unter 5,-€, nicht mehr zahlen als Medikament kostet); Medikament: 48,-€, dann Zuzahlung: 5,-€, da Mindestzuzahlung zu leisten ist (zweite Regel); Medikament: 93,10 €, dann Zuzahlung: 9,31 €, es sind 10 % Zuzahlung zu leisten (erste Regel)
- Ergotherapie ist ein Heilmittel: 10,-€/Rezept plus 10 % der Behandlungskosten
- Insulinversorgung, BZ-Kontrolle und Kompressionsstrümpfe anziehen sind behandlungspflegerische Maßnahmen, die im häuslichen Bereich erbracht werden, um eine ärztliche Behandlung zu sichern. Für diese Form häuslicher Krankenpflege fällt für Frau Schneider an den ersten 28 Tagen im Jahr eine Zuzahlung von 10,-€/Rezept und 10 % der Behandlungskosten an.

Aufgabe 2)

Voraussetzungen für Hilfsmittel: Vokabelaufgabe, vgl. Angaben im Anhang (▶ Anlage 2, Teil 4)

Aufgabe 3)

Zahlung für behindertengerechten PC: Ein Hilfsmittel ist ein individuell auf den Kranken angepasster Gegenstand, der kein Gebrauchsgegenstand des täglichen Lebens sein darf. Hier: PC auf krankes Kind angepasst und täglicher Gebrauchsgegenstand (d. h. PC wird auch von Menschen ohne krankheitsbedingte Einschränkung genutzt). Folge nach sozialgerichtlicher Rechtsprechung: Die Mutter trägt die Kosten für die PC-Anschaffung. Die krankheitsbedingten Anpassungskosten trägt die GKV.

§ Gesetzesauszug aus dem SGB XI zu Prävention:

Gesetzestext (Auszug)

§ 5 SGB XI Prävention in Pflegeeinrichtungen, Vorrang von Prävention und medizinischer Rehabilitation

»(1) Die Pflegekassen *sollen* Leistungen zur Prävention in stationären Pflegeeinrichtungen nach § 71 Absatz 2 für in der sozialen Pflegeversicherung Versicherte erbringen, indem sie unter Beteiligung der versicherten Pflegebedürftigen und der Pflegeeinrichtung Vorschläge zur Verbesserung der gesundheitlichen Situation und zur Stärkung der gesundheitlichen Ressourcen und Fähigkeiten entwickeln sowie deren Umsetzung unterstützen. [...]

[...]

(4) Die Pflegekassen *wirken* unbeschadet ihrer Aufgaben nach Absatz 1 bei den zuständigen Leistungsträgern *darauf hin*, dass frühzeitig alle geeigneten Leistungen zur Prävention, zur Krankenbehandlung und zur medizinischen Rehabilitation eingeleitet werden, um den Eintritt von Pflegebedürftigkeit zu vermeiden.

(5) Die Pflegekassen *beteiligen sich* an der nationalen Präventionsstrategie nach den §§ 20d bis 20f des Fünften Buches mit den Aufgaben nach den Absätzen 1 und 2.

(6) Die Leistungsträger *haben* im Rahmen ihres Leistungsrechts auch nach Eintritt der Pflegebedürftigkeit ihre Leistungen zur medizinischen Rehabilitation und ergänzenden Leistungen in vollem Umfang einzusetzen und darauf hinzuwirken, die Pflegebedürftigkeit zu überwinden, zu mindern sowie eine Verschlimmerung zu verhindern.

[...]« [Hervorhebungen durch die Autorin]

§ 6 SGB XI Eigenverantwortung

»(1) Die Versicherten *sollen* durch gesundheitsbewußte Lebensführung, durch frühzeitige Beteiligung an Vorsorgemaßnahmen und durch aktive Mitwirkung an Krankenbehandlung und Leistungen zur medizinischen Rehabilitation dazu beitragen, Pflegebedürftigkeit zu vermeiden.

(2) Nach Eintritt der Pflegebedürftigkeit *haben* die Pflegebedürftigen an Leistungen zur medizinischen Rehabilitation und der aktivierenden Pflege mitzuwirken, um die Pflegebedürftigkeit zu überwinden, zu mindern oder eine Verschlimmerung zu verhindern.« [Hervorhebungen durch die Autorin]

> **Aufgaben zum Gesetzesauszug:**
>
> 1. Stellen Sie die Pflichten der Versicherten und der Pflegekassen zusammen.
> 2. Leiten Sie aus dem Gesetzestext ab, ob für die beiden Benannten eine Pflicht besteht, sich in der beschriebenen Weise zu verhalten.

Antworten:

Aufgabe 1)

Pflichten des Versicherten:

- gesundheitsbewusste Lebensführung
- frühzeitige Vorsorge
- aktive Mitwirkung and Krankenbehandlung und Rehabilitation
- Mitwirken an medizinischer Rehabilitation und aktivierender Pflege

Pflichten der Pflegekasse:

- Leistungen zur Prävention durch Vorschläge (§ 5 Abs. 1)
- zur Vermeidung von Pflegebedürftigkeit frühzeitig Maßnahmen zur Prävention, Krankenbehandlung oder medizinische Rehabilitation einleiten
- medizinische Rehabilitation oder ergänzende Leistungen zur Überwindung, Minderung oder Verschlimmerungsverhinderung von Pflegebedürftigkeit

Aufgabe 2)

Versicherte »*sollen*« vor Eintritt der Pflegebedürftigkeit, also Empfehlung; nach Eintritt »*haben*« sie mitzuwirken, also eine Pflicht. Pflegekassen wird empfohlen, an Prävention durch Beratung mitzuwirken, aber sie »*hat*« ihre Pflichten zur Vermeidung oder Eindämmung der Pflegebedürftigkeit zu erfüllen, also Pflichten der Pflegekasse.

8.2.3 Pflegeversicherung, SGB XI

> **Inhalte**
>
> 1. Versicherungsfall
> 2. Leistungen
> 3. Ergänzende Hinweise
> 4. Problemfälle:

> - Abgrenzung von Hilfsmitteln und Pflegehilfsmitteln
> - Abrechnung der Behandlungspflege
> - Übung zum Leistungsbegriff

Versicherungsfall: Pflegebedürftigkeit und Pflegegrad nach §§ 14, 15 SGB XI[76]

Die hier gewählte Darstellung soll die Neuerungen des Versicherungsfalles in aller Kürze erfassen. Sie stellt eine Empfehlung dar, die das komplexe Thema auf die Kerninhalte reduziert. Diese sollten Pflegefachkräfte verstanden haben und anwenden können.

Eckpunkte der Begutachtung durch den MDK[77]

1. Pflegebedürftigkeit und Pflegegrad
2. Pflegehilfsmittel und Wohnumfeldverbesserung
3. Gewährleistung Häuslicher Pflege (Pflegeperson?)

Versicherungsfall

Merke

1. Pflegebedürftigkeit, § 14 SGB XI:
   - gesundheitliche Beeinträchtigung
   - Hilfebedarf bzgl. der Bereiche/Module[78]
   - Hilfebedarf ist zumeist abhängig von Selbständigkeit[79] oder dem Verlust von Fähigkeiten:
     - Selbständigkeit (Module 1, 4, 6)
     - Häufigkeit der Hilfen (Module 3, 5)
     - Fähigkeit vorhanden – 4er-Skalierung (Modul 2)
   - Mindestdauer laut Prognose: sechs Monate; *Ausnahme*: kürzere Lebenserwartung
2. Pflegegrad, § 15 SGB XI:
   - Punktevergabe in den Bereichen mit prozentualer Gewichtung
   - Module 1 und 4 (= Grundpflege): 50 %
   - Modul 5 (= Behandlungspflege): 20 %

---

76 Literatur: Webseite des Medizinisches Dienstes Bund: www.mds-ev.de; hier: *Richtlinien des GKV-Spitzenverbandes zur Feststellung der Pflegebedürftigkeit vom 22.03.2021.* Zugriff am 16.05.2023 unter: https://md-bund.de/richtlinien-publikationen/richtlinien/grundlagen-fuer-begutachtungen-und-qualitaetspruefungen/pflegebeduerftigkeit.html

77 Zum Ablauf des Verfahrens insgesamt vgl. § 18 SGB XI und Richtlinie zur Feststellung der Pflegebedürftigkeit vom 22.03.2021, S. 19 ff. (siehe Fußnote 76)

78 Module/Bereiche mit dazugehörigen 65 Kriterien aufgelistet in § 14 Abs. 2 SGB XI

79 Die vierfache Abstufung der Selbständigkeit kann im Anhang (▶ Anlage 2, Teil 4 und Anlage 11) nachgelesen werden.

- Module 2, 3 und 6 (Betreuung/Beschäftigung): 30 %
- Folge: Pflegegrad 1 ab 12,5 Punkte; eingeschränkter Leistungskatalog (Ab) Pflegegrad 2 ab 27 Punkten; voller Leistungskatalog
3. Konkretisierung zu 1. und 2. bzgl. Modulen/Bereichen:
   - *Grundpflege:*
     Modul 1: Mobilität mit fünf Kriterien
     Modul 4: Selbstversorgung mit zwölf Kriterien
   - *Betreuung/Beschäftigung:*
     Modul 2: kognitive und kommunikative Fähigkeiten mit elf Kriterien
     Modul 3: Verhaltensweisen und psychische Problemlagen mit 13 Kriterien
     Modul 6: Gestaltung des Alltagslebens und sozialer Kontakte mit sechs Kriterien
   - *Behandlungspflege:*
     Modul 5: Bewältigung von und selbständiger Umgang mit krankheits- oder therapiebedingten Anforderungen und Belastungen mit 16 Kriterien
   - Hauswirtschaft:
     Modul 7: außerhäusliche Aktivitäten mit vier Kriterien
     Modul 8: Haushaltsführung mit vier Kriterien
     (Hauswirtschaft wird erhoben, aber nicht bepunktet!)

Folgen der Neudefinition

Merke

- höchste Punktzahl für vollständige Übernahme
- Anleitung und Beaufsichtigung an zweiter Stelle
- Dauer und Häufigkeit der Hilfestellung und benötigte Anzahl an Mitarbeitern finden keine Berücksichtigung.[80] Einzige Ausnahme ist die Häufigkeit der Hilfestellungen in den Modulen 3 und 5.
- Auffangen der Benachteiligung von hauptsächlich körperlich stark eingeschränkten Pflegebedürftigen durch die besondere Bedarfskonstellation (Anhang, ▶ Anlage 2, Teil 4)[81]

---

[80] Vergleiche Gegenüberstellung des neuen und alten Pflegebedürftigkeitsbegriffs im Anhang (▶ Anlage 11)
[81] Richtlinien des GKV-Spitzenverbandes zur Feststellung der Pflegebedürftigkeit vom 22.03.2021, S. 42

Leistungen nach SGB XI

Tab. 19: Leistungen nach SGB XI im Überblick[82] (mit Neuerungen durch PUEG ab 2024, eigene Zusammenstellung)

Leistungsarten	Pflegegrade				
	1	2	3	4	5
Pflegegeld; § 37 SGB XI €/Monat	-	316 (331,80)	545 (572,25)	728 (764,40)	901 (946,05)
Pflegesachleistung; § 36 SGB XI €/Monat	-	724 (760,20)	1.363 (1.431,15)	1.693 (1.777,65)	2.095 (2.199,75)
Teilstationäre Pflege; § 41 SGB XI €/Monat	-	689	1.298	1.612	1.995
Vollstationäre Pflege; § 43 SGB XI €/Monat	125	770	1.262	1.775	2.005
Verhinderungspflege[83]; § 39 SGB XI Bis zu €/Jahr	-	1.612	1.612	1.612	1.612
Kurzzeitpflege; § 42 SGB XI Bis zu €/Monat	-	1.774	1.774	1.774	1.774
Wohngruppen-Zuschlag, § 38a SGB XI €/Monat	214	214	214	214	214
Pflege in vollstationären Einrichtungen der Behindertenhilfe; § 43a SGB XI - €/Monat	-	266	266	266	266
Entlastungsbetrag; § 45b SGB XI €/Monat	125	125	125	125	125
zusätzliche Betreuung stationär[84]; § 43b SGB XI	zählt	zählt	zählt	zählt	zählt
Verbrauchsmittel, § 40 SGB XI €/Monat	40	40	40	40	40

---

[82] Angaben in €; vergleiche hierzu auch die Angaben in der Vokabelliste im Anhang (▶ Anlage 2, Teil 4) und im SGB XI; Dynamisierungspflicht des Gesetzgebers beachten, § 30 SGB XI

[83] Entsteht erstmals nach sechs Monaten häuslicher Pflege durch eine Pflegeperson

[84] Eine Vollzeitstelle Betreuung pro 20 Pflegebedürftigen

	Pflegegrade				
Technische Hilfsmittel[85], § 40 SGB XI	Anspruch	Anspruch	Anspruch	Anspruch	Anspruch
Wohnumfeldverbesserung; § 40 Abs. 4 SGB XI – €/Maßnahme	4.000	4.000	4.000	4.000	4.000
Beratung; §§ 7a, 7b SGB XI	Anspruch	Anspruch	Anspruch	Anspruch	Anspruch
Beratungseinsatz[86], § 37 Abs. 3 SGB XI €/Einsatz	23 (2×/Jahr)	23 (2×/Jahr)	23 (2×/Jahr)	33 (4×/Jahr)	33 (4×/Jahr)
Pflegekurs; § 45 SGB XI	Anspruch	Anspruch	Anspruch	Anspruch	Anspruch
Digitale Pflegeaufwendungen, §§ 39a, 40a, 40b SGB XI (bis zu €/Monat)	50	50	50	50	50

Tab. 19: Leistungen nach SGB XI im Überblick (mit Neuerungen durch PUEG ab 2024, eigene Zusammenstellung) – Fortsetzung

Ergänzende Hinweise zu den Leistungen nach SGB XI

Betreuungskräfte

Pflegebedürftige in stationären Pflegeeinrichtungen (auch teilstationär) haben individuellen Rechtsanspruch auf Maßnahmen der zusätzlichen Betreuung und Aktivierung (§ 43b SGB XI).

Dynamisierungspflicht des Gesetzgebers, § 30 SGB XI

Ab 01.01.2025 steigen Pflegegeld und Pflegesachleistungen um 4,5 % an. Danach sollen alle Pflegeleistungen im Rhythmus von drei Jahren – erstmalig am 01.01.2028 – an die Preisentwicklung angepasst werden.

Zusammenspiel von Verhinderungs- und Kurzzeitpflege

Zusätzlich darf ein nicht verbrauchter Leistungsbetrag für Verhinderungspflege auch für Leistungen der Kurzzeitpflege genutzt werden. Dadurch kann die Kurzzeitpflege auf maximal acht Wochen und einen Leistungsan-

---

85 Vorrangig ist die leihweise Überlassung durch die Sanitätshäuser; bei Anschaffung sind vom Pflegebedürftigen 10 % Zuzahlung zu leisten, max. allerdings 25,-€/Hilfsmittel
86 Heute nur noch grober Anhaltspunkt für die seit 01.01.2019 von den Pflegekassen mit den Trägern der ambulanten Dienste einzeln zu vereinbarenden Vergütungen, § 37 Abs. 3 SGB XI

spruch von 3.386 € verdoppelt werden. Das Pflegegeld wird während der gesamten Kurzzeitpflege von maximal acht Wochen hälftig weitergezahlt. Zusätzlich können bis zu 806,-€ des nicht verbrauchten Leistungsbetrags für Kurzzeitpflege als Verhinderungspflege aufgewendet werden. Das Pflegegeld wird während der gesamten Verhinderungspflege von maximal sechs Wochen hälftig weitergezahlt.

Zum 01.07.2025 werden beide Leistungen zusammengelegt. Das sogenannte Entlastungsbudget iHv. 3.539,- € kann dann vollständig für Kurzzeit- oder Verhinderungspflegezwecke genutzt werden. Voraussetzung bleibt die Vorlage eines Pflegegrades von 2 bis 5. (Für Kinder unter 25 Jahren steht das Entlastungsbudget bereits ab 01.01.2024 iHv. 3386,- € für Pflegegrad 4 und 5 zur Verfügung.)

Gleichzeitig wird der Anspruch auf Verhinderungspflege

- erweitert auf acht Wochen Gesamtlaufzeit und
- erleichtert durch den Wegfall der sechs Monate Vorlaufzeit (= Pflege durch Pflegeperson) vor der ersten möglichen Geltendmachung.

Pflegehilfsmittel

§ 40 SGB XI gilt nur im ambulanten Bereich.

Wohnumfeldverbesserung

Der Zuschuss wird einmalig je Maßnahme gewährt. Ändert sich die Pflegesituation z. B. durch eine Verschlechterung des Gesundheitszustands der pflegebedürftigen Person und werden weitere Maßnahmen notwendig, so gilt dies als eine neue Maßnahme, die einen erneuten Anspruch begründen kann.

Vollstationäre Pflege, § 87a SGB XI – Eigenanteil

Der Eigenanteil für die Finanzierung des Pflegeplatzes bleibt – unabhängig vom Pflegegrad – für den Pflegebedürftigen einheitlich; er ändert sich trotz ggfs. steigender Heimkosten bei steigendem Pflegegrad nicht.

> Die Zuschläge zum Eigenanteil an den pflegerischen Heimkosten werden zum 01.01.2024 neu gefasst. Zu den Details:
>
> - Bundesministerium für Gesundheit (Hrsg.) (2023): *Reform der Pflegeversicherung: mehr Leistungen für stationäre und ambulante Pflege*. Zugriff am 10.07.2023 unter: https://www.bundesgesundheitsministerium.de/presse/pressemitteilungen/pflegereform-kabinett-05-04-23.html

- Rosenberg, Martina (2023): *Pflegeunterstützungs- und -entlastungsgesetz: PUEG 2023.* In: pflege.de (Newsletter). Zugriff am 10.07.2023 unter: https://www.pflege.de/pflegegesetz-pflegerecht/pflegeunterstuetzungsgesetz-pflegeentlastungsgesetz/

Aktivierende Pflege

Runterstufung im *vollstationären* Bereich (= niedrigerer/kein Pflegegrad) einmalig 2.952 €; Rückzahlung, wenn binnen sechs Monaten Verschlechterung (= zurück zu einem/höherem Pflegegrad) eintritt, § 87a Abs. 4 SGB XI.

Teilstationäre Pflege

Zusätzliche Leistungen für die Finanzierung teilstationärer Pflege aus SGB XI und XII:

- Entlastungsbetrag (s. o.)
- Verhinderungspflege – nicht anderweitig genutzte Mittel (s. o.)
- Kurzzeitpflege – Erhöhungsbetrag für Verhinderungspflege (s. o.)
- im Rahmen der Hilfe zur Pflege: Teilstationäre Pflege nach § 64g SGB XII

Problemfälle

Abgrenzung zwischen Hilfsmitteln und Pflegehilfsmitteln

Hilfsmittel, § 33 SGB V

Voraussetzungen:

1. treten an die Stelle eines nicht oder nicht mehr voll leistungsfähigen Organs
2. Dessen Funktion wird möglichst weitgehend ergänzt, ersetzt oder ausgeglichen.
3. Die Folgen eines aus medizinischer Sicht regelwidrigen Körperzustandes werden gebessert bzw. behoben.
4. unmittelbare Ausrichtung auf Ausgleich oder Behebung der Funktionseinbuße
5. *Insbes.* Ausübung der beeinträchtigten Funktionen (z. B. greifen, gehen, hören, sehen) wird ermöglicht, erleichtert, ersetzt, ergänzt.
6. unzureichend: allgemeine Eignung
7. sondern: zwangsläufig und unvermeidbar darauf angewiesen sein
8. individuelle Anpassung

Nicht: allgemeiner Gebrauchsgegenstand des täglichen Lebens

Pflegehilfsmittel, § 40 SGB XI

Zwecke:

1. Erleichterung der Pflege (Häusliche Pflege ermöglichen, Entlastung des Pflegenden, humane Pflege)
2. Linderung von Beschwerden
3. selbständige Lebensführung ermöglichen

Folgerungen:

- Ist eine Krankheit oder Behinderung Ursache für Hilfsmittelbedarf?
- Sind beide Risiken betroffen, geht die KV vor.
- Es darf sich nicht um ein Mittel zum täglichen Lebensbedarf handeln.
- *Problem:* Wann ist ein Anspruch an die KV im Heim möglich, um über die Pflicht des Einrichtungsträgers zur Heimausstattung mit Pflegehilfsmitteln hinaus nach § 33 SGB V Leistungen zu erhalten?

Abrechnung der Behandlungspflege

Im ambulanten Bereich zahlen die GKV die Behandlungspflege nach § 37 SGB V. Die Zuzahlung des Versicherten beträgt 10 €/VO und 10 % der Kosten für 28 Tage im Kalenderjahr.[87] Die Finanzierung der Behandlungspflege im stationären Bereich ist nur im Ausnahmefall nach SGB V möglich:

§ 37 Abs. 2 Satz 3 SGB V

»Der Anspruch nach Satz 1 besteht über die dort genannten Fälle hinaus ausnahmsweise auch für solche Versicherte in zugelassenen Pflegeeinrichtungen im Sinne des § 43 des Elften Buches, die auf Dauer, voraussichtlich für mindestens sechs Monate, einen besonders hohen Bedarf an medizinischer Behandlungspflege haben.«

Die Behandlungspflege wird im stationären Bereich regelmäßig mit dem Betrag »vollstationäre Pflege« nach SGB XI komplett abgegolten.

Übung zum Umgang mit dem Begriff »Leistung«[88]

Im deutschen Recht werden immer wieder Begriffe in unterschiedlichen Kontexten verwendet. Je nach betroffenem Rechtsgebiet hat der Begriff dann eine unterschiedliche Bedeutung. Darum ist auf den Sachzusammenhang, in dem der Begriff benutzt wird, dringend zu achten, um Missverständnisse zu vermeiden.

---

87 Einzelheiten zu den Formen häuslicher Krankenpflege im Anhang (▶ Anlage 10)
88 Für die Lösung der Übung vergleiche im Anhang (▶ Anlage 13)

> Bei dem Begriff »Leistung« ist zu unterscheiden, ob er im sozialrechtlichen Kontext für eine Zahlungsverpflichtung eines Kostenträgers verwendet wird oder als Bezeichnung für eine Dienstleistung in der Pflege, also in der Regel mit arbeitsrechtlichem Bezug (die Tätigkeit der Pflegekräfte benennend, beschreibend):
> In der Folge werden Begriffe benannt, die »Leistungen« benennen. Ordnen Sie sie in die dazugehörige Tabelle (▶ Tab. 20) ein.
> Definieren Sie jeden Begriff und verdeutlichen Sie sich ggfs. Besonderheiten, die Sie dazu kennen.

Übung

Aufgabe

Zusatz

SGB V	SGB XI	Pflegetätigkeit

Tab. 20: Ordnen Sie die Begriffe jeweils den Spalten zu.

Begriffe zum Einsetzen in Tabelle 20

Behandlungspflege   Grundpflege   Kombinationspflege
Kurzzeitpflege   Sicherungspflege   Verhinderungspflege
Vermeidungspflege   (häusliche Krankenpflege)

8.2.4 Exkurs CE 11 – sozialrechtliche Vorgaben für die Psychiatrie

Aus der Perspektive einer ausgewählten Patientengruppe geht es in diesem Exkurs, das Kapitel Sozialrecht inhaltlich abschließend, um die Finanzierung der psychiatrischen Versorgung nach dem SGB.

Inhalte

Leistungen für psychisch Erkrankte:

1. Grundsätze
2. Krankenbehandlung
3. Rehabilitation

4. Pflege bei Pflegebedürftigkeit
5. Schwerbehindertenrecht

Grundsätze (SGB I, IX und XII)

a) Es besteht ein Anspruch auf Leistungen, zum Teil besteht ein Auswahlermessen bezüglich der konkreten Art der Hilfe im Einzelfall.
b) Die Träger der Sozialleistungen ermöglichen durch Aufklärung, Beratung oder Unterstützung den Zugang zu erforderlichen Hilfen. (Träger, §§ 6, 32 und 34 SGB IX)
c) Steuerungsinstrument für den Einzelfall ist der Teilhabe- und Gesamtplan für den Patienten, §§ 19 ff. und 117 ff. SGB IX.
d) Der Betroffene hat ein Wunsch- und Wahlrecht bezüglich Auswahl und Ausführung einer Leistung, § 8 SGB IX.
e) Kriterien für die richtige, d. h. personenzentrierte, Hilfeform sind:
   – therapeutische und rehabilitative Gesichtspunkte
   – vorhandene Angebote (zugelassene Einrichtungen?)
   – Verfügbarkeit der Angebote
   – Maß der Eigenbeteiligung des Betroffenen an der Finanzierung der Leistung, z. B.:
   Zuzahlungen zu Leistungen s. o. (▶ Kap. 8.2.2, ▶ Tab. 18)
   Bedürftigkeitsprüfung nach SGB II oder XII[89]

Krankenbehandlung

stationär

- Mitglieder der GKV erhalten im stationären Bereich Leistungen, wenn ambulante Versorgung unzureichend ist (»ambulant vor stationär«).
- Zuständigkeit der GKV hängt von der Beurteilung der medizinischen Gesichtspunkte der Versorgung ab. Das Problem der Wohnungslosigkeit beispielsweise ist über Leistungen der GKV nicht zu lösen.[90]
- Unterbringungen werden von der GKV finanziert, wenn zum Verwahrungszweck oder dem Schutz der öffentlichen Sicherheit und Ordnung auch der Anspruch auf ärztliche Behandlung hinzutritt, was in der Regel der Fall ist.

---

89 beta Institut gemeinnützige GmbH (Hrsg.) (2023): *Sozialhilfe > Einkommen.* Zugriff am 18.02.2023 unter: https://www.betanet.de/sozialhilfe-einkommen-und-vermoegen.html
beta Institut gemeinnützige GmbH (Hrsg.) (2023): *Sozialhilfe > Vermögen.* Zugriff am 18.02.2023 unter: https://www.betanet.de/sozialhilfe-vermoegen-einkommen.html
Bundesministerium für Arbeit und Soziales (Hrsg.) (2021): *Leistungen der Sozialhilfe.* Zugriff am 18.02.2023 unter: https://www.bmas.de/DE/Soziales/Sozialhilfe/Leistungen-der-Sozialhilfe/leistungen-der-sozialhilfe.html
90 Vgl. hierzu z. B. BSG Az. Gs 1/06 vom 25.09.2007

ambulant

- Leistungen, die der Gesundheitsverwaltung zuzuordnen sind, z. B. der sozialpsychiatrische Dienst, werden gemäß des jeweiligen LandespsychKG entsprechend dem Psychiatrieplan vom Bundesland oder der Kommune finanziert.
- Für Krankenbehandlung auch in Notfällen und Krisen bleibt die GKV zuständig:[91]
  - durch den Arzt oder Psychotherapeut selbst
  - Medikamente auf ÄVO
  - Heilmittel auf ÄVO
  - ambulante psychiatrische Krankenpflege auf ÄVO[92] (umfasst Behandlungspflege und Hilfe zur selbstbestimmten Alltagsbewältigung)
  - Soziotherapie[93]
  - ambulante medizinische Rehabilitation

Rehabilitation

Psychosoziale Leistungen sind als Bestandteil medizinischer Rehabilitation erfasst. Leistungen der beruflichen und sozialen Rehabilitation sind ebenfalls vorgesehen.

Medizinische Rehabilitation:

- Es gilt der Grundsatz »ambulant vor stationär«.

---

[91] Dazu: G-BA (Hrsg.) (2023): *Richtlinien zum Themenbereich Veranlasste Leistungen*. Zugriff am 18.02.23 unter: https://www.g-ba.de/richtlinien/zum-unterausschuss/6/ (Details: Heilmittel: https://www.g-ba.de/richtlinien/12/; Hilfsmittel: https://www.g-ba.de/richtlinien/13/; **Krankenpflege:** https://www.g-ba.de/richtlinien/11/; Soziotherapie: https://www.g-ba.de/richtlinien/24/)

[92] Anspruch besteht auch bei Aufenthalt in Einrichtungen, die Behandlungspflege nicht vorhalten, z. B. betreutes Wohnen, Wohnheim, Schule, KiTa, Werkstätten für Behinderte. Anders: Krankenhaus, Rehabilitationseinrichtungen, Pflegeeinrichtungen (vgl. unter Details in Fußnote 91)

[93] Folgende Leistungen sind *in jedem Fall* zu erbringen:
Betreuungsplan erstellen.
Koordination und Begleitung bei der Umsetzung des Betreuungsplans, Hilfe zur Selbsthilfe.
Arbeit im sozialen Umfeld: häusliche, soziale und berufliche Situation.
Soziotherapeutische Dokumentation, d. h. der Soziotherapeut beschreibt die durchgeführten Maßnahmen (Art und Umfang), den Behandlungsverlauf und die bereits erreichten und noch verbleibenden Therapieziele.
Zusätzlich *kann* der Soziotherapeut folgende Leistungen erbringen:
Training, um Motivation, Belastbarkeit und Ausdauer zu verbessern.
Training zur handlungsrelevanten Willensbildung, z. B. Verhaltensänderungen, Tagesstruktur, planerisches Denken.
Anleitung, um die Krankheitswahrnehmung zu verbessern.
Hilfe in Krisensituationen.(vgl. unter Details in Fußnote 91)

- In RPKs[94] wird ein integriertes Konzept, das medizinische Rehabilitation und berufliche Rehabilitation aufeinander abstimmt, angeboten.[95]
- Die Finanzierung wird hauptsächlich über die GKV (bei ärztlichem Behandlungsplan, § 107 Abs. 2 SGB V) oder die GRV (bei drohender Erwerbsunfähigkeit, § 15 Abs. 2 SGB VI) sichergestellt.
- Für *Leistungen der GKV* ist hierbei bedeutsam, dass
  - Leistungen im Rahmen eines ärztlichen Behandlungsplans erfolgen,
  - mit den Rehabilitationseinrichtungen Versorgungsverträge abgeschlossen wurden (»Zulassung«) und
  - die Einrichtung in ärztlicher Letztverantwortung geführt wird.

Berufliche Rehabilitation:

- Leistungen zur Teilhabe am Arbeitsleben sind:
  - Hilfen zur Erhaltung oder Erlangung eines Arbeitsplatzes
  - Berufsvorbereitung
  - berufliche Anpassung, Aus- und Weiterbildung
  - Hilfen zur Förderung der Teilhabe am Arbeitsleben (angemessene/geeignete Beschäftigung)
  - Medizin, psycholog. oder pädagogische Hilfen (z. B. Selbsthilfepotenziale fördern)
- Träger dieser Leistungen können sein:[96]
  - BA für Arbeit
  - GRV
  - GUV (detaillierte Darstellung s. o. unter (▶ Kap. 8.2.1, Unfallversicherung)
  - Kriegsopferversorgung/-fürsorge
  - Kinder- und Jugendhilfe
  - Sozialhilfe

Soziale Rehabilitation:

- Leistungen zur Teilhabe am gesellschaftlichen Leben sind:
  - heilpädagogische Leistungen
  - Hilfen zu angemessener Schulbildung
  - Hilfen zum Erwerb praktischer Fähigkeiten
  - Hilfen zur Verständigung mit der Umwelt
  - Hilfen zur Beschaffung/Ausstattung einer Wohnung

---

94 Rehabilitationseinrichtungen für psychisch kranke und behinderte Menschen
95 Abrufbar unter Bundesarbeitsgemeinschaft für Rehabilitation e. V. (BAR) (Hrsg.) (2011): *RPK-Empfehlungsvereinbarung und Handlungsempfehlungen für die praktische Umsetzung.* Zugriff am 09.07.2023 unter https://www.bar-frankfurt.de/fileadmin/dateiliste/_publikationen/reha_vereinbarungen/pdfs/BARBroRPK_E.pdf
96 Zur Bestimmung der Zuständigkeit im Einzelfall s. o. unter (▶ Kap. 8.2.1, Formen der Rehabilitation und Zuständigkeit der Träger)

- Hilfen zum selbstbestimmten Leben in betreuten Wohnmöglichkeiten
- Hilfen zur Teilnahme am gemeinschaftlichen und kulturellen Leben
• Träger dieser Leistungen können sein:[97]
  - GKV
  - GRV
  - GUV
  - BA für Arbeit
  - Kriegsopferversorgung/-fürsorge
  - Kinder- und Jugendhilfe
  - Sozialhilfe

Beispiel Sozialhilfe: Eingliederungshilfe, §§ 90 ff. SGB IX
Zu den konkreten Anforderungen an die Bedürftigkeitsprüfung, den Leistungen und ihrer Finanzierung wird die Auswertung der in Fußnote 24 angegebenen Literatur empfohlen.

Die Verordnung, die Details zur Eingliederungshilfe regelte, ist mit Inkrafttreten des BTHG[98] außerkraftgetreten. Nähere Angaben sind u. a. zu finden

- beim Bundesministerium für Arbeit und Soziales (Hrsg.) (2020): *Bundesteilhabegesetz*. Zugriff am 18.02.2023 unter: https://www.bmas.de/DE/Soziales/Teilhabe-und-Inklusion/Rehabilitation-und-Teilhabe/bundesteilhabegesetz.html
- im Online-Lexikon zum Sozialrecht sowie unter beta Institut gemeinnützige GmbH (Hrsg.) (2023): *Bundesteilhabegesetz*. Zugriff am 18.02.2023 unter: https://www.betanet.de/bundesteilhabegesetz.html
- in einem Vorschlag zur Neufassung einer das SGB IX ergänzenden Verordnung: AG »Leistungsberechtigter Personenkreis« (o. J.): *Informationen zur Arbeit der Arbeitsgruppe »Leistungsberechtigter Personenkreis«*. Zugriff am 18.02.2023 unter: https://umsetzungsbegleitung-bthg.de/w/files/umsetzungsstand/informationen-zur-arbeit-der-ag-leistungsberechtigter-personenkreis.pdf

Pflege

Die Finanzierung nach SGB XI setzt die Mitgliedschaft in der Pflegeversicherung, die Erfüllung der Vorversicherungszeit sowie die Vorlage des Versicherungsfalls voraus. Erst dann öffnet sich die Tür für die Leistungen nach SGB XI, die mit der Finanzierung von Einrichtungen der Behindertenhilfe und Leistungen für den besonderen Betreuungsbedarf gerade auch die besonderen Belange von psychisch kranken Menschen mit erfassen

---

97 Siehe Fußnote 96
98 Bundesteilhabegesetz

(insgesamt wird auf die Darstellung unter ▶ Kap. 8.2.3 in diesem Kapitel verwiesen).

Ergänzend können Leistungen im Rahmen der Hilfe zur Pflege nach §§ 61 ff. SGB IX hinzutreten, vgl. hierzu Detailinformationen unter beta Institut gemeinnützige GmbH (Hrsg.) (2023): *Hilfe zur Pflege*. Zugriff am 18.02.2023 unter: https://www.betanet.de/hilfe-zur-pflege.html sowie beta Institut gemeinnützige GmbH (Hrsg.) (2023): *Häusliche Pflege Sozialhilfe*. Zugriff am 18.02.2023 unter: https://www.betanet.de/haeusliche-pflege-sozialhilfe.html

Schwerbehindertenrecht, §§ 151 ff SGB IX

Der Antrag auf einen Schwerbehindertenausweis wird beim Versorgungsamt gestellt. Bei einem Grad der Behinderung (GdB) von 30 bis unter 50 % steht die Anerkennung als schwerbehindert im Ermessen der Behörde. Ab einem GdB von 50 % hat der Antragsteller einen Anspruch auf Anerkennung seiner Schwerbehinderung.[99]

Zu den Merkzeichen im Schwerbehindertenausweis sowie den Ausgleichen für Schwerbehinderte finden sich auf beta Institut gemeinnützige GmbH (Hrsg.) (2022): *Grad der Behinderung*. Zugriff am 18.02.2023 unter: https://www.betanet.de/grad-der-behinderung.html Links zu tabellarischen Übersichten. Die Gleichstellung der Betroffenen am Arbeitsplatz in Verantwortung der Integrations-/Inklusionsämter ist Gegenstand der Regelungen in den §§ 154 ff. SGB IX.

8.3 Fallübung mit Bezug zu CE 07 und 09

Fall

Altenpflegerin Helga Schulz ist mit ihrem Mann auf dem Weg zur Arbeit. Wie jeden Morgen setzt sie zunächst ihren Mann auf dem Umweg zu seinem Betrieb ab, bevor sie dann weiter zum ambulanten Dienst fährt, bei dem sie arbeitet. Nachdem sie ihren Mann abgesetzt hat, nimmt ihr ein Autofahrer die Vorfahrt. Der Wagen erleidet Totalschaden. Helga Schulz fährt mit dem Taxi weiter zur Arbeit.

---

99 Kostenloser Download der Broschüre des BMAS zur Versorgungsmedizinverordnung unter Bundesministerium für Arbeit und Soziales (Hrsg.) (2020): *Versorgungsmedizin-Verordnung. VersMedV. Versorgungsmedizinische Grundsätze*. Referat Information, Monitoring, Bürgerservice, Bibliothek, Bonn. Zugriff am 18.02.2023 unter: https://www.bmas.de/SharedDocs/Downloads/DE/Publikationen/k710-versorgungsmed-verordnung.pdf?__blob=publicationFile&v=1

Dort ankommen, erhält sie ihren Einsatzplan für den Tag. Sie macht sich mit einem Dienstfahrzeug auf den Weg. Als Erstes muss sie zu einem Patienten, den ambulanter Dienst und Ehefrau seit elf Monaten arbeitsteilig versorgen. Dieser Patient (52 Jahre) ist Diabetiker und nach einem Unfall körperlich stark behindert. Helga Schulz soll die Körperpflege sowie die ärztlich verordnete Insulingabe durchführen.

Aufgaben

1. Nennen Sie die Kurzdefinitionen zu Arbeits- und Wegeunfall (SGB VII) sowie zur Pflegebedürftigkeit nach SGB XI. (AFB I)
2. Erklären Sie, ob Helga Schulz einen Arbeits- oder Wegeunfall gehabt hat. (AFB II)
3. Stellen Sie die Abrechnungsmodalitäten für die Pflegeleistungen des Patienten dar. (II)
4. Erörtern Sie Vor- und Nachteile der Umstellung des Pflegebedürftigkeitsbegriffs 2017. (AFB III)

Informationen aus dem Fall mit Rechtswissen verknüpfen

Textarbeit/gedankliche Vorbereitung der Antworten:

- Frau Schulz und ihr Mann – Fahrgemeinschaft; Umweg; Wagen Totalschaden; kein Personenschaden akut erkennbar
- ambulanter Dienst und Ehefrau versorgen gemeinsam; Körperpflege (Grundpflege); Insulingabe (Behandlungspflege)

Antworten:

Aufgabe 1)

- *Arbeitsunfall*: Ausführung von Arbeitstätigkeit → Unfall → Körperschaden; Wegeunfall: direkter Weg zw. Wohnung und Arbeitsstelle → Unfall → Körperschaden
- *Pflegebedürftigkeit*: gesundheitliche Beeinträchtigung betrifft Selbständigkeit oder stört Fähigkeiten; darauf beruhender Hilfebedarf; Mindestdauer: sechs Monate

Aufgabe 2)

- direkter Weg trotz Umweg, da Fahrgemeinschaft; aber: kein Körperschaden[100], daher kein Wegeunfall

---

100 Ggfs. wäre ein Aufsuchen des Durchgangarztes sinnvoll, da z. B. die Unfallschocksituation u. U. ein Bemerken körperlicher Beeinträchtigungen verzögern kann. (Hier war nur von den Fallangaben auszugehen!)

Aufgabe 3)

- Insulingabe bei ambulantem Dienst nach § 37 SGB V; Grundpflege durch Ehefrau (= Pflegegeld) und ambulanten Dienst (= Pflegesachleistung), hier: Kombinationspflege, d. h.: Kombinierbar sind Pflegegeld, Pflegesachleistung und teilstationäre Pflege.
- *Grundsätze:*
Versicherter soll durch Kombination prozentual keine Nachteile haben (deshalb: Anspruch auf mindestens 100 % insgesamt!); Profis rechnen zuerst ab, restliche % werden auf das Pflegegeld übertragen.

Aufgabe 4)

- Alle Dienstleistungen zusammengefasst und geprüft nach einheitlichen Kriterien, Zeitaufwand und Personalbedarf finden keine Berücksichtigung; Aktivierende Pflege an zweiter Stelle (vÜ hat höchste Punktzahl); unübersichtlicher (Widerspruchsrecht?); nur bei Umstellung von altem System vorteilhafter; Demenz besser erfasst; Häufigkeit der Hilfestellung spielt keine Rolle ...

8.4 Fallübung mit Bezug zu CE 07

Fall

Zwei Mitarbeiterinnen einer Sozialstation trifft es am selben Tag schwer: Anne Willig gerät auf dem Weg von einem Patienten zum anderen in einen Verkehrsunfall. Sie stirbt auf dem Transport ins Krankenhaus infolge ihrer schweren Verletzungen. Die AP lässt ihre Familie (Ehemann (40) und drei Kinder (10, 13, 15)) zurück.

Heike Schilling hilft einem bettlägerigen Patienten beim Urinieren. Als sie die Bettpfanne im Badezimmer ins WC leeren will, stürzt sie und erleidet einen komplizierten Bruch des Handgelenks. Trotz aller ärztlichen Bemühungen steht sehr schnell fest, dass Heike Schilling berufsunfähig bleiben wird.

Aufgaben

1. Definieren Sie die rechtlichen Fachbegriffe Arbeits-, Berufs- und Erwerbsunfähigkeit. (AFB I)
2. Erläutern Sie die Zuständigkeit der Sozialversicherung für die Fälle von Anne Willig und Heike Schilling und leiten Sie daraus die Leistungsansprüche der Betroffenen ab:

a) die der Familie von Anne Willig und
b) die von Heike Schilling. (AFB II)
3. Wer keinen Anspruch auf Versicherungsleistungen hat oder wessen Ansprüche enden, ist häufig auf die Sozialhilfeleistungen angewiesen. Arbeiten Sie Unterschiede zwischen Sozialversicherung und sozialer Fürsorge heraus und bewerten Sie sie in knapper Form. (AFB III)

Informationen aus dem Fall mit Rechtswissen verknüpfen

Textarbeit/gedankliche Vorbereitung der Antworten:

Aufgabe 1)

- Vokabelwissen (im Anhang, ▶ Anlage 6)

Aufgabe 2)

- Anne Willig:
  Auf dem Weg zwischen zwei Patienten, stirbt während Transport ins Krankenhaus
  Ehemann und drei Kinder – Arbeitsunfall, Renten für Angehörige über BGW
- Heike Schilling:
  Sturz im Bad des Patienten beim Leeren seiner Bettpfanne, Verletzung des Handgelenks, berufsunfähig – Arbeitsunfall, Heilbehandlung und Berufsunfähigkeit

Aufgabe 3)

- Finanzierung
- Bedürftigkeit
- Leistungshöhe
- gesellschaftliche Entwicklung

Antworten:

Aufgabe 1)

- *Arbeitsunfähigkeit:* Ein krankhafter Zustand führt dazu, dass man für einen begrenzten Zeitraum nicht arbeiten kann.
- *Berufsunfähigkeit:* Ein krankhafter Zustand führt dazu, dass man dauerhaft eine bestimmte Berufstätigkeit nicht mehr ausüben kann.
- *Erwerbsunfähigkeit:* Ein krankhafter Zustand führt dazu, dass man dauerhaft in keinem Beruf mehr mind. drei Stunden pro Tag arbeiten kann.

(Eine Arbeitsbelastung zwischen unter acht bis über drei Stunden pro Tag führt zu einer Minderung der Erwerbsfähigkeit.)

Aufgabe 2)

Zuständigkeit:

a) Anne Willig: Arbeitsunfall, da Weg zwischen zwei Patienten zurückgelegt wird (= Arbeitstätigkeit)
b) Heike Schilling: Arbeitsunfall, da Ausleeren der Bettpfanne im Badezimmer des Patienten Arbeitstätigkeit ist

Leistungen:

a) Große Witwerrente, da mindestens ein waisenrentenberechtigtes Kind versorgt wird (40 %); Kinder erhalten jeweils Halbwaisenrente (20 %) bis zum 18. Lebensjahr, bis 27 verlängerbar, wenn weiter in Ausbildung ohne Vergütung, wenn schwerbehindert, wenn freiwillige gemeinnützige Arbeit (i. d. R. für ein Jahr)
b) Berufshilfe (Arbeitsplatzanpassung, Umschulung, Neuausbildung) und Übergangsgeld (anteilig Verletztengeld)

Aufgabe 3)

(nicht abschließend, ergänzbar)

Tab. 21: Vorgaben für Sozialleistungen im Vergleich (eigene Zusammenstellung)

Sozialversicherung	Soziale Fürsorge
• Vorversicherungszeit • Beitragszahlung • Leistungen nicht kostendeckend • keine Bedürftigkeitsprüfung • Familienversicherung kostenlos • unterschiedliche Berechnung (letzter Verdienst oder Beitragszahlung) von Renten	• Steuermittel • zumutbare Arbeit hat Vorrang • Bedürftigkeit: eigenes Einkommen oder Vermögen, Unterhaltsansprüche, vorrangige Kostenträger • Leistungen standardisiert • Lebensunterhalt, bes. Lebenslagen
Bewertung:	Bewertung:
• UV (BG) bester Kostenträger • Beitragsbemessungsgrenze? • Teilung der Beiträge (AG: AN) • Zuzahlungen? • Kostendeckung gerade bei Rente und Krankenversorgung?	• Sicherheit • Solidarität • Notsituation führt zu Armut • prekäre Verhältnisse • Altersarmut

8.5 Fallübung mit Bezug zu CE 02 und CE 09

Fall

Anne Schulte hat ihren Ehemann Knut auf der Toilette sitzend vorgefunden. Nach einem Apoplex hatte er nicht mehr aufstehen können. Knut Schulte kommt ins Krankenhaus. Während des Genesungsprozesses zeichnet sich ab, dass neben körperlichen Einschränkungen die Kommunikation von Knut Schulte beeinträchtigt bleiben wird, auch wird eine beginnende Demenz diagnostiziert. Schon im Krankenhaus wird eine Begutachtung nach SGB XI durch den MDK angeregt. Anne Schulte will ihren Mann nach Hause holen und ihn gemeinsam mit einem ambulanten Pflegedienst pflegen. Für den in Zukunft benötigten Rollstuhl will sie die Türschwellen in ihrer Altbauwohnung entfernen lassen. Auch hofft sie, auf ihren monatlichen Skatabend mit den Nachbarn nicht verzichten zu müssen.

Aufgaben

1. Beschreiben Sie die Inhalte der Begutachtung durch den MDK. (AFB I)
2. Erklären Sie die Leistungsansprüche gegenüber der Pflegekasse in Situationen wie der von Knut Schulte. (AFB II)
3. Erörtern Sie Vor- und Nachteile des Pflegebedürftigkeitsbegriffs aus der Sicht einer PFK in der Pflege. (AFB III)

Informationen aus dem Fall mit Rechtswissen verknüpfen

Textarbeit/gedankliche Vorbereitung der Antworten:

Aufgabe 1)

Reine Vokabelaufgabe, vgl. Angaben ▶ Kap. 8.2.3, Eckpunkte der Begutachtung durch den MDK und Versicherungsfall

Aufgabe 2)

- *Pflege im häuslichen Bereich durch Ehefrau und ambulanten Dienst* – Kombinationspflege
- *Rollstuhl, Türschwellen* – Pflegehilfsmittel
- *monatlicher Skatabend* – Aufsicht für dementen Herrn Schulte?

Aufgabe 3)

Ansatzpunkte:

- Definition des Hilfebedarfs
- Umfang der Bereiche/Module
- Erfassung besonderer Situationen (z. B.: mehr als eine Pflegekraft für Versorgung nötig)
- Berücksichtigung aktivierender Pflege
- Auswirkungen in der Realität des Pflegealltags
- Punktesystem

 Antworten:

Aufgabe 1)

I Eckpunkte der Begutachtung durch den MDK:

1. Pflegebedürftigkeit und Pflegegrad
2. Pflegehilfsmittel und Wohnumfeldverbesserung
3. Gewährleistung Häuslicher Pflege (Pflegeperson?)

II Versicherungsfall:

1. Pflegebedürftigkeit:
   a) gesundheitliche Beeinträchtigung
   b) Hilfebedarf bzgl. der Bereiche/Module
      Hilfebedarf ist zumeist abhängig von Selbständigkeit
   c) Mindestdauer: sechs Monate; *Ausnahme*: kürzere Lebenserwartung
2. Pflegegrad:
   a) Punktevergabe in den Bereichen mit prozentualer Gewichtung
   b) Module 1 und 4 (= Grundpflege) 50 %
      Modul 5 (= Behandlungspflege) 20 %
      Module 2, 3 und 6 (Betreuung/Beschäftigung) 30 %
   c) Folge
      Pflegegrad 1 ab **12,5** Punkten; eingeschränkter Leistungskatalog
      (Ab) Pflegegrad 2 ab **27** Punkten; voller Leistungskatalog

Aufgabe 2)

- *Grundpflege*: Kombinationspflege – Pflegegeld und Pflegesachleistung
  Pflegegeld – Ehefrau
  Pflegesachleistung – ambulanter Dienst
- *Kombinationsleistung* – Grundsätze:
  Versicherter soll durch Kombination prozentual keine Nachteile haben (deshalb: Anspruch auf mindestens 100 % insgesamt!)

Profis rechnen zuerst ab
Übertragung der Restprozent auf das Pflegegeld

a) **Umbaumaßnahmen/Wohnumfeldverbesserung:**
I. R. einer Begutachtung bewilligte Maßnahmen werden mit einem Maximalbetrag von 4000,- € bezuschusst Umbau (= Türschwellen entfernen)
b) **Technisches Pflegehilfsmittel:**
Leihweise; Anschaffung mit 10 % Zuzahlung des Versicherten (max. 25,- €) Techn. HM (= Rollstuhl)
c) **Entlastungsbetrag:**
125,-€/Monat für den Einkauf von Betreuungsleistungen oder Verhinderungspflege stundenweise abrechnen

Aufgabe 3)

(nicht abschließend, ergänzbar)

Vorteile	Nachteile
• Behandlungspflege integriert • Betreuung integriert • Prüfung aller Module • Demenz stärker im Fokus • Software macht vieles transparenter	• VÜ an erster Stelle, nicht A oder B • Aktivierende Pflege? • keine Berücksichtigung von Häufigkeit • keine Berücksichtigung von Personalintensität • komplexer, weniger verständlich • »alter Wein in neuen Schläuchen«?

Tab. 22: Erörterung zur Pflegebedürftigkeit (eigene Zusammenstellung)

8.6 Fallübung mit Bezug zu CE 04, CE 05, CE 07 und CE 09

Fall

Auguste Hartmann lebt, seit sie Pflegegrad 3 hat, im Haushalt ihres Sohnes Bernd. Er ist alleinerziehend und hat einen 17-jährigen Sohn, ihren Enkel. Beide teilen sich die Hilfestellungen bei Körperpflege und Mobilisation der (Groß-)Mutter. Zusätzlich übernimmt ein ambulanter Pflegedienst das Anziehen von Kompressionsstrümpfen Klasse II sowie Insulininjektionen und BZ-Kontrollen.
Eines Abends stürzt der Sohn im Badezimmer und bricht sich das Handgelenk. Er hatte gerade seiner Mutter beim Anziehen des Nacht-

hemds behilflich sein müssen, dann aber die Hilfestellung für einen eigenen kurzen Toilettengang unterbrochen. Beim Toilettengang kam es dann zu dem Sturz im Badezimmer. Der behandelnde Arzt verschreibt ein Schmerzmittel (29,- €) und Physiotherapie.

Aufgaben

1. Nennen Sie die Definitionen für Arbeitsunfall, Wegeunfall und Sicherungspflege. (AFB I)
2. Erläutern Sie die Leistungen nach SGB XI, V und VII für Auguste Hartmann und ihren Sohn. Gehen Sie dabei auch auf ggfs. zu erbringende Zuzahlungen ein. (AFB II)
3. In § 6 Abs. 2 SGB XI heißt es: »*Nach Eintritt der Pflegebedürftigkeit haben die Pflegebedürftigen an Leistungen zur medizinischen Rehabilitation und der aktivierenden Pflege mitzuwirken, um die Pflegebedürftigkeit zu überwinden, zu mindern oder eine Verschlimmerung zu verhindern.*« Reflektieren Sie über Umsetzung und Wirkung dieser rechtlichen Vorgaben aus pflegerischer Sicht. (AFB III)

Informationen aus dem Fall mit Rechtswissen verknüpfen

 Textarbeit/gedankliche Vorbereitung der Antworten:

Aufgabe 1)

Reine Vokabelaufgabe, vgl. Angaben (Anhang ▸ Anlage 2, Teil 4)

Aufgabe 2)

- *Sohn und Enkel helfen bei Körperpflege und Mobilisation* – Pflegegeld
- *ambulanter Dienst: Kompressionsstrümpfe und Insulininjektionen* – häusliche Krankenpflege
- *Sohn als Pflegeperson bei Ausführung der Pflege* – unfallversichert über die Pflegekasse seiner Mutter
- *Toilettengang des Sohns während Hilfe beim Anziehen, Sturz* – Arbeitsunfall?
- *Arzt, Schmerzmittel, Physiotherapie* – SGB V oder SGB VII?

Aufgabe 3)

Anhaltspunkte für Reflexion:

- Aktivierende Pflege
- Pflicht des Versicherten
- Akzeptanz gegeben?

- Folgen bei Nichteinhaltung?
- Haltung und Einstellung der Versicherten?

Antworten:

Aufgabe 1)

- *Wegeunfall:*
  Auf dem direkten Weg zur Arbeit/nach Hause kommt es zu einem Unfall mit Körperschaden.
- *Arbeitsunfall:*
  Bei Ausführung der Arbeitstätigkeit kommt es zu einem Unfall mit Körperschaden.
- *Sicherungspflege:*
  Leistung i. R. der häuslichen Krankenpflege; Zweck: Sicherstellung des Erfolgs einer ärztlichen Behandlung; Umfang: Behandlungspflege; keine zeitliche Begrenzung

Aufgabe 2)

Auguste Hartmann:

- Grundpflege durch Sohn und Enkel: Pflegegeld für Pflegegrad 3 – SGB XI
- Behandlungspflege durch ambulanten Dienst – häusliche Krankenpflege
- Sicherungspflege – SGB V (Zuzahlung: 10,-€/Rezept plus 10 % der Behandlungskosten für 28 Tage im Jahr)

Sturz des Sohnes in der Einordnung streitig: Arbeitsunfall?

- Gang zur Toilette (Sozialgerichte unterschiedlicher Auffassung):
  a) Gang zur Toilette keine Arbeitstätigkeit, daher kein Unfallversicherungsschutz
  b) Gang zur Toilette dient der Wiederherstellung der Arbeitsfähigkeit → Unfallversicherungsschutz ist gegeben
  c) Unfallversicherungsschutz endet bzw. beginnt an der Toilettentür
- alles vertretbar: (Alternativlösung)
  a) **SGB VII** gegeben; Folge: Heilbehandlung auf Kosten der BG, ohne Zuzahlungen
  b) **SGB V** gegeben; Folgen:
     Arztbehandlung zuzahlungsfrei;
     Medikamente (10 % des Preises, mind. 5 bis max 10 €, nicht mehr als Preis);
     hier: 5,-€ Zuzahlung
     Physiotherapie ist Heilmittel, 10,-€/Rezept plus 10 % Behandlungskosten

Aufgabe 3)

(nicht abschließend, ergänzbar)

- Aktivierende Pflege steht inzwischen an zweiter Stelle, vÜ ist am stärksten bepunktet
- Haltung zu Versicherung: Anspruch auf Leistungen (Ich habe eingezahlt!)
- häufig eher Simulation als Eigenständigkeit zu beobachten
- Konsequenz bei Nichtbeachtung – z. B. Leistungsverweigerung?
- Wer sollte das einfordern oder wo auch immer melden?
- Haltung ggü. Pflege: »All inclusive«
- von Pflegekräften gelebt und eingefordert?
- Aktivierung häufig zeitintensiver – Fachkräftemangel?

Teil III – Anhang

Anlage 1: Aufgabenstellung – Anforderungsbereiche[101]

Operatoren – Anforderungsbereich I

Einführung:
Der AFB I umfasst Aufgabenstellungen, die auf der Vokabel- bzw. Reproduktionsebene angesiedelt sind. Durch die verschiedenartige Wiedergabe des erlernten Wissens werden Kenntnisse nachgewiesen.

NENNEN	einem Text Fakten entnehmen/etwas ohne Erläuterung aufzählen
BESCHREIBEN	Merkmale, Eigenschaften, Vorgänge möglichst genau darstellen
WIEDERGEBEN	mit eigenen Worten wiederholen, reproduzieren, schildern
ZUSAMMENFASSEN	Resultate in knapper Form zusammenhängend formulieren
DARSTELLEN/DARLEGEN (u. U. auch AFB II)	beschreiben, schildern, anschaulich machen
BENENNEN	etwas dem Fachwortschatz entsprechend genau angeben
DEFINIEREN	Fachbegriffe allgemeinverständlich verdeutlichen

Operatoren – Anforderungsbereich II

Einführung:
Der AFB II umfasst Aufgabenstellungen, die auf der Anwendungsebene angesiedelt sind. Das erlernte Wissen muss jetzt mit den Angaben des Falls/

---

[101] Hilfestellung zum Verständnis der Aufgaben und für die Bearbeitung der Fälle in Teil I und II

des Sachverhalts/der Handlungssituation in Verbindung gebracht und angewendet werden. Es geht folglich im Schwerpunkt um Transferarbeit (Übertragung des Gelernten auf das/die dargestellte/n Problem/e!).

ERKLÄREN	etwas durch die Angabe von Ursachen und Bedingungen verständlich machen
VERGLEICHEN	prüfend gegeneinander abwägen, Gemeinsamkeiten, Ähnlichkeiten, Unterschiede darstellen
ANALYSIEREN	aus einem Ganzen Einzelbestandteile untersuchen und geordnet darstellen
ERLÄUTERN	zusätzliche Informationen zum Verständnis heranziehen
ABLEITEN	eine Sache von etwas herleiten bzw. auf etwas zurückführen
NACHWEISEN	etwas mit Fakten, Theorien bestätigen
BESTIMMEN	etwas durch analytische Arbeit herausfinden
UNTERSUCHEN	mit Hilfe bestimmter Merkmale genau prüfen
ZUORDNEN	etwas dort hinzufügen, wo es als zusammengehörig angesehen wird
BEGRÜNDEN	Positionen, Auffassungen, Urteile usw. kausal bestimmen, argumentativ herleiten und stützen

Operatoren – Anforderungsbereich III

Einführung:
Der AFB III umfasst Aufgabenstellungen, die den bewussten, reflektierten Umgang mit neuen Erkenntnissen, insbesondere Problemstellungen, zum Gegenstand haben, und angewandte Methoden, um zu eigenständigen Begründungen, Folgerungen, Perspektiven, Lösungen, Werturteilen usw. zu gelangen.

Hier werden vor allem Leistungen der Problemlösung, Urteilsfindung und Argumentation gefordert. Es geht nicht um richtig oder falsch, sondern um eine variantenreiche und disziplinübergreifende Auseinandersetzung mit dem Gegenstand der Aufgabenstellung.

ÜBERPRÜFEN	auf Wahrheitsgehalt bzw. Richtigkeit überprüfen
BEURTEILEN	Aussagen unter einem bestimmten Aspekt treffen, zusammenhängend einschätzen

Anlage 1: Aufgabenstellung – Anforderungsbereiche

ERÖRTERN	eingehend betrachten und begründend Stellung beziehen, etwas genau erfassen, darlegen, von allen Seiten betrachten Argumente abwägen, zu Problemen und Positionen begründet Stellung nehmen
REFLEKTIEREN	über eine Frage/ein Problem nachdenken und Stellung beziehen
BEWERTEN	eine begründete Position beziehen
DISKUTIEREN	unterschiedliche Merkmale abwägen und zu einem begründeten Ergebnis gelangen
ARGUMENTIEREN	stichhaltige Entgegnungen und Beweise für oder gegen etwas vorbringen

Anlage 2: Fachbegriffe und Definitionen

Teil 1: Ausbildungs- und Arbeitsrecht
Teil 2: Betreuungsrecht, Minderjährige, Erbrecht
Teil 3: Haftungsrecht
Teil 4: Sozialrecht

Tab. 23:
Teil 1:
Fachbegriffe –
Ausbildungs- und
Arbeitsrecht
(eigene Zusammenstellung)

Fachbegriff	Definition
Rechtsgrundlagen:	
Gesetz	von einem Parlament verabschiedete Rechtsvorschriften
Verordnung	vom zuständigen Fachministerium verabschiedete Vorschrift, meist auf der Grundlage eines gesetzlichen Auftrags
Satzung	Regelung einer juristischen Person (z. B.: Verein) oder einer kommunalen Gebietskörperschaft (Gemeinde, Stadt)
Tarifvertrag	Vertrag zwischen AG (Verband) und AN-Vertretern (meist: Gewerkschaften)
Betriebsvereinbarung	Regelung zwischen AG und AN-Vertretung im Betrieb (Betriebsrat, MAV)
Arbeitsvertrag	Regelung zwischen AG und einzelnem AN (Nachweisgesetz)
Ausbildungsvertrag	Regelung zwischen AG und einzelnem Azubi (§ 16 PflBG)
Befristung mit Sachgrund	In der Laufzeit begrenztes Vertragsverhältnis, indem sich der AG auf einen rechtlich anerkannten Grund beruft, der die Befristung legitimiert. Vertrag endet mit Wegfall des Grundes; AG hat dieses mindestens 14 Tage vorher dem AN anzuzeigen.
Befristung ohne Sachgrund	In der Laufzeit begrenztes Vertragsverhältnis, das mit dem Ablauf eines festgesetzten Tages endet. Grund nicht erforderlich. Maximal für zwei Jahre möglich. Mit bis zu drei inhaltsgleichen und nahtlosen Verlängerungen gestaltbar. AN darf in den letzten drei Jahren nicht für AG gearbeitet haben.

Tab. 23: Teil 1: Fachbegriffe – Ausbildungs- und Arbeitsrecht (eigene Zusammenstellung) – Fortsetzung

Fachbegriff	Definition
Teilzeit	Arbeitsvertragliche Regelung mit dem Inhalt, dass AN weniger als Vollzeit im Betrieb arbeitet. Leistungen für Vollzeitkräfte bestehen weiter, werden entsprechend angepasst. Anspruch auf Verringerung der Arbeitszeit besteht, Erhöhung ist Frage der Kapazität im Betrieb.
Arbeitszeit	Jede Zeitspanne während derer ein AN arbeitet, dem AG zur Verfügung steht und seine Tätigkeit ausübt oder Aufgaben wahrnimmt.
Bereitschaftsdienst	Zeit, in der der AN sich außerhalb seiner regelmäßigen Arbeitszeit an einer vom AG festgelegten Stelle innerhalb oder außerhalb des Betriebes aufzuhalten hat, um bei Bedarf seine volle Arbeitstätigkeit unverzüglich aufzunehmen. (gilt in vollem Umfang als Arbeitszeit)
Rufbereitschaft	AN ist verpflichtet, auf Abruf die Arbeit aufzunehmen. Aufenthalt am Ort seiner Wahl, für AG erreichbar (im Grundsatz keine Arbeitszeit)
Betriebliche Übung	AN kann aus regelmäßiger Wiederholung eines bestimmten Verhaltens des AG darauf schließen, dass eine Leistung/Vergünstigung (z. B. Weihnachtsgeldzahlung) auf Dauer erfolgt (Beurteilung im Einzelfall).
Nachweisgesetz	Gesetzliche Verpflichtung zum Abschluss von Arbeitsverträgen in schriftlicher Form; seit 08/22 für alle Verträge vorgesehen. Verpflichtung des AG!
Urlaub	Vom AG zu gewährende arbeitsfreie Zeit, die entweder der Erholung dient (BurlG) oder der Bildung (Bildungsurlaubsgesetze der Länder). Während des Urlaubs besteht der Vergütungsanspruch weiter.
Direktionsrecht	AG weist nach pflichtgemäßem Ermessen den AN bzgl. zu erbringender Arbeitsleistung und des Verhaltens im Betrieb an. AG darf darauf vertrauen, dass AN sich an die Weisungen hält.

Ende des Arbeitsverhältnisses:

Aufhebungsvertrag	AG und AN handeln die Bedingungen für die Beendigung ihres bestehenden Arbeitsverhältnisses gemeinsam aus.
Abmahnung	Schriftlich erteilte Rüge bzgl. eines Fehlverhaltens des Mitarbeiters (AN) durch einen Vorgesetzten mit Direktionsrecht. Grundlage ist ein reduziertes Vertrauen in eine Verhaltensänderung des betroffenen AN ohne Druck seitens des AG. Bestandteile: • genaue Beschreibung des Fehlverhaltens (Beantwortung aller diesbezüglichen W-Fragen)

Tab. 23:
Teil 1:
Fachbegriffe –
Ausbildungs- und
Arbeitsrecht
(eigene Zusammenstellung)
– Fortsetzung

Fachbegriff	Definition
	• genaue Benennung des in Zukunft in solchen Situationen vom AN erwarteten Verhaltens • Androhung rechtlicher Konsequenzen bei weiteren Verstößen
Ermahnung	Rüge (mündlich reicht aus) bzgl. eines Fehlverhaltens des Mitarbeiters (AN) durch einen Vorgesetzten mit Direktionsrecht. Grundlage ist ein Vertrauen in eine Verhaltensänderung des betroffenen AN ohne Druck seitens des AG. Bestandteile: • genaue Beschreibung des Fehlverhaltens (Beantwortung aller diesbezüglichen W-Fragen) • genaue Benennung des in Zukunft in solchen Situationen vom AN erwarteten Verhaltens
Kündigung	AG oder AN setzen ihren jeweiligen Vertragspartner über das Ende des Vertrages schriftlich in Kenntnis.
Fristgemäß (ordentlich)	Kündigungsschreiben ohne Grund, mit Frist aus Vertrag oder Gesetz. Vertragsverhältnis endet mit Ablauf der Frist. (KSchG: AG braucht einen Grund für eine fristgemäße Kündigung)
Fristlos (außerordentlich)	Kündigungsschreiben mit wichtigem Grund ohne Frist. Frist für Erklärung: 14 Tage nach Kenntnis vom Grund. Arbeitsverhältnis endet sofort.
Beendigungskündigung	Kündigung führt zum ersatzlosen Wegfall des Arbeitsverhältnisses.
Änderungskündigung	Kündigung des bestehenden Arbeitsverhältnisses bei gleichzeitigem Angebot eines neuen Arbeitsverhältnisses zu neuen Konditionen. (AN muss dies annehmen, sonst wird Arbeitsverhältnis beendet!)
Delegation:	
Verantwortung des Arbeitgebers	• Haftung für Verschulden des Erfüllungsgehilfen • Ausstattung mit Sachmitteln und Personal
Verantwortung des Vorgesetzten	• Auswahl (Dienstplan, Einzeltätigkeit) • Aus-, Fort- und Weiterbildung (organisieren oder durchführen) • Kontrolle
Verantwortung der Mitarbeiter	fachgerechte (Standard) und sachgerechte (Einzelfall) Ausführung der Pflege
Erfüllungsgehilfe	Mitarbeiter für den Arbeitgeber; *Grundlage:* Arbeitgeber verspricht Kunden Dienstleistungen (z. B.: Pflege), die die von ihm angestellten Mitarbeiter ausführen

Anlage 2: Fachbegriffe und Definitionen

Tab. 23: Teil 1: Fachbegriffe – Ausbildungs- und Arbeitsrecht (eigene Zusammenstellung) – Fortsetzung

Fachbegriff	Definition
Durchführungsverantwortung (PK in Beziehung zum Arzt)	dem aktuellen Stand pflegerischer Erkenntnisse entsprechende Ausführung der behandlungspflegerischen Maßnahme nach Maßgabe der ärztlichen Verordnung durch Pflegekraft (Vorgesetzte – Führung und Mitarbeiter – Handlung)
Anordnungsverantwortung (Arzt in Beziehung zur Pflegeeinrichtung)	Verantwortung des Arztes bzgl. Stellen der Diagnose und Anordnung der Therapie
Recht auf Verweigerung der Durchführung	bei Überforderung, Übermüdung, Überarbeitung – Grenze: Notallsituation, in der die PFK handeln muss, so gut sie es vermag
Qualifikation Materiell	tatsächliches Beherrschen (Bezug: Maßnahme, Wirkung, Komplikationen)
Qualifikation Formell	Qualifizierung über Absolvierung und Nachweis, dass die rechtlich vorgeschriebene Qualifikation vorliegt (Examenszeugnis!)
Remonstrationspflicht	• Feststellung offenkundiger Fehler bzw. begründeter Zweifel im ärztlichen Anordnungsverhalten • Pflicht zur sofortigen angemessenen Unterrichtung des Arztes und Aufforderung zur Inhaltskontrolle des eigenen Anordnungsverhaltens • Beachtung des ärztlichen korrigierten Anordnungsrahmens; ggfs. erneute Remonstration • bei verbleibenden Zweifeln oder offenkundiger Fehlerhaftigkeit – Arbeitsverweigerung und Auslösung anderweitiger ärztlicher Hilfe • Dokumentation der von der Pflegekraft veranlassten/durchgeführten Maßnahmen
Führungsverantwortung	• richtige Anordnung • notwendige Anordnung • richtige Übermittlung der Anordnung • richtige Auswahl des Mitarbeiters • richtige Anleitung des Mitarbeiters • ausreichende Überwachung des Mitarbeiters
Handlungsverantwortung	• Fortbildungsverpflichtung • richtige Durchführung • Verweigerungspflicht bei fehlender Qualifikation

Tab. 24: Teil 2: Fachbegriffe – Betreuungsrecht, Minderjährige, Erbrecht (eigene Zusammenstellung)

Fachbegriffe	Definition
Auflagen	Im Testament dürfen den Erben Aufgaben auferlegt werden, die sich an den Erbantritt knüpfen (z. B. Grabpflege oder Versorgung der Haustiere).
Ausschlagung	Wenn ein Erbe nicht angetreten werden soll, muss der Erbe ausdrücklich ausschlagen. Am einfachsten ist dies beim

Tab. 24:
Teil 2:
Fachbegriffe –
Betreuungsrecht,
Minderjährige,
Erbrecht (eigene
Zusammenstellung)
– Fortsetzung

Fachbegriffe	Definition
	Nachlassgericht zur Niederschrift zu erklären (Alt.: eigene schriftliche Erklärung an das Nachlassgericht!). Diese Erklärung muss binnen sechs Wochen nach Kenntnis vom Erbe erfolgen, sonst gilt die Erbschaft als angetreten.
Berliner Testament	gemeinschaftliches Testament mit besonderem Inhalt: 1. der überlebende Ehegatte erbt alles 2. beide Eheleute legen zusammen fest, wer erbt, nachdem der zweite Ehegatte gestorben ist
Betreuungsverfügung	Betreuer regelt bei Vorlage seines natürlichen Verständnisses für den Sinn von Betreuung die Frage, wer die Betreuung in welchen Aufgabenkreisen übernehmen soll oder wer als Betreuer abgelehnt wird. (Wunsch, von dem BG nur mit rechtlich anerkannter Begründung abweichen kann!)
Einwilligungsfähigkeit	Ein Mensch kann sein *Leben eigenständig gestalten*, wenn er über eine natürliche Einsichts- und Steuerungsfähigkeit verfügt, die sich auf konkrete Maßnahmen bezieht, die in die Rechte des Betroffenen eingreifen. D. h.: Die Aufklärung über die Maßnahme wird verstanden. (I. d. R. ab 16 Jahren möglich; Einzelfallentscheidung von Arzt oder Gericht)
Einwilligungsvorbehalt	Bezug: Vermögenssorge, Recht des Betreuers erkennbar aus dem Ausweis (Grundlage: erhebliche Gefahr, dass Betreuter sich selbst oder sein Vermögen schädigt) Folgen: • Betreute wie eingeschränkt Geschäftsfähige gestellt • Betreuer muss einwilligen • Taschengeld zur freien Verfügung (Höhe: persönliche Situation) • Eheschließung und Testament sind *ohne* Betreuer möglich
Erbe	Person, auf die das Vermögen des Erblassers durch Testament oder gesetzliche Erbfolge übergeht. Die komplette Übernahme des Vermögens beinhaltet auch die persönliche Haftung für die offenen Schulden des Erblassers in voller Höhe.
Erbfähigkeit	Grundvoraussetzung, um als Erbe durch Testament oder gesetzliche Erbfolge fungieren zu können. Beginn: nachgewiesene Zeugung; Ende: (Hirn-)Tod (Sonderfall zur Rechtsfähigkeit (= Träger von Rechten und Pflichten sein können.))
Erblasser	die verstorbene Person, deren Vermögen an die Erben übergeht

Anlage 2: Fachbegriffe und Definitionen

Tab. 24: Teil 2: Fachbegriffe – Betreuungsrecht, Minderjährige, Erbrecht (eigene Zusammenstellung) – Fortsetzung

Fachbegriffe	Definition
Erörterungs- und Kontaktpflicht	Pflicht aller Betreuer nach § 1821 Abs. 5 BGB ggü. den Betreuten: • erforderlichen persönlichen Kontakt halten • regelmäßig persönlichen Kontakt halten • Angelegenheiten mit Betreuten besprechen
Generalvollmacht	missverständlich benutzter Begriff: • Begriff: Alle Aufgabenbereiche sollen von einem Bevollmächtigten wahrgenommen werden. • Gesetz: §§ 1829, 1831 und 1832 BGB von diesem Begriff nicht erfasst; ausdrückliche Benennung mit Bezug auf die Vorschriften erforderlich
Geschäftsfähigkeit	Ein Mensch muss wirtschaftlich *Verantwortung* für sein Verhalten übernehmen, wenn er wirksam Verträge schließen will oder andere gestaltende Entscheidungen (Kündigung, Vollmacht ausstellen usw.) treffen möchte (abhängig von Alter und geistiger Krankheit).
Kindeswohl(-gefährdung)	Eine Kindeswohlgefährdung liegt dann vor, »wenn • eine gegenwärtige, in einem solchen Maß vorhandene Gefahr festgestellt wird, • dass bei der weiteren Entwicklung der Dinge eine erhebliche Schädigung des geistigen oder leiblichen Wohls des Kindes • mit hinreichender Wahrscheinlichkeit zu erwarten ist.« (Wissenschaftliche Dienste des deutschen Bundestages - WD 9 - 3000 - 039/20)
Leben nach seinen Wünschen gestalten	Maßstab für Tätigkeit des Betreuers: • Wünsche des Betreuten feststellen • Wünschen des Betreuten entsprechen • rechtliche Unterstützung bei der Umsetzung
Nottestament	• Gültigkeit = drei Monate • Zweizeugen: Bürgermeister wird vom Erblasser diktiert, zwei Zeugen (keine Erben) bestätigen Richtigkeit des Diktats. • Dreizeugen: Erblasser teilt drei Zeugen (keine Erben) seinen letzten Willen mündlich mit. Die Zeugen fertigen eine Niederschrift nach den Regeln für den Notar an.
Pflichtteil	Enterbte Pflichtteilsberechtigte (Abkömmlinge, Ehegatten, Eltern) können beim Nachlassgericht den Pflichtteil beantragen. Dies muss binnen drei Jahren nach Kenntnis von der Enterbung geschehen. Der Pflichtteil bezieht sich auf eine Auszahlung in Geld. Die Höhe beträgt die Hälfte des gesetzlichen Erbanspruchs, der ohne Testament angefallen wäre.

Tab. 24:
Teil 2:
Fachbegriffe –
Betreuungsrecht,
Minderjährige,
Erbrecht (eigene
Zusammenstellung)
– Fortsetzung

Fachbegriffe	Definition
Sorgerecht	Eltern eines minderjährigen Kindes haben die Pflicht und das Recht, (i. d. R. gemeinsam) für das Wohl des Kindes zu sorgen (Umfang: Person, Vermögen).
Testament	Schriftstück, in dem der Erblasser für den Fall seines Todes im Zustand der Testierfähigkeit Erbeinsetzung und Erbauftteilung vornimmt
Testierfähigkeit	Ein Testament kann nur so lange gemacht und widerrufen werden, wie der zukünftige Erblasser testierfähig ist. Ab 16 Jahre beginnt die Testierfähigkeit (Einschränkung: nur notarielles Testament zulässig!). Ab 18 Jahre ist jede Testamentsform möglich. Die Testierfähigkeit endet bei »krankhafter Störung der Geistestätigkeit«!
Unterbringung	in einer geschlossenen Einrichtung (Heim oder beschützter Bereich etc.) durch Betreuer (mit Genehmigung des BG) eingesperrt werden
unterbringungsähnliche Maßnahme	Maßnahmen, die wie Einsperren wirken, z. B.: chemische oder mechanische Fixierung, durch Betreuer (mit Genehmigung des BG)
Vermächtnis	Ein bestimmter Gegenstand oder eine bestimmte Geldsumme wird einer bestimmten Person zugesprochen. Der Vermächtnisnehmer ist *kein* Erbe!
Vormund	vom Familiengericht eingesetzte Person (Ehrenamt, Beruf), Vereinsvormund oder Jugendamt, falls keine elterliche Sorge gegeben ist oder die Eltern nicht vertretungsberechtigt sind; Umfang: Personen- und Vermögenssorge
Vorsorgevollmacht	Schriftstück, in dem der Vollmachtgeber bei Vorlage seiner Geschäftsfähigkeit die Frage, wer in welchen Aufgabenkreisen die Vollmacht erhält, verbindlich regelt (Vorrang vor der Betreuung!)
Widerruf	durch neues Testament, Rücknahme aus Verwahrung (Notar, Gericht), Vernichtung, Änderung durch Erblasser (Ehegatten nur gemeinsam, solange beide leben und testierfähig sind!)
Zwang	Zwangsanwendung nach § 1832 BGB: (= Durchsetzung einer medizinischen Versorgungsmaßnahme gegen den natürlichen Willen des Betreuten/Vollmachtgebers) sieben Punkte: (Kurzfassung) • ohne Zwang erheblicher Gesundheitsschaden • gesundheitsbedingte Uneinsichtigkeit des Betreuten • Behandlung entspricht Willen des Patienten (§ 1827 BGB) • ein *aufrichtiger* Überzeugungsversuch • Zwang nötig – letztes Mittel • Abwägung (zw. Folgen *ohne* und *mit* Zwang) • Zwang erfolgt i. R. von stat. Krankenhausaufenthalt

Anlage 2: Fachbegriffe und Definitionen

Fachbegriff	Definition
Zivilrecht (Verfahren)	• *Anfang*: Geschädigter klagt beim Zivilgericht • *Ziel*: Schadensersatz, Schmerzensgeld
Strafrecht (Verfahren)	• *Anfang*: Staat (Polizei) erhält Kenntnis von einer möglichen Straftat (Anzeige, Meldung, eigene Wahrnehmung etc.) • *Ziel*: Bestrafung für begangene Straftat (Geld- oder Freiheitsstrafe)
Schadensersatz	alle konkret in Rechnung stellbaren Kosten, die anfallen, um die Schadensfolgen zu beheben
Schmerzensgeld	»Trostpflaster« in Geld für die durch den Schadensfall verursachte Einbuße der Lebensqualität (Höhe abhängig von Art der Verletzung, der Dauer, den Folgen, bleibenden Schäden usw.)
Tatbestand	Ist etwas Verbotenes passiert?
Rechtswidrigkeit	Ist das Verbotene ausnahmsweise erlaubt?
Schuld	Verantwortung? (Kriterien: Alter, Krankheit, Vorsatz oder Fahrlässigkeit?)
Vorsatz	Handeln mit Wissen und Wollen
Fahrlässigkeit	Verletzung der Sorgfaltspflichten
Körperverletzung	• *Körperliche Misshandlung*: nicht unerhebliche Störung des körperlichen Wohlbefindens • *Gesundheitsbeschädigung*: Herbeiführen oder Steigern eines krankhaften Zustands (physisch oder psychisch)
Notstand	Es besteht eine konkrete Gefahr für Leben, Gesundheit, Freiheit, Eigentum… Die Gefahr darf mit dem mildesten Mittel abgewendet werden.
Einwilligung	*Voraussetzungen:* • umfassende, zeitnahe Aufklärung über die Maßnahme in verständlichen Worten • Einwilligungsfähigkeit (= Verständnis für die Aufklärung) • Einwilligungserklärung (durch Verhalten, mündlich, schriftlich) • keine Drohung oder Täuschung bei der Aufklärung • Widerruf muss jederzeit möglich sein
Notwehr	A greift B an, B leistet Gegenwehr
Nothilfe	A greift B an, C leistet Gegenwehr
Gegenwehr	Angriff dauert an, mit dem mildesten aller geeigneten Mittel

Tab. 25:
Teil 3:
Fachbegriffe – Haftungsrecht
(eigene Zusammenstellung)

Tab. 25:
Teil 3:
Fachbegriffe –
Haftungsrecht
(eigene Zusammenstellung)
– Fortsetzung

Fachbegriff	Definition
Notwehr gegen Schuldunfähige	• erst Ausweichen, soweit möglich • dann Abwehr, soweit ausreichend • erst dann Gegenwehr
Freiheitsberaubung	• Opfer kann sich noch eigenständig bewegen • Einsperren oder • Maßnahmen, die wie Einsperren wirken
einsperren	am Verlassen eines Ortes gehindert werden (Ausgang nicht nutzbar!)
aussperren	einen bestimmten Ort nicht aufsuchen können (Eingang nicht nutzbar!)
Maßnahmen, die wie ein Einsperren wirken	Gewalt, Drohung, List, mechanische Mittel (Fixierungen), chemische Mittel (Sedierungen) usw.
Offenes Haus	Ein für Betroffene erkennbarer und von ihnen eigenständig nutzbarer Ausgang ist vorhanden.
BG	Betreuungsgericht, zuständig in Betreuungssachen für die Menschen, die im Amtsgerichtsbezirk wohnen, zu dem BG gehört
Betreuer	vom BG eingesetzter Erwachsener, der in gerichtlich festgelegten Bereichen Entscheidungen für seine Betreuten treffen darf
Schweigepflichtverletzung	Geheimnisse eines Kunden werden i. R. der Berufsausübung bekannt. Vertreter gesetzlich bestimmter Berufsgruppen dürfen dieses Wissen an niemanden weitergeben, der davon noch nichts wusste.
Geheimnis	Informationen über eine Person, die selbst kontrollieren will, wer diese Informationen erhält
Nichtanzeige geplanter Straftaten	• *Auch*: Mitwisserschaft • Bei Kenntnis über die bevorstehende Begehung einer gesetzlich bestimmten Straftat (z. B.: Tötungen, Raub, Brandstiftung...) besteht die Pflicht, dies zu melden.
Totschlag	Ein Mensch tötet einen anderen Menschen vorsätzlich.
Mord	Totschlag plus: Begehungsweise (= Art und Weise) oder b) Motiv
Heimtücke	Begehungsweise beim Mord: Ausnutzen der Arg- und Wehrlosigkeit, z. B.: Opfer schläft oder Täter agiert aus dem Hinterhalt
Grausam	Begehungsweise beim Mord: Statt gezielter Tötung muss das Opfer sich noch über einen längeren Zeitraum zu Tode quälen.

Anlage 2: Fachbegriffe und Definitionen

Tab. 25:
Teil 3:
Fachbegriffe –
Haftungsrecht
(eigene Zusammenstellung)
– Fortsetzung

Fachbegriff	Definition
Habgier	Motiv beim Mord: Die Tötung erfolgt, um sich auf Kosten des Opfers zu bereichern (z. B. Erbe).
Tötung auf Verlangen	Tötung eines anderen Menschen, der ausdrücklich und ernsthaft vom Täter getötet zu werden wünscht
Sterbehilfe	Der letzte todbringende Akt kommt von außen (= einem Dritten).
Suizid	Den letzten todbringenden Akt führt der Betroffene selbst aus.
Direkte aktive Sterbehilfe	Eine Handlung ausführen, die einzig den Zweck verfolgt, den sterbenden Menschen zu töten
Indirekte aktive Sterbehilfe	Vergabe eines schmerzlindernden Medikaments, das gleichzeitig nachweislich das Leben verkürzt
Passive Sterbehilfe	Nicht-Anfangen oder Abbruch einer einzelnen lebensverlängernden oder -erhaltenden Maßnahme
Patientenverfügung	• Patientenverfügungen bedürfen der Schriftform. • Patient ist zur Zeit der Erstellung/Änderung einwilligungsfähig *Kerninhalt:* • konkrete Beschreibung der Situationen, in der Verfügung gelten soll • Festlegung der konkreten ärztlichen/pflegerischen Maßnahmen (gewollt/abgelehnt) • Aktualisierung • Datum, Unterschrift des Patienten
Mutmaßlicher Wille	im Rahmen der passiven Sterbehilfe den Willen im Tatzeitpunkt ermitteln anhand einer Abwägung aller Umstände: frühere mündliche oder schriftliche Äußerungen, religiöse Überzeugungen, persönliche Wertvorstellungen, (altersbedingte) Lebenserwartung, Erleiden von Schmerzen usw.
Freiverantwortlicher Suizid	Der Sterbewillige hat einen freiwilligen Sterbeentschluss gefasst, er ist nicht durch Zwang, Drohung, Täuschung oder krankheitsbedingt (geistig, seelisch, psychisch) zu dem Entschluss gekommen (z. B.: Bilanzselbstmord).
Krankheitsbedingter Suizid	Entscheidung bzgl. des Suizids beruht nachweislich auf einer psychischen, geistigen oder seelischen Störung (z. B.: Appellselbstmord).
In dubio pro vita	• Deutsch: »im Zweifel für das Leben« • Grundsatz im Rahmen der passiven Sterbehilfe, wenn der Wille des Patienten nicht erkennbar ist. Wirkung: Der Patient wird behandelt.

Tab. 25:
Teil 3:
Fachbegriffe –
Haftungsrecht
(eigene Zusammenstellung)
– Fortsetzung

Fachbegriff	Definition
Belgien/Niederlande	Direkte aktive Sterbehilfe ist Ärzten – im Gegensatz zu den Regelungen in Deutschland – erlaubt, wenn der Patient dies ausdrücklich wünscht.
Schweiz	Die Hilfestellung beim freiverantwortlichen Suizid bleibt komplett straffrei.
Totschlag durch Unterlassen	Der Tod des Opfers tritt ein, weil der Täter nicht handelt, obwohl er dazu rechtlich verpflichtet wäre (z. B.: Pflegekraft gegenüber Patient/Pflegebedürftiger)
Unterlassene Hilfeleistung	allgemeines Einfordern von zwischenmenschlicher Solidarität bei Zufallsbegegnungen: bei einem Unglücksfall einem anderen die zumutbare Hilfe leisten
Aufsichtspflichtverletzung	1. Betroffene Person kann in konkreter Situation die *Gefahren*, die für sie bestehen, nicht mehr erkennen oder angemessen mit ihnen umgehen. 2. *Feststellung*, worin die *konkrete Gefahr* für den Betroffenen besteht 3. Welche Maßnahmen sind unter Einbezug der *Ressourcen* des Betroffenen zu erwägen, um die Gefahr abzustellen? 4. *Abwägung* des Für und Wider unter besonderer Berücksichtigung a) der Sicherheitsinteressen der Einrichtung b) Gewährleistung einer freien, selbstbestimmten Lebensführung der betroffenen Person
Verwahrlosung	Ausdruck der freien Selbstbestimmung im Leben (Art. 1 u. 2 GG); Vernachlässigen der eigenen Person oder der häuslichen Umgebung; das gesellschaftlich tolerierbare Maß an »Ungepflegtheit« überschreiten; eine Belästigung oder Gefahr für sich selbst oder Dritte darstellen; Grenze zum »alternativen Lebensstil« ist überschritten *Anzeichen:* Wohnung: unordentlich/vermüllt? Sammeln – krankhaftes Sammeln? Normales Maß an Körperpflege? Mangelnde Körperpflege nicht mehr tolerierbar? Lebt der Betroffene in selbstgewählter Isolation? (pqsg – das Altenpflegemagazin im Internet (Hrsg.) (o. J.): *Standard »Pflege von Senioren mit Verwahrlosungstendenzen«*. Zugriff am 08.07.2023 unter: https://www.pqsg.de/seiten/openpqsg/hintergrund-standard-verwahrlosung.htm)

Anlage 2: Fachbegriffe und Definitionen

Tab. 26:
Teil 4:
Fachbegriffe –
Sozialrecht
(eigene Zusammenstellung)

Fachbegriff	Definition
Risikogemeinschaft	Beschreibung der Absicherung durch eine Versicherung: • Mitgliedschaft (Pflicht, freiwillig, Familie) • Beitragszahlung (%-Satz vom brutto, AG-Anteil) • Versicherungsfall (Risiko) • Leistungen (meist nicht kostendeckend)
Beitragsbemessungsgrenze	In der RV und KV festgelegter max. Bruttoverdienst, bis zu dem der %-Satz des Versicherungsbeitrags Anwendung findet. Für alle höheren Einkommen wird der Beitrag an der Beitragsbemessungsgrenze eingefroren, d. h. er steigt nicht mehr an.
SGB V:	
Anschluss-Reha	Innerhalb von 14 Tagen nach Verlassen des Krankenhauses wird die Rehamaßnahme angefangen.
Heilmittel	ärztlich verordnete Dienstleistungen medizinischer Fachberufe, wie Logopädie, Physio- und Ergotherapie, Massagen und Podologie
Hilfsmittel	• Gegenstände von therapeutischem Nutzen • Sie werden eingesetzt, wenn ein Organ ein Defizit aufweist oder ausgefallen ist. • Das Hilfsmittel ersetzt oder ergänzt die ausgefallene Funktion (z. B.: sehen, hören, stehen, gehen, liegen usw.). • Das Hilfsmittel muss individuell angepasst sein. • Das Hilfsmittel darf kein Gebrauchsgegenstand des täglichen Lebens sein.
Rezeptgebühr	Bei Heilmittelverordnungen müssen pauschal 10,-€/ Rezept vom Patienten an den Heilmittelerbringer gezahlt werden.
Vermeidungspflege	Leistung i. R. der häuslichen Krankenpflege; Zweck: Vermeidung oder Verkürzung eines Krankenhausaufenthalts; Umfang: Behandlungs-, Grundpflege und Hauswirtschaft; begrenzt auf vier Wochen
Sicherungspflege	Leistung i. R. der häuslichen Krankenpflege; Zweck: Sicherstellung des Erfolgs einer ärztlichen Behandlung; Umfang: Behandlungspflege; keine zeitliche Begrenzung
Grundpflege	Körperpflege, Ernährung, Mobilität
Behandlungspflege	alle pflegerischen Maßnahmen, die zur Behandlung von Krankheitssymptomen dienen
SGB VII:	
Wegeunfall	direkter Weg zwischen Wohnung und Arbeitsstelle → Unfall → Körperschaden

Tab. 26:
Teil 4:
Fachbegriffe –
Sozialrecht
(eigene Zusammenstellung)
– Fortsetzung

Fachbegriff	Definition
Arbeitsunfall	Ausführung von Arbeitstätigkeit → Unfall → Körperschaden
Berufskrankheit	»korrekte« Ausführung der Berufstätigkeit führt zur Krankheit → medizinischer Zusammenhang besteht → Anerkennung durch Aufnahme in die BKVO
Arbeitsunfähigkeit	Ein krankhafter Zustand führt dazu, dass man für einen begrenzten Zeitraum nicht arbeiten kann.
Berufsunfähigkeit	Ein krankhafter Zustand führt dazu, dass man dauerhaft eine bestimmte Berufstätigkeit nicht mehr ausüben kann.
Erwerbsunfähigkeit	Ein krankhafter Zustand führt dazu, dass man dauerhaft in keinem Beruf mehr mind. drei Stunden pro Tag arbeiten kann (eine Arbeitsbelastung zwischen unter acht bis über drei Stunden pro Tag führt zu einer Minderung der Erwerbsfähigkeit).
Pflegebedürftigkeit nach SGB VII	• Versicherungsfall der gesetzlichen UV → gesundheitliche Beeinträchtigung betrifft Selbständigkeit oder stört Fähigkeiten • darauf beruhender Hilfebedarf
Gesetzliche Versicherungen: Versicherungsfall und Träger	
Rentenversicherung	Alter, Erwerbsunfähigkeit Deutsche RV Bund
Krankenversicherung	Krankheit, Behinderung, Schwangerschaft, Arbeitsunfähigkeit Krankenkassen
Arbeitslosenversicherung	Arbeitslosigkeit Agentur für Arbeit
Unfallversicherung	Arbeits-, Wegeunfall, Berufskrankheit Berufsgenossenschaften
Pflegeversicherung	Pflegebedürftigkeit, Pflegegrade (1–5) Pflegekassen bei den Krankenkassen
BGW	Berufsgenossenschaft für Gesundheitsdienst und Wohlfahrtspflege zuständig in der Pflege neben staatlichen Trägern u. a.
SGB XI:	
MDK	Medizinischer Dienst der Krankenversicherung Aufgaben: Begutachtung von Versicherten und Kontrolle von Einrichtungen
Pflegebedürftigkeit	• gesundheitliche Beeinträchtigung betrifft Selbständigkeit oder stört Fähigkeiten • darauf beruhender Hilfebedarf • Mindestdauer: sechs Monate

Anlage 2: Fachbegriffe und Definitionen

Fachbegriff	Definition
Selbständigkeit:	Hilfebedarfe:
selbständig	Ausführung von Handlungen/Aktivitäten ohne menschliche Hilfe
überwiegend selbständig	Unterstützung (Ausführung, Entscheidung); punktuelle Aufforderungen, partielle Beaufsichtigung und Kontrolle, teilweise Übernahme (punktuell), Anwesenheit aus Sicherheitsgründen
überwiegend unselbständig	aufwendige Motivation, umfassende Anleitung, ständige Beaufsichtigung und Kontrolle, Übernahme eines erheblichen Teils von Teilhandlungen
unselbständig	vollständige Übernahme
Bereiche (§ 14 SGB XI) Module (§ 15 SGB XI) (*Kriterien*: § 14 Abs. 2 SGB XI)	• Mobilität • kognitive und kommunikative Fähigkeiten • Verhaltensweisen und psychische Problemlagen • Selbstversorgung • Umgang mit krankheits- und therapiebedingten Anforderungen • Gestaltung des Alltagslebens und sozialer Kontakte • (außerhäusliche Aktivitäten • Haushaltsführung)
Grundpflege	• Körperpflege • Ernährung • Mobilität
Pflegegrade	Messung der Schwere der Beeinträchtigung der Selbständigkeit oder der Fähigkeiten durch Vergabe von Selbständigkeitspunkten in den Modulen und deren prozentualer Gewichtung (siehe Anlage 2 zu § 15)
Pflegegrad 1	Die Einstiegspunktzahl für den Anspruch auf Leistungen beträgt 12,5 Punkte (für Pflegegrad 1 gilt nur der im Gesetz vorgesehene eingeschränkte Leistungskatalog).
Pflegegrade 2–5	voller Leistungskatalog gilt; Höhe der Einzelleistungen zum Teil vom Pflegegrad abhängig
Pflegegeld	Pflegebedürftiger wird in Privathaushalt von Pflegeperson gepflegt
Pflegesachleistung	Pflegebedürftiger wird in Privathaushalt von ambulantem Dienst gepflegt
Kombinationspflege	Kombinierbar sind Pflegegeld, Pflegesachleistung und teilstationäre Pflege. *Grundsätze:* • Versicherter soll durch Kombination prozentual keine Nachteile haben (deshalb: Anspruch auf mindestens 100 % insgesamt!)

Tab. 26:
Teil 4:
Fachbegriffe – Sozialrecht
(eigene Zusammenstellung)
– Fortsetzung

Teil III – Anhang

Tab. 26:
Teil 4:
Fachbegriffe –
Sozialrecht
(eigene Zusammenstellung)
– Fortsetzung

Fachbegriff	Definition
	• Profis rechnen zuerst ab, die Rest-% werden auf das Pflegegeld übertragen *Beachte*: Kombinationen mit teilstationärer Pflege führen zu 100 % Leistungen auf beiden Seiten!
teilstationäre Pflege	Tages- und Nachtpflege, pflegegradabhängiger Monatsbetrag; kombiniert mit Pflegegeld keine Kürzung
vollstationäre Pflege	pflegegradabhängiger Monatsbetrag; Behandlungspflege ist grundsätzlich mit enthalten
Kurzzeitpflege	häusliche Pflege kann zeitweise nicht erbracht werden, teilstationäre reicht nicht aus: Übergang nach stationärer Behandlung oder Krisensituation in die häusliche Pflege nicht möglich
Ersatz-, Verhinderungspflege oder Pflegevertretung	• Pflegeperson ist wegen Erholungsurlaub, Krankheit oder aus anderen Gründen an der Pflege gehindert. • Ersatz durch andere Pflegeperson oder prof. Pflege (amb./stat.)! • Vor.: Pflegeperson hat bereits sechs Monate ambulant gepflegt
Pflegeperson (pflegt ambulant *nicht* i. R. einer Berufstätigkeit)	• Mindestdauer wöchentlicher Pflege beträgt zehn Stunden • regelmäßig auf mind. zwei Tage der Woche verteilt • bei Pflegegrad 1 wird regelmäßig von weniger als zehn Stunden ausgegangen • ab Pflegegrad 2 und zehn Stunden: Pflegekasse zahlt Beiträge an RV, UV und AV • aber bei DRV-Bund nur, wenn nicht mehr als 30 Stunden Arbeit
Entlastungsbetrag (§ 45b SGB XI)	pflegegradunabhängig: 125,-€/Monat; *für*: • teilstationäre Pflege • Kurzzeitpflege • ambulante Pflege (nicht: Selbstversorgung) • Unterstützung im Alltag nach § 45 a SGB XI
Umwandlungsanspruch	*Pflegesachleistung:* • Pflegegrad 2 oder höher • Leistungen zur Unterstützung im Alltag betroffen • Bis zu 40 % der Pflegesachleistung kann umgewandelt werden. • Anrechnung, aber Pflegeleistungen werden vorrangig abgerechnet
Betreuungsleistungen – stationär (voll- und teilstat.)	Pro 20 Bewohnern finanziert die Pflegekasse eine Vollzeitstelle für Betreuung/Beschäftigung (§ 43b SGB XI).
Pflegegrad 1: (Leistungen)	1. Pflegeberatung gemäß der §§ 7a und 7b

Anlage 2: Fachbegriffe und Definitionen

Tab. 26:
Teil 4:
Fachbegriffe –
Sozialrecht
(eigene Zusammenstellung)
– Fortsetzung

Fachbegriff	Definition
	2. Beratung in der eigenen Häuslichkeit gemäß § 37 Abs. 3 3. zusätzliche Leistungen für Pflegebedürftige in ambulant betreuten Wohngruppen gemäß § 38a 4. Versorgung mit Pflegehilfsmitteln gemäß § 40 Abs. 1 bis 3, 5 5. finanzielle Zuschüsse für Maßnahmen zur Verbesserung des individuellen oder gemeinsamen Wohnumfeldes gem. § 40 Abs. 4 6. zusätzliche Betreuung und Aktivierung in stationären Pflegeeinrichtungen gemäß § 43b (= einer von 20 Bewohnern) 7. Pflegekurse für Angehörige und ehrenamtliche Pflegepersonen gemäß § 45 8. Entlastungsbetrag (s. o.) 9. bei gewählter vollstationäre Pflege: Zuschuss in Höhe von 125 €/mtl.
Angebote zur Unterstützung im Alltag	• Angebote, in denen insbesondere ehrenamtliche Helferinnen und Helfer unter pflegefachlicher Anleitung die Betreuung von Pflegebedürftigen mit allgemeinem oder mit besonderem Betreuungsbedarf in Gruppen oder im häuslichen Bereich übernehmen (Betreuungsangebote) • Angebote, die der gezielten Entlastung und beratenden Unterstützung von pflegenden Angehörigen und vergleichbar nahestehenden Pflegepersonen in ihrer Eigenschaft als Pflegende dienen (Angebote zur Entlastung von Pflegenden) • Angebote, die dazu dienen, Pflegebedürftigen bei der Bewältigung von allgemeinen oder pflegebedingten Anforderungen des Alltags oder im Haushalt, insbesondere bei der Haushaltsführung, oder bei der eigenverantwortlichen Organisation individuell benötigter Hilfeleistungen zu unterstützen (Angebote zur Entlastung im Alltag)
ambulant betreute Wohngruppe	• Mindestgröße: drei bis zwölf Personen; davon mind. drei pflegebedürftig • ambulante Versorgungsleistungen beziehen • Eine Person ist von der Wohngruppe beauftragt, administrativ, verwaltend, organisierend oder hauswirtschaftlich tätig zu sein. • _keine_ vollstationärer Versorgung entsprechenden Leistungen werden geboten
Leistungen und Voraussetzungen bei Verhinderungs-, Ersatzpflege oder Pflegevertretung	• _andere Pflegeperson_ (bis 2. Grad): 1,5-faches Pflegegeld plus Aufwendungsersatz (bis zu max. Höhe des Satzes für prof. Pflege) • _prof. Pflege_: 1612,-€/Jahr (bis 2418,- €) • Anspruch auf 42 Tage pro Kalenderjahr • Pflegeperson fällt aus (Krankheit, Urlaub etc.) • Anspruch besteht erst, wenn bereits sechs Monate ambulant gepflegt wurde

Tab. 26:
Teil 4:
Fachbegriffe –
Sozialrecht
(eigene Zusammenstellung)
– Fortsetzung

Fachbegriff	Definition
	• 50 % Pflegegeld wird für verhinderte Pflegeperson weitergezahlt • Leistung ist unabhängig vom Pflegegrad bei prof. Pflege • Übertragung eines Teils des Kurzzeitpflegegeldes (= 806,-€) möglich; Zeitraum bleibt gleich • kann auch stundenweise abgerechnet werden (bis zu max. 1612,-€/Jahr)
Leistungen bei Kurzzeitpflege	• vollstationäre Pflege auf Zeit • Leistung ist unabhängig vom Pflegegrad (ab 2) • Anspruch auf 28 Tage/Kalenderjahr • Anrechenbarkeit von unverbrauchter Verhinderungspflege (auf bis insgesamt acht Wochen, Geld und Zeit)
Pflegehilfsmittel Verbrauch... Technisch... Wohnumfeld...	*Arten:* • Verbrauchsmittel, Technische Hilfsmittel, Wohnumfeldverbesserung *Zwecke:* • Linderung von Beschwerden • Erleichterung der Grundpflege • Erhaltung/Ermöglichung selbständiger Lebensführung *Finanzierung:* • monatliche Pauschale von max. 40,- € • leihweise; Anschaffung mit 10 % Zuzahlung des Versicherten (max. 25,- €) • I. R. einer Begutachtung bewilligte Maßnahmen werden mit einem Maximalbetrag von 4.000,- € bezuschusst • (neue Krankheit → neue Maßnahmen → neuer Anspruch)
Besondere Bedarfskonstellation, § 15 Abs. 4 SGB XI	*Problem:* • Mindestens 90 Punkte für Pflegegrad 5 werden nicht erreicht. *Ursache:* • Zwar hoher Bedarf an Grund- und Behandlungspflege, aber nicht an Beschäftigung und Betreuung. D. h.: Es fehlen bis zu 30 Punkte. *Vorgaben:* • Anforderungen an pflegerische Versorgung gegeben (vollständige Abhängigkeit von personeller Hilfe)

Tab. 26:
Teil 4:
Fachbegriffe –
Sozialrecht
(eigene Zusammenstellung)
– Fortsetzung

Fachbegriff	Definition
	• spezifischer, außergewöhnlich hoher Pflegebedarf • besondere Gebrauchsunfähigkeit beider Arme und Beine mit vollständigem Verlust der Greif-, Steh- und Gehfunktion (i. d. R. nicht durch Hilfsmittel kompensierbar) *Anwendungsfälle:* • Komplettlähmungen; Wachkoma; hochgradige Kontrakturen, Versteifungen, Tremor, Rigor oder Athetose • auch bei minimaler Restbeweglichkeit der Arme oder unkontrollierbaren Greifreflexen gegeben *Folge:* • Anerkennung als Pflegegrad 5, obwohl die Gesamtpunktzahl von mindestens 90 gewichteten Punkten *nicht* erreicht wird.
DiPA, § 78a SGB XI	Digitale Pflegeanwendungen: • Programme, die Pflegebedürftigen, Angehörigen und Pflegediensten übers Handy oder Internet helfen, die Selbstständigkeit von Pflegebedürftigen zu fördern und einer Verschlimmerung der Pflegebedürftigkeit entgegenzuwirken • Verzeichnis für DiPA beim BfArM • (Details sowie Abgrenzung zur DiGA siehe u. a. unter www.betanet.de)

Anlage 3: Menschenbild im Recht

Das Menschenbild unserer Rechtsordnung beruht auf den Menschen- und Bürgerrechten (= *Grundrechten*). Entscheidend sind für die Pflege insbesondere:

- Grundgesetz: Art. 1 Abs. 1:
  »Die Würde des Menschen ist unantastbar.«
- Grundgesetz: Art. 2 Abs. 1:
  »Jeder hat das Recht auf freie Entfaltung seiner Persönlichkeit, [...]«
- Grundgesetz: Art. 2 Abs. 2:
  »Jeder hat das Recht auf Leben und körperliche Unversehrtheit. Die Freiheit der Person ist unverletzlich.«

Schlussfolgerung: In Deutschland hat jeder erwachsene Bürger das Recht – unabhängig von Alter und Gesundheitszustand – sein Leben selbstbestimmt zu gestalten, solange nicht die Rechte anderer betroffen werden. (Gegenbsp.: Pflegeheimbewohner sieht nachts Pornofilme auf Stationslautstärke, da er schwerhörig ist. Lösung: Einsatz von Kopfhörern.)

Ein selbstbestimmtes Leben setzt rechtlich bestimmte *Fähigkeiten* eines Menschen voraus:[102]

Im Zivilrecht

Ein Mensch *existiert* im Rechtssinne, wenn

- ... er Rechte und Pflichten haben kann. (Vollendung der Geburt – Hirntod)
  = *Rechtsfähigkeit*
- ... er erben kann. (nachgewiesene Zeugung – Hirntod)
  = *Erbfähigkeit*

---

[102] Vertiefungshinweise: Bundesministerium für Familie, Senioren, Frauen und Jugend (Hrsg.) (2023): *Charta der Rechte hilfe- und pflegebedürftiger Menschen.* Zugriff am 22.04.2023 unter: https://www.bmfsfj.de/bmfsfj/service/publikationen/charta-der-rechte-hilfe-und-pflegebeduerftiger-menschen-77446 sowie Zimmermann, A. (2016): *Wissen, was gewollt ist.* In: Altenpflege,05/2016, S. 40–43.

Ein Mensch muss *Verantwortung* für sein Verhalten übernehmen, wenn

- … er wirksam Verträge schließen will oder andere gestaltende Entscheidungen (Kündigung, Vollmacht ausstellen usw.) treffen möchte. (Alter, geistige Krankheit)
  = *Geschäftsfähigkeit*
- … er anderen Schaden zufügt. Gefahr erkennen und Handeln steuern können.
  (Alter, geistige Krankheit)
  = *Deliktsfähigkeit*

Ein Mensch kann sein Leben *eigenständig gestalten*, wenn

- … er über eine natürliche Einsichts- und Steuerungsfähigkeit verfügt, die sich auf konkrete Maßnahmen bezieht, und die Aufklärung über die Maßnahme verstehen kann. (ab 16 Jahren; Einzelfallentscheidung; Rechtsprechung)
  = *Einwilligungsfähigkeit*
- … er wirksam Verträge schließen will oder andere gestaltende Entscheidungen (Kündigung, Vollmacht ausstellen usw.) treffen möchte. (Alter, geistige Krankheit)
  = *Geschäftsfähigkeit*
- … er die Entscheidung über Erstellung und Widerruf eines Testaments treffen kann. (ab 16 mit Notar, ab 18 alle Testamentsformen möglich)
  = *Testierfähigkeit*

Im Strafrecht

Ein Mensch muss *Verantwortung* für sein Verhalten übernehmen, wenn

- … er durch die Begehung einer Straftat einem anderen Schaden zufügt. Handeln beherrschen und Verbot kennen. (Alter, geistige Krankheit)
  = *Schuldfähigkeit*

> **Merke**
>
> Bei Verlust der Einwilligungs- oder Geschäftsfähigkeit entscheidet für einen erwachsenen Menschen die rechtlich dafür autorisierte Person; Bevollmächtigter oder Betreuer.

Merke

Anlage 4: Selbstbestimmung im Pflegealltag

Patienten haben die unterschiedlichsten Entscheidungen im Rahmen ihrer Behandlung zu treffen. Um das Zusammenspiel aus Haftungs- und Betreuungsrecht deutlich zu machen, beachten Sie bitte nachfolgendes Schaubild (▶ Tab. 27) auf der Grundlage der vorstehenden Kurzübersicht (▶ Anlage 3).

Tab. 27: Selbstbestimmung im Pflegealltag (eigene Zusammenstellung)

Wirtschaftliches Denken, d. h.: Verständnis für Zusammenhänge, Zahlen, finanzielle Gesamtsituation		*Bestimmung über eigene Rechte*, d. h.: Aufklärung über konkrete Maßnahmen, die in Rechte eingreifen, in all ihrer Komplexität verstehen
Geschäftsfähigkeit • Verträge • Kündigung • Vollmacht • etc. *(Testierfähigkeit* • Testament)	♀ ♂ (d/m/w)	*Einwilligungsfähigkeit:* • Operation • Grundpflege • Medikamentengabe • Rasur • Haare oder Nägel schneiden • Informationsweitergabe • etc.
abhängig von Alter und geistiger Gesundheit	*Natürlicher Wille* Willensäußerung ohne Verständnis für die Maßnahme, vollständiges kognitives Erfassen ist nicht mehr gegeben *Problem:* Ist die Anwendung von Zwang überhaupt und wenn ja unter welchen Bedingungen zulässig?	bezogen auf die Maßnahme im Einzelfall festzustellen

Sind die in Tab. 27 dargestellten Fähigkeiten nicht mehr gegeben oder nur noch eingeschränkt vorhanden, so ist die autonome, freie Lebensgestaltung durch eigene Entscheidungen nicht mehr möglich oder nur noch durch einen Betreuer/Bevollmächtigten durchführbar.

Beachte bei Einwilligungsunfähigkeit:
Entscheidungen von Betreuer oder Bevollmächtigtem haben zwar rechtfertigende Wirkung, die Ausführung einer pflegerischen Maßnahme hängt trotzdem von der freiwilligen Mitwirkung des Patienten ab. Steht der natürliche Wille des Patienten der Ausführung der Pflege entgegen, so darf die Maßnahme trotz Zustimmung der gesetzlichen Vertreter nur durchgeführt werden, wenn der Patient zur freiwilligen Mitwirkung motiviert werden kann.

Anlage 5: Vorsorgemöglichkeiten

(Grundlage: Selbstbestimmungsrecht nach Art. 1 und 2 GG)

Tab. 28: Selbstbestimmung für die Zukunft (eigene Zusammenstellung)

Arten	Testament	Patientenverfügung § 1827 BGB	Vorsorgevollmacht* § 1820 Abs. 1 und 2 BGB	Betreuungsverfügung § 1816 Abs. 2 BGB
persönliche Voraussetzung des Ausstellers	Testierfähigkeit	Einwilligungsfähigkeit	Geschäftsfähigkeit	natürliches Verständnis für den Sinn einer Betreuung
(Kern-)Inhalt	Erbeinsetzung und Erbaufteilung	• konkrete Beschreibung der Krankheitssituation • konkrete Benennung der Maßnahmen, die gewollt sind oder abgelehnt werden	• Benennung der Aufgabenkreise • Benennung der Person(en) des/r Bevollmächtigen	Benennung der Personen, die als Betreuer gewollt sind *oder* abgelehnt werden (Benennung der Aufgabenkreise)
rechtliche Verbindlichkeit	Testament hat Vorrang vor gesetzlicher Erbfolge (Grenze: Pflichtteil)	seit September 2009 gesetzlich anerkannt (BGB) • (muss auf aktuelle Situation zutreffen; ist jederzeit formlos widerrufbar)	laut Gesetz (BGB) Vorrang vor der Betreuung	ein Wunsch, an den BG gebunden ist und von dem es nur mit gesetzlich anerkannter Begründung abweichen kann

*Empfehlung zur Vorsorgevollmacht:

- Wirksamkeitsbeginn bestimmen, z. B.: »Sollte ich handlungs- und entscheidungsunfähig werden«
- Vorsicht mit der »Generalvollmacht«! Die folgenden drei Aufgabenbereiche (siehe nächster Aufzählungspunkt) sind mit diesem Begriff *nicht* übertragbar.

- Folge: Auf die Inhalte der §§ 1829, 1831 und § 1832 BGB ist *immer* ausdrücklich Bezug zu nehmen!
- Aufgabenkreise; Schweigepflichtsentbindung (?)
- Untervollmacht wirksam? (Vertretung des Bevollmächtigten?)
- Vorrang vor der Betreuung
- Honorar ist Vereinbarungssache
- Registrierung im Vorsorgeregister ist möglich
- BG kann Kontrollbetreuung einrichten (Betreuung mit dem Aufgabenkreis »Kontrolle des Bevollmächtigten«), § 1820 Abs. 3 und 5 BGB
- BG kann anordnen, dass erteilte Vollmacht nicht ausgeübt werden darf, § 1820 Abs. 4 BGB

Anlage 6: Sorgeberechtigte für Volljährige

Grundlage: Betreuungsrecht (BGB)

Tab. 29: Volljährige bei Entscheidungen ersetzen (eigene Zusammenstellung)

Vorsorgevollmacht	Notfälle, § 1358 BGB	Betreuung
• Schriftform • von zukünftig betroffener Person selbst festgelegt • Geschäftsfähigkeit	• akuter Notfall (bewusstlos, erkrankt) • Ehe oder eingetragene Lebensgemeinschaft besteht (kein Getrenntleben) • keine Vollmacht, Betreuung oder Widerruf von betroffener/für betroffene Person liegt vor	• vom BG eingesetzt • Einflussnahme auf Auswahl der Person des Betreuers durch *schriftliche Betreuungsverfügung* möglich (pos./neg. mgl.) • natürliches Verständnis für den Sinn von Betreuung
Problem: • Generalvollmacht • Begriff: »Eine Person darf alles für mich entscheiden.« • Gesetz: Drei Aufgabenbereiche bedürfen der besonderen Übertragung (Bezug auf Gesetzestext nehmen!).	• Ehegatten oder eingetragene Lebenspartner • für Gesundheitsfürsorge, unterbringungsähnliche Maßnahmen für längstens sechs Wochen • Vertretung für kurze Zeit (max. sechs Monate), bis Betreuer eingesetzt ist • Grund ist die Übertragung der Kompetenz durch eine Gesetzesvorschrift	• formales gerichtliches Verfahren mit ärztlichem Gutachten und Anhörung der betroffenen Person • Beschluss des BG (auf max. sieben Jahre befristet) • dann: neue Prüfung
Aufgabenbereiche, die mit dem Begriff »Generalvollmacht« nicht übertragbar sind: • § 1829 BGB (Gesundheit und passive Sterbehilfe) • § 1831 BGB (Unterbringung und unterbringungsähnliche Maßnahmen)	§ 1867 Einstweilige Maßnahmen des BG: »Bestehen dringende Gründe für die Annahme, dass die Voraussetzungen für die Bestellung eines Betreuers gegeben sind, und konnte ein Betreuer noch nicht bestellt werden oder ist der Betreuer an der Erfüllung seiner Pflichten gehindert, so hat das	

Vorsorgevollmacht	Notfälle, § 1358 BGB	Betreuung
• § 1832 BGB (Zwang bei medizinischen Maßnahmen)	Betreuungsgericht die dringend erforderlichen Maßnahmen zu treffen.«	

Tab. 29: Volljährige bei Entscheidungen ersetzen (eigene Zusammenstellung) – Fortsetzung

Anlage 7: Betreuungs- und Haftungsrecht

Die im Anschluss folgende Tabelle (▶ Tab. 30) fasst in Kurzform betreuungsrechtliche Vorgaben für Entscheidungen von Betreuern/Bevollmächtigten zusammen. Hierbei handelt es sich um deren weitreichendste Entscheidungen, da es sich um Eingriffe in Leben, Gesundheit, Bewegungs- und Entscheidungsfreiheit des/der Betroffenen handelt.

Der Umfang der Entscheidungskompetenz und die gesetzlichen Vorgaben für die Entscheidung werden im Zusammenhang mit ihren haftungsrechtlichen Bezügen dargestellt.

Tab. 30: Vorgaben zu entscheidenden Aufgabenkreisen (eigene Zusammenstellung)

Betreuungsrecht	§ 1829 BGB*	§ 1831 BGB*	§ 1832 BGB*
Haftungsrecht	Gesundheit	Unterbringung	Zwang bei medizinischer Behandlung
Umfang	• Körperverletzung • indirekte aktive Sterbehilfe passive Sterbehilfe Maßnahmen nicht anfangen oder abbrechen	Freiheitsberaubung (Einsperren) unterbringungsähnliche Maßnahmen Freiheitsberaubung (Maßnahmen, die wie Einsperren wirken) s. o., wenn (psych.) krankheitsbedingt • Selbstgefährdung (z. B.: Suizid) • Ablehnung von Heilbehandlungen …	Körperverletzung ärztlich verordnete Heilmaßnahmen
Entscheidung*	• Untersuchung • Heilbehandlung • ärztliche Eingriffe 1. Betreuer allein 2. gefährlicher Eingriff: Betreuer mit Genehmigung des BG 3. Gefährlichkeit und Zeitdruck: Betreuer allein	1. Betreuer und Arzt einstimmig 2. Betreuer allein mit Genehmigung des BG 3. Bei abweichend wahrgenommenem Patientenwillen können Dritte das BG anrufen	Vor.:
		• Betreuer entscheidet mit Genehmigung des BG *Bei Zeitdruck* entscheidet Betreuer allein, BG-Genehmigung ist nachzuholen.	1. ohne Zwang erheblicher Gesundheitsschaden 2. gesundheitsbedingte Uneinsichtigkeit des Betreuten 3. Behandlung entspricht Willen des Patienten (§ 1827) 4. ein *aufrichtiger* Überzeugungsversuch 5. Zwang nötig – letztes Mittel 6. Abwägung (zw. Folgen *ohne* und *mit* Zwang) 7. Zwang erfolgt i. R. von stat. Krankenhausaufenthalt
		Wenn… • Betreuter in Einrichtung (amb./stat. Pflege betroffen) • Maßnahme dauerhaft oder regemäßig wiederkehrend *Dann…* • Betreuer entscheidet mit Genehmigung des BG *Bei Zeitdruck* entscheidet Betreuer allein, BG-Genehmigung ist nachzuholen.	Betreuer entscheidet BG genehmigt

*gilt für Bevollmächtigte ebenfalls!

Anlage 8: Zwangsanwendung nach § 1832 BGB

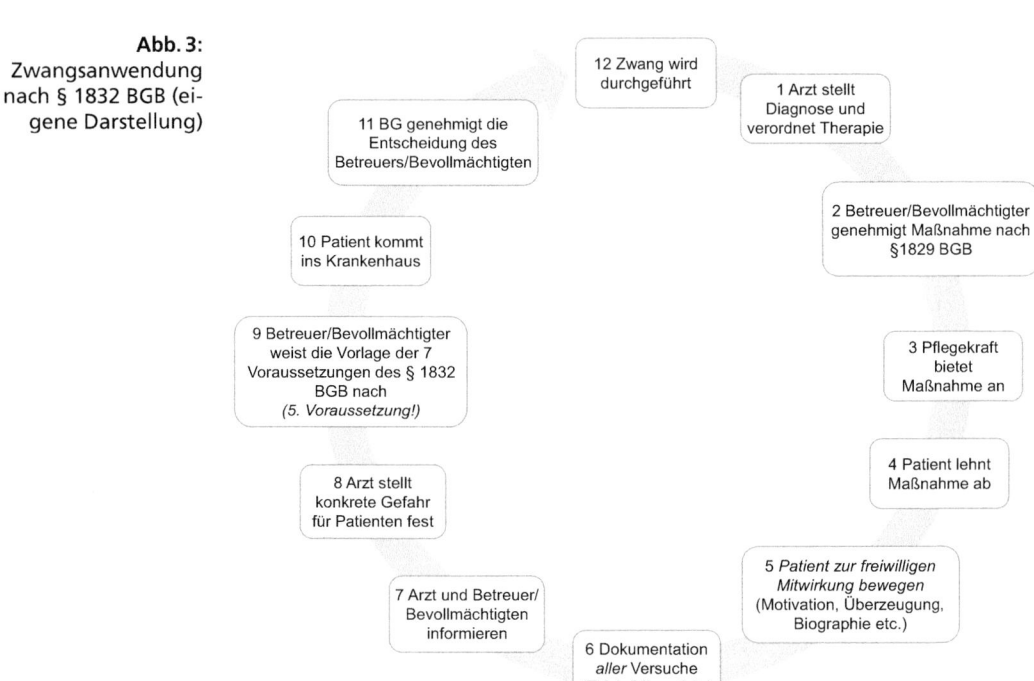

Abb. 3: Zwangsanwendung nach § 1832 BGB (eigene Darstellung)

Anlage 9: Zusammenspiel von Haftungs- und Betreuungsrecht

Haftungsrecht	Betreuungsrecht

• Tatbestand: Ist etwas *Verbot*enes passiert?
• Rechtswidrigkeit: Ist das Verbotene *ausnahm*sweise erlaubt?
• Einwilligung:
  – umfassende, zeitnahe Aufklärung über die Maßnahme in verständlichen Worten
  – Einwilligungsfähigkeit (Verständnis für die Aufklärung)
  – Einwilligungserklärung (schriftlich, mündlich, Verhalten)
  – keine Drohung oder Täuschung bei der Aufklärung
  – Widerruf ist jederzeit möglich
• Notwehr/Nothilfe Notstand usw.
• Schuld: Ist der Täter/Schadensverursacher verantwortlich für sein Verhalten?
• Vorsatz (Handeln mit Wissen und Wollen)
• Fahrlässigkeit (Verletzung der Sorgfaltspflichten)
	Einwilligungsunfähigkeit: Betreuer oder Bevollmächtigter entscheiden nach gesetzlichen Vorgaben:
	
	• § 1829 BGB (Gesundheit, passive Sterbehilfe)
	• § 1831 BGB (Unterbringung, unterbringungsähnliche Maßnahme)
	• § 1832 BGB (Zwangsanwendung bei medizinischer Versorgung)
	
	Einschub: Anhaltspunkte zur Feststellung der Einwilligungsfähigkeit (med.):
	Der Patient muss
	
	• die Informationen des Arztes verstehen
	• Vorteile und Risiken gegeneinander abwägen und das Ergebnis für sich bewerten
	• Anschließend hat er/sie zu entscheiden, ob dieser Wert groß genug ist, um den Eingriff in den eigenen Körper zuzulassen, oder ob andere Alternativen mehr Nutzen bieten.
	• schließlich seinen/ihren Willen auch klar formulieren und äußern können

Tab. 31: Bedeutung der Einwilligungsunfähigkeit (eigene Zusammenstellung)

Anlage 10: Häusliche Krankenpflege, SGB V

Tab. 32:
GKV finanziert ambulante Pflege (eigene Zusammenstellung)

§ 37 Abs. 1 SGB V Vermeidungspflege	§ 37 Abs. 2 SGB V Sicherungspflege
1. Versicherter im Haushalt (eigener oder Familie, betreutes Wohnen u. a.) 2. neben ärztlicher Behandlung 3. Krankenbehandlung im Krankenhaus geboten, aber nicht durchführbar *oder* Krankenbehandlung wird verkürzt/vermieden 4. Im Haushalt lebende Person, die ausreichend pflegen und versorgen kann, ist nicht vorhanden (Abs. 3). 5. vier Wochen/Krankheitsfall*	1. wie bei Vermeidungspflege 2. Behandlungspflege zur Sicherung des Ziels ärztlicher Behandlung erforderlich 3. Leistungen der Grundpflege und der hauswirtschaftlichen Versorgung sind nach Eintritt der Pflegebedürftigkeit nicht mehr zulässig 4. wie bei Vermeidungspflege (Abs. 3) 5. zeitliche Begrenzung im Gesetz nicht enthalten
Leistungen: • Grundpflege • Behandlungspflege • hauswirtschaftliche Versorgung	*Leistungen:* • Behandlungspflege (nach Satzung der GKV möglich: Grundpflege, hauswirtschaftliche Versorgung Aber: SGB XI ist hier vorrangig!)
Zuzahlung des Versicherten: 10,-€/VO und 10 % der Behandlungskosten für 28 Tage im Kalenderjahr	*Zuzahlung des Versicherten:* 10,-€/VO und 10 % der Behandlungskosten für 28 Tage im Kalenderjahr *Besonderheit:* § 37 Abs. 2 Satz 3 SGB V: »Der Anspruch [...] besteht über die dort genannten Fälle hinaus ausnahmsweise auch für solche Versicherte in zugelassenen Pflegeeinrichtungen im Sinne des § 43 des Elften Buches, die auf Dauer, voraussichtlich für mindestens sechs Monate, einen besonders hohen Bedarf an medizinischer Behandlungspflege haben [...]«

§ 37 Abs. 1a SGB V Grundpflege	§ 37c SGB V Außerklinische Intensivpflege	Tab. 32: GKV finanziert ambulante Pflege (eigene Zusammenstellung) – Fortsetzung
1. wie bei Vermeidungspflege 2. schwere Krankheit oder Verschlimmerung einer Krankheit (insbes. nach OP amb./stat.) 3. keine Pflegebedürftigkeit mit Pflegegrad 2–5 4. vier Wochen/Krankheitsfall* (* auf Antrag verlängerbar) *Leistungen:* • Grundpflege • hauswirtschaftliche Versorgung *Zuzahlung des Versicherten:* 10,-€/VO und 10 % der Behandlungskosten für 28 Tage im Kalenderjahr	1. bes. hoher Bedarf an medizinischer Behandlungspflege (ständige Anwesenheit einer geeigneten Pflegefachkraft zur individuellen Kontrolle und Einsatzbereitschaft oder ein vergleichbar intensiver Einsatz einer Pflegefachkraft erforderlich) 2. geeigneter Leistungsort nach Absatz 2 (s. u.) *Leistungen:* • Behandlungspflege (Sicherungspflege) • Beratung durch GKV *Zuzahlung des Versicherten:* ambulant: S. Spalten 1–3 sonst: Krankenhauszuzahlung *Leistungsort:* • in vollstationären Pflegeeinrichtungen (§ 43 SGB XI) • in Einrichtungen im Sinne des § 43a SGB XI • in einer Wohneinheit im Sinne des § 132l Absatz 5 Nummer 1 oder • siehe Vermeidungspflege Ziff. 1	

Anlage 11: Pflegebedürftigkeit – Pflegegrad

Tab. 33:
Versicherungsfall nach SGB XI alt und neu (eigene Zusammenstellung)

Pflegebedürftigkeit (alt)	Pflegebedürftigkeit (neu)
Krankheit oder Behinderung	gesundheitliche Beeinträchtigung betrifft Selbständigkeit oder stört Fähigkeiten
Hilfebedarf bei den regelmäßigen Verrichtungen des täglichen Lebens *Grundpflege:* • Körperpflege • Ernährung • Mobilität *Hauswirtschaft*	darauf beruhender Hilfebedarf in folgenden Bereichen 1. Mobilität 2. Kognitive und kommunikative Fähigkeiten 3. Verhaltensweisen und psychische Problemlagen als Folgen von Gesundheitsproblemen 4. Selbstversorgung 5. Umgang mit krankheits-/therapiebedingten Anforderungen und Belastungen 6. Gestaltung des Alltagslebens und sozialer Kontakte (Haushaltsführung und außerhäusliche Aktivitäten werden ohne Auswirkung auf Pflegegrad geprüft!)
Mindestdauer: sechs Monate (Ausnahme: kürzere Lebenserwartung)	Mindestdauer: sechs Monate (Ausnahme: kürzere Lebenserwartung)
Pflegestufe	**Pflegegrad**
Hilfebedarfe: • Unterstützung (vÜ vermindert) • teilweise Übernahme (vÜ vermindert) • *Vollständige Übernahme* (Zeitvorgaben) • Anleitung (vÜ erhöht) • Beaufsichtigung (vÜ erhöht) Zeitaufschlag für Behandlungspflege (wenn im Zusammenhang mit Grundpflege durchgeführt)	*Hilfebedarfe:* • *selbständig* – Ausführung von Handlungen/Aktivitäten ohne menschliche Hilfe • *überwiegend selbständig* – Unterstützung (Ausführung, Entscheidung); punktuelle Aufforderungen, partielle Beaufsichtigung und Kontrolle, teilweise Übernahme (punktuell), Anwesenheit aus Sicherheitsgründen • *überwiegend unselbständig* – ständige Motivation, ständige Anleitung, ständige Beaufsichtigung und Kontrolle,

Pflegestufe	Pflegegrad
	Übernahme eines erheblichen Teils von Teilhandlungen • *unselbständig* – vollständige Übernahme
(Feststellung fehlender Alltagskompetenz stand, ohne Einfluss auf Pflegestufe, daneben.)	Messung der Schwere der Beeinträchtigung der Selbständigkeit oder der Fähigkeiten durch Vergabe von Selbständigkeitspunkten in den Modulen und deren prozentualer Gewichtung (siehe Anlage 2 zu § 15)

Tab. 33:
Versicherungsfall nach SGB XI alt und neu (eigene Zusammenstellung)
– Fortsetzung

Anlage 12: Exkurs zur CE 10: Rechte Minderjähriger in der medizinischen Versorgung

Tab. 34:
Antwort zur Einstiegsaufgabe – mit Lösungen (► Kap. 7.3.1) (eigene Zusammenstellung)

Zeitskala	Ereignis
ab nachgewiesener Zeugung (bis zum Tod)	Erbfähigkeit
Vollendung der Geburt (bis zum Tod)	Rechtsfähigkeit
Geburt bis 7. Geburtstag	• Deliktsunfähigkeit • Geschäftsunfähigkeit
Geburt bis 15 Jahre	Kind im Arbeitsrecht
ab 7. Geburtstag (bis zum 18. Geburtstag)	• eingeschränkte Deliktfähigkeit • eingeschränkte Geschäftsfähigkeit
ab 14 Jahre	Religionsmündigkeit
ab 14 Jahre bis 18 Jahre	Jugendlicher (Strafrecht)
ab 15 Jahre bis 18 Jahre	Jugendliche im Arbeitsrecht
ab 16 Jahre	• aktives Wahlrecht in BW • Pflicht zum Besitz eines Personalausweises
ab 16 Jahre bis 18 Jahre	eingeschränkte Testierfähigkeit
ab 18 Jahre	• aktives Wahlrecht Bundestag • aktives Wahlrecht Landtag Nds • ehrenamtlich für Bürgermeisteramt kandidieren • Arbeitsrecht: erwachsen • Geschäftsfähigkeit • Deliktfähigkeit • Ehefähigkeit • Testierfähigkeit • Ende des unbeschränkten Unterhaltsrechts
ab 18 Jahre bis 21 Jahre	Strafrecht: Heranwachsende
ab 21 Jahre	Strafrecht: Erwachsener
ab 23 Jahre bis 67 Jahre	passives Wahlrecht Kommune Nds.
ab 25 Jahre bis 68 Jahre	passives Wahlrecht Kommune BW

Zeitskala	Ereignis
ab 40 Jahre	Kandidatur für Amt des Bundespräsidenten
ab 67 Jahre	allgemeine Altersrente DRV
bis 70 Jahre	Höchstalter eines Schöffen

Tab. 34:
Antwort zur Einstiegsaufgabe – mit Lösungen (▶ Kap. 7.3.1) (eigene Zusammenstellung)
– Fortsetzung

Anlage 13: Erwartete Bearbeitung der Aufgabe zum Leistungsbegriff im Kapitel Sozialrecht (▶ Kap. 8)

> **Aufgabe**[103]
>
> Dazu folgt nun eine *Übung* rund um den Begriff »Leistung«:
> Bei dem Begriff »Leistung« ist zu unterscheiden, ob er im sozialrechtlichen Kontext für eine Zahlungsverpflichtung eines Kostenträgers verwendet wird oder als Bezeichnung für eine Dienstleistung in der Pflege, also in der Regel mit arbeitsrechtlichem Bezug (die Tätigkeit der Pflegekräfte benennend, beschreibend):
>
> In der Folge werden Begriffe benannt, die »Leistungen« benennen. Ordnen Sie sie bitte in nachfolgende Tabelle ein.
>
> *Zusatz*:
> Definieren Sie jeden Begriff und verdeutlichen Sie sich ggfs. Besonderheiten, die Sie dazu kennen.

 Zuordnung (▶ Tab. 35):

Tab. 35: Lösung zu ▶ Tab. 20 (eigene Zusammenstellung)

SGB V	SGB XI	Pflegetätigkeit/Dienstleistungen der Pflegekräfte
häusliche Krankenpflege in Form der Sicherungspflege	*Kombinationspflege* *Kurzzeitpflege* *Verhinderungspflege*	*Behandlungspflege* *Grundpflege*
häusliche Krankenpflege in Form der Vermeidungspflege		

---

103 (▶ Kap. 8.2.3, Übung zum Umgang mit dem Begriff »Leistung«)

Anlage 13: Erwartete Bearbeitung der Aufgabe zum Leistungsbegriff

Begriffe zum Einsetzen in Tabelle 20

Behandlungspflege   Grundpflege   Kombinationspflege
    Kurzzeitpflege   Sicherungspflege   Verhinderungspflege
        Vermeidungspflege   (häusliche Krankenpflege)

Zusatz:
Definition und Besonderheiten:[104]
Für die Definitionen werten Sie bitte die Angaben in der Vokabelliste Sozialrecht im Anhang aus.

Für die Besonderheiten:

- SGB V – Zuzahlungen
- SGB XI – Wechselbeziehungen:
  - Kombinationspflege (Pflegegeld, Pflegesachleistung, teilstationäre Pflege)
  - Kurzzeitpflege und Verhinderungspflege untereinander
- Pflegetätigkeit: Beispiele nennen können

---

104 Angaben aus Kap. 4 und aus der Vokabelliste im Anhang, (▶ Anlage 2, Teil 1 und 4) hinzuziehen

Anlage 14: Überblick zu Zuwendungen in der Pflege

Tab. 36: Landesgesetze zum Heimrecht (eigene Zusammenstellung)

Bundesland	Gesetz	Vorschrift
Baden-Württemberg	Gesetz für unterstützende Wohnformen, Teilhabe und Pflege (Wohn-, Teilhabe- und Pflegegesetz – WTPG)	§ 16
Bayern	Gesetz zur Regelung der Pflege-, Betreuungs- und Wohnqualität im Alter und bei Behinderung (Pflege- und Wohnqualitätsgesetz – PfleWoqG)	Art. 8
Berlin	Gesetz über Selbstbestimmung und Teilhabe in betreuten gemeinschaftlichen Wohnformen (Wohnteilhabegesetz WTG)	§ 12
Brandenburg	Gesetz über das Wohnen mit Pflege und Betreuung des Landes Brandenburg (Brandenburgisches Pflege- und Betreuungswohngesetz – BbgPBWoG)	§ 14
Bremen	Bremisches Wohn- und Betreuungsgesetz	§ 24
Hamburg	Hamburgisches Gesetz zur Förderung der Wohn- und Betreuungsqualität älterer, behinderter und auf Betreuung angewiesener Menschen (Hamburgisches Wohn- und Betreuungsqualitätsgesetz – HmbWBG)	§ 5a
Hessen	Hessisches Gesetz über Betreuungs- und Pflegeleistungen (HGBP)	§ 6
Mecklenburg-Vorpommern	Einrichtungenqualitätsgesetz (EQG M-V)	§ 6
Niedersachsen	Niedersächsisches Gesetz über unterstützende Wohnformen (NuWG)	§ 2 Abs. 1 i. V. m. § 14 HeimG
Nordrhein-Westfalen	Wohn- und Teilhabegesetz (WTG)	§ 7
Rheinland-Pfalz	Landesgesetz über Wohnformen und Teilhabe (LWTG)	§ 11
Saarland	Saarländisches Wohn-, Betreuungs- und Pflegequalitätsgesetz	§ 8

Anlage 14: Überblick zu Zuwendungen in der Pflege

Tab. 36: Landesgesetze zum Heimrecht (eigene Zusammenstellung) – Fortsetzung

Bundesland	Gesetz	Vorschrift
Sachsen	Sächsisches Betreuungs- und Wohnqualitätsgesetz – SächsBeWoG	§ 7
Sachsen-Anhalt	Wohn- und Teilhabegesetz – WTG LSA	§ 15
Schleswig-Holstein	Selbstbestimmungsstärkungsgesetz – SbStG	§ 28
Thüringen	Thüringer Wohn- und Teilhabegesetz – ThürWTG	§ 12

Für weitere Details wird auf die Landesgesetze verwiesen, abrufbar unter: Bundesinteressenvertretung für alte und pflegebetroffene Menschen e. V. (BIVA-Pflegeschutzbund) (Hrsg.) (2023): *Länder-Heimgesetze.* Zugriff am 08.07.23 unter: https://www.biva.de/deutsches-pflegesystem/gesetze/laender-heimgesetze/

Stichwortverzeichnis zu Recht in der generalistischen Ausbildung nach Kapiteln

Angaben zu Fundstellen in Kapiteln (Kap.) von Teil II:

	CE 01
	Ausbildungs-/Arbeitsrecht: Teil II, Kap. 5
Arbeitsrecht Überblick	▶ Kap. 5
Betriebsverfassungsgesetz	▶ Kap. 5.1, ▶ Kap. 5.2
Überblick über gesetzliche Grundlagen	▶ Kap. 5.1, ▶ Kap. 5.2
Grundlagen der Ausbildung, insbes. Berufsbezeichnung	▶ Kap. 5.6, ▶ Kap. 5.8., ▶ Kap. 5.9, ▶ Kap. 5.11
Anleitung	▶ Kap. 5.6, ▶ Kap. 5.8., ▶ Kap. 5.9, ▶ Kap. 5.11
Rechte und Pflichten	▶ Kap. 5.6, ▶ Kap. 5.8., ▶ Kap. 5.9, ▶ Kap. 5.11
Aufgabenbereiche und Verantwortlichkeiten	▶ Kap. 5.6, ▶ Kap. 5.8., ▶ Kap. 5.9, ▶ Kap. 5.11
	Haftungsrecht: Teil II, Kap. 5, Kap. 6
Datenschutz	▶ Kap. 5.8, ▶ Kap. 6.2.1, Schweigepflichtsverletzung
Verschwiegenheit	▶ Kap. 5.8, ▶ Kap. 6.2.1, Schweigepflichtsverletzung
Verantwortlichkeiten	▶ Kap. 6.1.2
Selbstbestimmungsrecht	Teil II, ▶ Kap. 6, ▶ Anlage 3, ▶ Anlage 4
Menschenrechte	▶ Anlage 3, ▶ Anlage 4
Patientensicherheit	▶ Kap. 6.2.1, Unterlassen
	CE 02.a
	Ausbildungs-/Arbeitsrecht: Teil II, Kap. 5
Arbeitsschutz	▶ Kap. 5.7
Arbeitssicherheit	▶ Kap. 5.7
Unfallverhütung	▶ Kap. 5.7

Stichwortverzeichnis zu Recht in der generalistischen Ausbildung nach Kapiteln

Haftungsrecht: Teil II, Kap. 6

Rechtsgrundlagen in Bezug auf Haftung und Sicherheit der zu pflegenden Menschen:	
Freiheitsberaubung	▶ Kap. 6.2.1, Freiheitsberaubung
Aufsichtspflicht	▶ Kap. 6.2.3, Aufsichtspflichtverletzung

CE 02.b
Haftungsrecht: Teil II, Kap. 6

Rechtsgrundlagen in Bezug auf Haftung und Sicherheit der zu pflegenden Menschen:	
Körperverletzung	▶ Kap. 6.2.1, Körperverletzung, § 223 StGB
Einwilligung	▶ Kap. 6.2.2, Einwilligung (vgl. §§ 630a ff. BGB)
Notwehr, Nothilfe	▶ Kap. 6.2.2, Notwehr /Nothilfe (§ 227 BGB; § 32 StGB)
Verwahrlosung	▶ Kap. 6.2.3, Recht auf Verwahrlosung – Recht auf Krankheit

CE 04
Ausbildungs-/Arbeitsrecht: Teil II, Kap. 5

Arbeitsschutz	▶ Kap. 5.7.1, ▶ Kap. 5.7.2
Arbeitszeit	▶ Kap. 5.7.1, ▶ Kap. 5.7.2

Haftungsrecht: Teil II, Kap. 6

Haftung und Unterlassung bei Gewalt	▶ Kap. 6.2.1, Unterlassen
Gesundheitsbeschädigung	▶ Kap. 6.2.1, Körperverletzung, § 223 StGB
Patientensicherheit	▶ Kap. 6.2.1, Unterlassene Hilfeleistung, § 323c StGB mit Exkurs zum Unterlassen

Sozialrecht: Teil II, Kap. 8

Rechtsgrundlagen Prävention	▶ Kap. 8.2.2

CE 05
Ausbildungs-/Arbeitsrecht: Teil II, Kap. 5

rechtliche Rahmenbedingungen für Arbeitsverhältnisse im Krankenhaus	▶ Kap. 5.6.2

Haftungsrecht: Teil II, Kap. 6

Zusammenarbeit mit Arzt: Delegation ärztlicher Tätigkeiten	▶ Kap. 6.1.2, ▶ Kap. 5.6.2

Verantwortungsverteilung	▶ Kap. 6.1.2, ▶ Kap. 5.6.2
Körperverletzung	▶ Kap. 6.2.1, Körperverletzung, § 223 StGB
Remonstration	▶ Kap. 6.1.2, ▶ Kap. 5.6.2
neue Formen der Verteilung (Aufgaben, Verantwortung)	▶ Kap. 6.1.2, ▶ Kap. 5.6.2

Sozialrecht: Teil II, Kap. 8

Grundlagen der GKV	▶ Kap. 8.2.2

CE 06
Haftungsrecht: Teil II, Kap. 6

Akutsituation: Patientenwille (ausdrücklich und mutmaßlich: Patientenverfügung, Einwilligung)	
Manchester Triage	▶ Kap. 6.2.2, Notfallversorgung, Triage und Organspende
unterlassene Hilfeleistung	▶ Kap. 6.2.1, Unterlassene Hilfeleistung, § 323c StGB
angedrohter, erfolgter Suizid	▶ Kap. 6.2.3, Sterbehilfe und Suizid
Richtlinien und Regelungen der Notfallversorgung (z. B. G-BA-Regelung)	▶ Kap. 6.2.2, Pflichtenkollision
rechtliche Grundlagen: Organspende; Organentnahme; Transplantation	▶ Kap. 6.2.2, Pflichtenkollision

Betreuungsrecht: Teil II, Kap. 7

Vorsorgemöglichkeiten (Vorsorgevollmacht)	▶ Kap. 7.1.1, ▶ Anlage 5

CE 07
Sozialrecht: Teil II, Kap. 8

Leistungsträger der Rehabilitation	▶ Kap. 8.2.1

CE 08
Haftungsrecht: Teil II, Kap. 6

institutionelle/gesellschaftliche Bedingungen:	
Patientenverfügung	▶ Kap. 6.2.2, Sonderfall: Patientenverfügung
Sterbehilfe	▶ Kap. 6.2.3, Sterbehilfe und Suizid
palliative Versorgung	▶ Kap. 6.2.3, neueste Rechtsprechung und internationaler Exkurs

gesellschaftlicher Umgang mit kritischen Lebenssituationen und Begleitung in letzter Lebensphase	▶ Kap. 6.2.3, neueste Rechtsprechung und internationaler Exkurs

Betreuungsrecht: Teil II, Kap. 7

Formalia (Voraussetzungen, Verfahren etc.)	▶ Kap. 7.1

CE 09
Sozialrecht: Teil II, Kap. 8

Begriff der Pflegebedürftigkeit nach SGB XI (Pflegerad, NBA, B-RiL usw.)	▶ Kap. 8.2.3
Leistungen der Pflegeversicherungen	▶ Kap. 8.2.3

CE 10
Betreuungsrecht: Teil II, Kap. 7

Gesetze, Leitlinien, Chartas (Kindheit, Jugend)	▶ Kap. 7.3.2
Sorgerecht – Patientenwille	▶ Kap. 7.3

CE 11
Haftungsrecht: Teil II, Kap. 6

ausgewählte Leitlinien, z. B. freiheitsentziehende Maßnahmen, Suizid, Selbstverletzung	▶ Kap. 6.2.3, Sterbehilfe und Suizid

Betreuungsrecht: Teil II, Kap. 7

Betreuungsrecht und PsychKG	▶ Kap. 7.2.6

Sozialrecht: Teil II, Kap. 8

sozialrechtliche Vorgaben für Psychisch Erkrankte (PsychVVG; SGB XI; SGB X; SGB IX)	▶ Kap. 8.2.4